U0322994

What Every Parent Needs to Know
ADHD

儿童注意缺陷多动障碍
家长指南
第 3 版

主 编 Mark L. Wolraich　Joseph F. Hagan Jr

主 译 杨 健

译 者（以姓氏笔画为序）

首都儿科研究所

王 昕　王 琳　王慧婷　冯晨辉　朱一可　朱彦丽　任永颖

刘 钊　刘子奇　刘思奇　孙 静　李冠男　李翼瑶　杨 健

宋文红　张 樊　张建昭　苗 硕　金春华　钟焯堂

首都医科大学附属北京安定医院

张安易　崔永华

北京大学第一医院

赵文颖　韩 颖

北京大学第六医院

孙 黎

审 阅

首都儿科研究所

刘传合

人民卫生出版社
·北京·

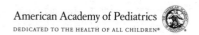

American Academy of Pediatrics
DEDICATED TO THE HEALTH OF ALL CHILDREN®

版权所有，侵权必究！

图书在版编目（CIP）数据

儿童注意缺陷多动障碍家长指南 /（美）马克·L. 沃尔里奇（Mark L. Wolraich）主编；杨健主译 . —北京：人民卫生出版社，2022.9（2025.3 重印）

ISBN 978-7-117-33383-2

Ⅰ. ①儿… Ⅱ. ①马…②杨… Ⅲ. ①小儿疾病 – 多动症 – 防治指南 Ⅳ. ①R749.94-62

中国版本图书馆 CIP 数据核字（2022）第 132738 号

人卫智网	www.ipmph.com	医学教育、学术、考试、健康，购书智慧智能综合服务平台
人卫官网	www.pmph.com	人卫官方资讯发布平台

图字：01-2019-7280 号

儿童注意缺陷多动障碍家长指南
Ertong Zhuyi Quexian Duodong Zhang'ai Jiazhang Zhinan

主　　译：杨　健
出版发行：人民卫生出版社（中继线 010-59780011）
地　　址：北京市朝阳区潘家园南里 19 号
邮　　编：100021
E - mail：pmph @ pmph.com
购书热线：010-59787592　010-59787584　010-65264830
印　　刷：天津市光明印务有限公司
经　　销：新华书店
开　　本：889 × 1194　1/32　印张：11.5
字　　数：258 千字
版　　次：2022 年 9 月第 1 版
印　　次：2025 年 3 月第 10 次印刷
标准书号：ISBN 978-7-117-33383-2
定　　价：78.00 元

打击盗版举报电话：010-59787491　E-mail：WQ @ pmph.com
质量问题联系电话：010-59787234　E-mail：zhiliang @ pmph.com
数字融合服务电话：4001118166　E-mail：zengzhi @ pmph.com

编者名录

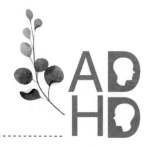

Editors

Mark L. Wolraich, MD, FAAP

CMRI/Shaun Walters Professor of Pediatrics

Chief, Section on Developmental and Behavioral Pediatrics

Director, Child Study Center

University of Oklahoma Health Sciences Center

Oklahoma City, OK

Joseph F. Hagan Jr, MD, FAAP

Clinical Professor in Pediatrics

Larner College of Medicine

University of Vermont Children's Hospital

Burlington, VT

Reviewers and Contributors

American Academy of Pediatrics Subcommittee on Attention-Deficit/Hyperactivity Disorder

We would also like to thank the contributors, technical reviewers, medical writers, and the editor in chief of the previous editions, Michael I. Reiff, MD, FAAP, for all their work on the first and second editions of this book.

专家序

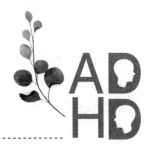

　　注意缺陷多动障碍（attention deficit hyperactivity disorder，ADHD）作为儿童时期常见的神经发育障碍疾病，因其覆盖的年龄跨度大、易合并共患病的特点，会对患儿的学业、生活甚至工作产生持久的影响，是重要的公共卫生问题。随着神经精神科学的发展，ADHD 逐渐引起家长、学校乃至社会的广泛关注和重视，能够及时地发现、诊断和干预 ADHD，对于 ADHD 儿童未来的学习和生活至关重要。

　　从《儿童注意缺陷多动障碍家长指南》第 2 版到第 3 版的译文，跨过了 6 年时间。书中更新了《精神疾病诊断与统计手册》第 5 版（DSM-5）中对于 ADHD 的诊断、共患病的定义等知识，新增了家长如何教导孩子与同伴相处、具体应该如何鼓励孩子以及老师在学校应关注孩子的哪些行为等内容，这些通常是家长面对 ADHD 孩子重点关注的问题，在本书中均有全面详细的解答。

　　本书在第 2 版的基础上，更加细致地介绍了 ADHD 的相关知识。相信通过阅读本书，家长能够正确、全面地认识 ADHD，并从中学习到如何与自己的孩子沟通及相处。同时，本书对于临床专业人员也有一定的指导作用，书中对于药物治疗以及循证医学信息的更新，能够帮助医疗卫生专业人员加深对 ADHD 的理解。总而言之,本书是一本很好的指导手册,有助于家长、学校及专业医生共同合作,达到有效治疗的目的,使 ADHD 患儿更加健康地成长。

郑毅　教授

亚洲 ADHD 联盟主席

国际儿童青少年精神医学及相关学科协会

顾问,前副主席

首都医科大学附属北京安定医院

儿童精神医学首席专家

2022 年 6 月

译者序

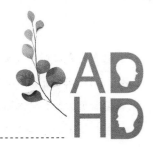

    《儿童注意缺陷多动障碍家长指南》第 3 版由美国儿科教授 Mark L. Wolraich 和 Joseph F. Hagan Jr 主编，美国儿科学会出版。本书沿袭了第 2 版的大致框架，全书共 12 章，内容丰富，围绕着规范管理 ADHD 的主题，从诊断、治疗、教育等方面，阐述了作为家长如何面对 ADHD 患儿从学龄期到青春期再到成年期可能存在的问题，详细地回答了家长对 ADHD 可能存在的疑问。在充斥着各种各样信息的时代，ADHD 往往易被过度诊断、过度治疗，本书的出版将会为家长提供确切的关于 ADHD 诊断与治疗的客观信息。

    注意缺陷多动障碍是儿童最常见的神经发育障碍，是儿童期行为、情感和认知等方面异常的一种慢性疾病，主要特征是与发育水平不相符的注意缺陷和 / 或多动冲动。我国儿童青少年 ADHD 患病率为 4.2%~6.5%，男女之比为 (4~9)：1，其中 60%~80% 可持续至青春期，50% 会持续至成年期。本病可共患多种神经精神疾病，不仅损害学习功能，还会造成患儿人际交往障碍和远期社会功能受损。如果对这类疾病做到早发现、早干预、早诊断、早治疗，可显著提高 ADHD 患儿的预后质量，改善孩子今后的学习和生活。

　　《儿童注意缺陷多动障碍家长指南》第 2 版中文译本出版于 2016 年,新版与第 2 版相比,针对 ADHD 的共患病、家庭管理以及学校沟通等内容进行了补充与更新。书中根据美国《精神疾病诊断与统计手册》第 5 版,更新了相关疾病的定义,新增了破坏性情绪失调这一家长普遍关注的共患病以及可用于家长监测孩子健康发展的发育里程碑等内容。同时,对于如何建立治疗团队、制订个体化治疗计划以及参加父母行为管理培训等,也提供了科学、全面的建议。

　　本手册作为面向 ADHD 患儿家长的育儿书,以简洁易懂的语言,介绍了什么是 ADHD、ADHD 的家庭管理、学校教育以及治疗方案等内容。同时,书中采用表格的形式,清晰地呈现了关于药物选择、鼓励孩子的技巧、共患病等内容,对于 ADHD 患儿营养的补充、能量饮料的摄入等饮食问题,也做了详细的介绍。本手册有助于患儿家长客观正确地认识 ADHD,了解适合自己孩子的管理策略,更积极地配合医生的诊疗,为孩子的成长保驾护航。

　　本手册在翻译出版过程中得到了首都儿科研究所领导和同仁的大力支持,各位译者在繁忙的临床工作和学习中抽出时间完成了翻译工作,在此向他们所给予的支持、所做的工作和提供的帮助表示衷心的感谢。同时,还要感谢郑毅教授为本书作序。

　　参加翻译工作的同仁无不精益求精,在用字遣词上采取口语化风格,使本书的语言深入浅出,力求将这本科普书以简明、易懂的方式呈现给读者,希望本书的出版能为家长提供帮助。但限于我们的经验水平，本书难免会存在疏漏和不够准确的地方，同时随着神经精神科学的进步与发展，有些内容会不再适用。因此，恳请广大读者批评指正，以便今后不断地修改完善。

杨健　教授

首都儿科研究所附属儿童医院

神经内科首席专家

中国医师协会儿科医师分会会长，

神经学组组长

国家卫生健康委第二届儿童用药

专家委员会副主任委员

2022 年 6 月

注意

有很多类型的卫生保健专业人员都能为儿童提供初级保健,管理他们的注意缺陷多动障碍,包括儿科医生、儿科护士、儿科医生助理,以及家庭医生、家庭护士、家庭医生助理等。为了更具包容性和针对性,我们会将您孩子的健康专家称为儿科医生。同样地,女性和男性都是儿科临床医生,所以我们也会交替使用代词(他和她)。

本书所载信息旨在补充,并不能替代孩子儿科医生的意见。在开始任何治疗或医疗程序之前,您应该咨询孩子的儿科医生,他可以讨论您孩子的个人需要,并对症状和治疗向您提出建议。如果您对如何将本书的内容应用于您的孩子有任何问题,请咨询孩子的儿科医生。

关于性别问题的说明

本书中大量的讨论使用了代词(他和她),特别是描述不同亚型注意缺陷多动障碍(ADHD)或 ADHD 儿童所面临的不同问题时。男孩和女孩都可以患 ADHD 任何一种亚型或任何有关的问题,但男孩诊断为 ADHD 的数量大约是女孩的 3 倍。同时具有 3 个关键要素(冲动、多动、注意力不集中)的混合型 ADHD 诊出率是注意障碍为主型的 2.5 倍。但是,如果对学校系统中的所有儿童进行评估,很可能会发现注意障碍为主型大约是混合型的 1.5 倍,注意障碍为主型更有可能未被诊断出来。与男孩相比,女孩更有可能是注意障碍为主型。在这种情况下,我们试图用可互换的方式去平衡本书中他和她代词的使用。

导读

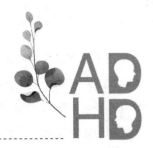

　　您打开这本《儿童注意缺陷多动障碍家长指南》,可能是因为您的孩子最近被诊断出患有注意缺陷多动障碍(ADHD),或者因为您想了解更多关于如何较好地帮助孩子治疗 ADHD 的信息。这本书是许多卫生保健和心理健康专业人士共同完成的,他们在照顾像您孩子这样的儿童方面有着专家水平的经验。所有这些专家都认为,对于患有 ADHD 的儿童、青少年、成年人,以及他们的家庭,如果他们了解什么是 ADHD,如何正确治疗,应该期待什么,以及家庭、老师和儿科临床医生如何为 ADHD 的终身管理而共同努力,那么他们将可以在学校和生活中取得成功。

　　几乎所有的孩子都有注意力或行为失去控制的时候,对一些孩子来说,这些行为不仅仅是一个偶然出现的问题。ADHD 儿童的行为问题非常频繁且严重,会影响他们的日常生活能力。ADHD 是儿童最常见的发育行为疾病,大约 6%~9% 的学龄儿童受其影响。本病是慢性疾病,其症状可持续影响 60%~80% 的青少年,甚至持续到成年时期。它会影响孩子的学习、行为调控能力、社交技能以及自尊。

　　如果您刚刚开始了解 ADHD 的诊断,或者您刚刚经历了孩子治疗过程中的挫折,请将注意力转向不远的未来。在不久的将来,有一天,您的孩子会高中毕业,上大学或进入职场。在《儿童注意缺陷多动障碍家长指南》中,您将学习如何建立孩子的 ADHD 支持和管理团队,使他能够体会自己的成功。您会学到什么是 ADHD,这样您可以更好地做出治疗的决定。您可以选择被证明有效的治疗方法,忽略那些无效的治疗方法。您将学会利用自己作为父母的优势来建立孩子的信心,您的儿科医生将会让您了解您的孩子可以成功,以及您可以如何帮助他们。

如今的纸媒和网络媒体充斥着大量的信息,往往让家长们手足无措。ADHD 同时被媒体以过度诊断、过度治疗、忽视诊断、忽视治疗报道。许多人认为 ADHD 被过度治疗了,但更多的研究表明,ADHD 往往是被忽视治疗了。药物可能会被描述成重大突破或是危险药品,负责任的家长如何才能在这些矛盾信息的泥潭中找到答案呢?

在本书中,您将学习什么情况下需要怀疑孩子有 ADHD,以及如何诊断 ADHD。仔细准确的诊断是帮助孩子最重要的一步。

一旦您的孩子被诊断患有 ADHD,接下来该怎么办?您和您孩子的儿科医生、老师以及其他人如何帮助您的孩子解决问题?问题是可以解决的!在本书中,您将了解治疗方案,并学习如何为孩子做出明智的选择。由于并不是每个孩子的治疗都能立即见效,您还将学习做孩子的发言人,对其他可能使您孩子 ADHD 复杂化的问题保持警惕。

本书中，对于临床证据的讨论是很常见的。关于ADHD 的最佳治疗方案有很多相互矛盾的观点，学习如何分析关于治疗的循证依据及其疗效是很重要的，这样您才能决定什么该考虑，什么该忽略。您将学习如何评估关于治疗的各种信息。您可能还会考虑一些替代和补充治疗，因为有证据表明它们在某些方面是有效的。还有一些治疗方法，有证据表明它们不起作用，甚至可能有害！

孩子十几岁以后的未来会怎样？您对 ADHD 孩子的帮助是否成功取决于您对 ADHD 的理解。您会发现有些事情对孩子来说很容易，而有些事情却很难。您将学着通过发现孩子的优点并帮助他运用这些优点来建立自信，从而帮助他管理 ADHD。他会在您的帮助和指导下，管理好自己的学业，并达到足够的功能水平。

（杨健　译）

目录

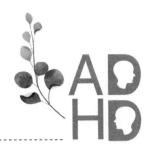

第 1 章

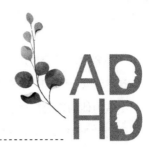

什么是注意缺陷多动障碍?

Andrew 一直都是一个活跃的孩子。从他开始走路时,父母就注意到他几乎什么东西都会撞到。Andrew 的学前班老师经常评价他太活跃,幼儿园老师也觉得他很难管。尽管课余时的活跃程度超过了班上绝大部分孩子,一年级他还算安然度过。然而到了三年级,Andrew 的数学和阅读成绩开始落后了。老师说他总是动个不停,上课时也会不停地打扰周围的孩子。他在每项学习活动上的注意力似乎不超过几分钟。在操场上,他与同伴"过度亲密",强行加入他们的活动,抢占他们的空间,当同伴将他推开后,他反应激烈,很容易发怒。

年中的时候,Andrew 的老师找了他的家长。老师告诉他的父母需要注意 Andrew 的一些问题了,他的高度兴奋以及学业上的问题都表明他可能存在注意缺陷多动障碍(ADHD)。老师说 ADHD 在孩子年龄小时经常不容易被发现,往往是直到孩子进入学校后,学业及人际关系出现问题时才被发现。

1

　　尽管老师的态度温和，Andrew 的父母对于儿子被老师怀疑可能是 ADHD 还是非常震惊。他们经常被活跃的 Andrew 挑衅，但从不认为他的行为超越了一个普通健康男孩的尺度。正如 Andrew 爸爸说的"他很像当年我在学校时一样"——急切、兴奋，总是在跑来跑去。尽管 Andrew 的父母认为他在与同学相处的技巧及阅读上需要得到帮助，但是他们认为他的行为并不是一种病态行为。回家后 Andrew 的妈妈对丈夫说"我想老师只是在课堂上管不了他，他只是有点违纪，老师就说是 ADHD，倒是这个学校应该被评估一下了"。

　　Keler 夫妇也有着相似的困惑，他们有一个十二岁的女孩，叫 Emma，也有一些问题，然而她是太安静了，还有点紧张。在低年级时，她经常做白日梦，很容易开小差。经常忘记刚刚学过的东西或告诉过她的事情，经常一个人发呆。现在，她的任意和杂乱无章更加严重了，并开始影响到她的学习成绩、日常生活及家庭关系。她很难完成任务，作业乱七八糟甚至不写。父母注意到她常常漫不经心，有时候觉得她很专心但其实她根本没有听他们讲话。尽管如此，Emma 的父母觉得女儿的行为是她这个年龄的女孩所特有的，不是什么大事，等她成熟点后，帮助她学会计划后就好了。他们咨询了 Emma 的儿科医生，是否有必要把这个看作医学问题并且开始评估？

　　尽管 Andrew 和 Emma 的表现并不相同，但两种表现都是儿童 ADHD 的典型表现。ADHD 使得儿童不能过滤掉无关信息，不能集中精神，做事没有条理、不分缓急，满足感延迟，不善于先思而后行，或者影响到我们大多数人都能自动完成的执行功能。像 Andrew 这样的孩子，以冲动、多动为 ADHD 的主要表现，他不能控制冲动，不能调整兴奋的程度，即使在知道自己应该怎样做的时候还是不能控制自己的行为。Emma 这样的孩子，是注意障碍为主型的 ADHD，他们很容易被无关事情干扰，如上课时教室外面有人走动的脚步声就能使她分心，还常常忘记和朋友的约会。

由于注意力持续时间短、漫不经心、不能静坐、异常好动、冲动等行为在没有 ADHD 的正常儿童中也很常见，所以当孩子被转诊评估时，许多家长会很吃惊。更使他们困惑的是，ADHD 的一些行为在孩子从幼儿到少年的成长过程中都可能会出现，只是 ADHD 的孩子显得更为突出一些。这些行为干扰了他们的日常生活，使得他们落后于同龄的其他孩子。许多学校觉得 ADHD 是一个应该由内科医生或心理医生做出诊断的疾病，不允许老师将他们的担忧描述为"可能是 ADHD"，学校老师通常会将这些孩子的表现描述为影响学习的行为。

有些问题比如学习困难、对立违抗性障碍、焦虑以及抑郁，和 ADHD 有很相似的行为表现（实际上，这些问题常常是同时存在的），所以很难说一个孩子是上述问题，还是 ADHD，或者同时存在所有这些问题（即几种病共患）。ADHD 的诊断是通过仔细观察孩子在日常生活的主要场合中是否有注意缺陷、多动、冲动行为而最终得出的，不像糖尿病诊断是通过实验室数据得出的，这使得一些家长和大众媒体质疑 ADHD 是否存在。

大量证据表明 ADHD 是一种涉及大脑的生物学疾病。比起其他的行为和精神障碍，甚至躯体疾病，科学家对 ADHD 的研究更加详尽。尽管这样，很多家长对 ADHD 仍然存在争议和误解。1998年美国卫生研究院（national institutes of health，NIH）为了回应公众对 ADHD 诊断及治疗的关注和疑问，组织专家召开专题会议，达成了关于 ADHD 的共识,认为 ADHD 确实是一种医学疾病。

ADHD 是最常见的儿童慢性疾病之一,其患病率仅次于哮喘。2016 年的调查数据显示 9.4% 的美国儿童患有 ADHD。美国疾病控制与预防中心的报告是:在 3~17 岁儿童中,大约 450 万患有 ADHD,占接受心理健康服务儿童的 30%~50%。许多人认为近几十年来 ADHD 的发病率明显增加,可能和环境因素有关,但是没有证据表明环境是真正的病因。亦有观点认为,ADHD 患儿的数量其实是稳定的,被诊断为 ADHD 的儿童数量增加是因为更多的医生开始熟悉 ADHD 的症状及其导致的行为问题。另外,最初认为 ADHD 会在青春期好转,但现在已经证明,很多患者的 ADHD 症状可以持续到青春期甚至成年。

现有的可靠的 ADHD 诊断方法是基于孩子的行为及执行能力。对于被诊断为 ADHD 的孩子,给予合适的治疗后,家长很快就会反映孩子的行为和以前大不相同,简直就是天壤之别。虽然 ADHD 不能治愈,但仍然可以帮助孩子克服存在的问题,使得他们的学习成绩、人际关系得到改善,这样,他们的自信心增加,成功的机会也就增加。

在这本书里,您将会了解到 ADHD 的定义及如何识别、如何评估、如何利用最新的科学研究结果得到最好的治疗。研究者根据行为的类型、学习、社会活动来判断 ADHD,并且把治疗的方法告诉家长及老师。研究人员确定了在学校和家里可能最有帮助的行为矫正、学术和社会支持的方式,还开发了相关课程和特定疗法,将这些信息传达给社区中的父母和老师。您将会了解到学龄前儿童与青春期儿童 ADHD 在评估及治疗上有所不同,以及随着年龄的增长,此病所发生的变化。这并不是说我们现在已经完全清楚了 ADHD

的本质及正确的治疗方法。仍有很多问题需要探索,需要进行研究。积极不断地探索将有助于了解如何使孩子发育的每个时期更加完善。值得欣慰的是目前对于 ADHD 的诊断及治疗已经大为改观,用这本书的知识武装自己,您和孩子将会自信地、乐观地直面 ADHD 的挑战。

然而,在学习如何识别,诊断和治疗 ADHD 之前,您必须确切地知道什么是 ADHD,什么不是 ADHD。在这个章节,您将学习到:

- 随着时间的推移,对 ADHD 的看法发生了哪些变化。
- 目前如何定义 ADHD。
- ADHD 的可能病因是什么。
- ADHD 如何改变孩子的生活,它对孩子的长期影响是什么。

综上所述,要永远铭记心中的是您有一个孩子,他患有 ADHD,而不是您有一个 ADHD 的孩子,他首先是一个孩子,有关 ADHD 的问题是可以解决的,不要忽略了最重要的东西。

关于 ADHD 的误解

近几十年来,有很多关于 ADHD 的病因、诊断及治疗上的错误信息。下面是一些关于 ADHD 的错误认识,以及对这些误解的澄清。

- "学龄前孩子还太小,不能诊断 ADHD"

许多家长认为 ADHD 是学龄期儿童的问题,但实际上,ADHD 的症状可以在学龄前出现,并得到诊断。有时,对学龄前儿童,甚至医生也很难把握什么是正常行为,什么是 ADHD。正常幼儿可以有冲动、多动等表现,而这也是 ADHD 的特点。儿科医生可以评价学龄前儿童出现冲动、多动等行为的频率及次数,以协助诊断。当这些问题变得严重并且持续时间长,干扰了学龄前儿童的正常生活、生长发育、自信心和一般功能时,即可以诊断为 ADHD。

● "他只是很懒,没有动力"

对那些患有 ADHD 的孩子,评价其行为表现时,这个看法很常见。发现孩子在课堂上无法集中注意力,或者无法完成一项长时间的任务,例如写一篇长的文章,会考虑为他不想做,或者懒得去做。这个行为表面上是懒惰或者没有动力,实际上是执行功能上的困难。所有孩子都想成功,都想表现好以得到表扬。如果这些对于 ADHD 儿童是易于完成的任务,同时有奖励机制,他们也会和其他儿童一样有动力的。

● "他不太好管,或她总是在幻想,但这很正常。他们不要求孩子像自己小时候一样"

我们承认孩子有时会多动、注意力不集中、冲动,有时还偏激。但是,一个患有 ADHD 的孩子,对于父母和老师来说就不只是"难管理"或"做白日梦"。他们的多动、注意力不集中影响了日常生活。就是说 ADHD 严重地、持续地妨碍了孩子的学习,使得他们不能适应家庭生活,不能遵守家庭规则、缺乏维持友谊及与家庭成员之间互动的能力、缺乏避免受到伤害或者融入环境的能力。从第 2 章您就能了解到,这种功能障碍就是儿科医生诊断及治疗 ADHD 时需要参考的。

● "ADHD 可以治愈,目标就是尽早停止用药"

注意缺陷多动障碍(ADHD)是一种慢性疾病,不会完全消失,其症状会随时间发生变化。到青年期或成人期时,大多数 ADHD 患者可以管理好自己的生活、掌握技能,从而可以停止用药,但是其他形式的治疗或支持需要贯穿他们的一生。在不同时期(即使已是成年人)是继续药物治疗,还是选择非药物的其他治疗方法,要依据不同情况以及随患者进入成年后的需求而定。真正的治疗目标是使 ADHD 患者在人生的每个阶段如儿童、青年及成年后均能保持良好的功能,而不是尽快停止各种治疗。

● "他可以集中注意力玩好几个小时电子游戏,他不是 ADHD"

ADHD 的主要问题是不能完成一些需要长时间集中注意力的任务,而不是一些非常着迷或刺激的游戏。学校对于 ADHD 儿童是一个挑战,因为课堂不是像游戏机那样不停地给他视觉、听觉及物理上的刺激。功课需要花很长的时间完成,需要毅力、规划及努力,且每天的安排和期望超出了 ADHD 儿童的能力。大多数儿童在学龄期被诊断为 ADHD 是因为这个时期在学业、社交及行为上的要求实在是太难达到了。ADHD 儿童经历的这些困难似乎是学校的问题(当然了,应该考虑到这种可能性),但是这些困难更多是他们不能适应学校环境的结果。

ADHD 儿童可能难以应对的其他情况还包括:社会交往,即持续的情感和社会信息的细致交流;需要高度集中注意力的体育活动,以及一些需要他们一直安静坐着、长时间聆听或者排队等待的课余活动。

- **"ADHD 是由于家长管教不严引起的"**

ADHD 并非家长疏于管教的结果,尽管 ADHD 的某些行为可以挑战家长有效管教孩子的方式。然而对孩子行为要求的反复变化和一些无效的管教方式可能使孩子的表现更加糟糕。在第 5 章及第 6 章您将会了解到很多有助于改善 ADHD 孩子行为的技巧。

- **"问题出在学校,老师对孩子不够严格"**

ADHD 不是管教不严的结果,也不是糟糕的老师或缺乏校规所致。好的老师可以看到孩子因为 ADHD 苦苦挣扎的情况,他们会与家长合作,在学校寻找解决方案。

- **"如果经过仔细评估,孩子没有被诊断为 ADHD,就不需要帮助他了"**

ADHD 的诊断是一个连续的过程,意思是这个孩子已经有一些 ADHD 特征性的行为,但是还没有达到诊断为 ADHD 的程度。这并不意味着不需要帮助他,使他学会面对棘手的事情。如果一个家庭里有着一个有 ADHD 的某些行为但尚不足诊断为 ADHD 的孩子,应该给他们提供儿科咨询,让家长了解什么是正常发育中的行为,了解家庭行为管理工具、学校行为管理建议和社交技能干预等,同时帮助孩子完成家庭作业,学会组织及规划。

- **"ADHD 是暂时的,会随着孩子长大而消失"**

家长以及很多医生曾经认为:当孩子进入青春期或者成年后,ADHD 就不再是问题了。但是近期的研究表明,ADHD 的某些行为表现可以持续到成年。一部分人在成年后,继续服用 ADHD 药物仍然有明显效果。另外一部分人则在学业、社会活动和社会关系得到改善后会逐渐停止用药。有时对于一些年纪较大的青少年和成年人,可以根据他们的情况和注意力的需求间断服药,是否继续使用药物通常可能取决于他们选择什么职业以及他们在人际关系和其他社交活动的能力。无论他们的生活环境如何,即使 ADHD 仍然存在,他们也能够根据周围环境调整自己,充分利用自己的优势,过上充实高效的成年生活。

如何定义 ADHD?

在电视、网络、杂志、报纸、社交媒体及诸多的日常谈话中,关于某些"ADHD 样"行为究竟是属于儿童正常范畴的行为还是需要治疗的疾病一直是有争议的。随着越来越多的复杂诊断技术的出现,给研究者提供了更多关于 ADHD 儿童精细的脑活动过程的信息,使得二者的界限越来越清楚,但是仍尚未达到能够完全区分二者的效果。

一个世纪前,医生就注意到今天被称为 ADHD 的孩子的一些表现。1902 年,英国的儿科医生 George Still 首次正式对儿童注意力不集中、冲动及多动行为作为一种疾病进行了阐述,认为这些儿童的上述行为是由于生理因素,而非家长管教不严或者环境因素所致。20 世纪 80 年代的研究支持了这一假说,并命名为注意缺陷障碍。1987 年,参考更多的新的研究结果后,病名修改为"注意缺陷多动障碍"。

目前美国精神医学学会将 ADHD 定义为"在发育过程中,出现和年龄不匹配的注意力不集中和 / 或多动、冲动的行为,并且这些行为持续时间长,程度严重,显著影响了儿童的日常生活"。在多数场所,包括家里和学校,ADHD 儿童均很难控制自己,他总是在不停地动来动去,嘴里说个不停,不能等待排队,在周围撞来撞去;时常走神,好像在做白日梦,不能集中精神完成事情,在记忆和学习上有困难,做事看起来没有计划性,性格冲动有时会带来意外伤害。由于不能控制自己的行为,常被贴上"坏孩子"或"行为古怪"的标签。上述问题多数在早期出现(12 岁之前),虽然有些孩子长大后才会被发现。但是,如果在 12 岁之前,确实没有 ADHD 的表现,此后才出现以上行为,就应该考虑是不是有其他的问题了 *。

医学专家已经可以清楚地识别儿童是否有 ADHD。如果有下列表现,就应该考虑有 ADHD:

1. 和年龄不符合的注意缺陷、多动及冲动的行为。这是正常同龄儿童没有的表现。

2. 这些行为对孩子的日常生活造成长期影响。注意:略有走神或者性格活跃,偶尔也会给生活造成小麻烦,但是没有严重到影响日常活动,可以不考虑为 ADHD。

3. 这些行为是孩子自身固有的,不是由于缺少关注,身体伤害,物质滥用,疾病或环境的影响。鉴别这些行为是否和环境有关的方法:看这些行为是否出现在一种以上场合,例如在学校和家里都有(意思是 ADHD 的表现至少应出现在两种场合)。如果不是,那就是环境的原因,如家庭的压力或者在学校不适应,这样比 ADHD 能更

---

* 译者注:根据《精神疾病诊断与统计手册》第 5 版(DSM-5),ADHD 的起病标准由原来的 7 岁以前改为 12 岁以前。

好地解释孩子的行为。

对于诊断为 ADHD 的儿童,必须同时满足上述 3 个条件。ADHD 只能通过临床症状以及这些症状带来的问题来识别。这就是为什么需要家长、老师、精神科医生和临床医生共同合作才能做出 ADHD 的诊断。每个人应用自己对孩子的观察、经验和专业特长评估出孩子的社会适应能力、学业成绩和情感状况。

ADHD 分为 3 个亚型:注意障碍为主型、多动 / 冲动为主型及混合型。多动 / 冲动为主型的孩子表现为坐立不安,等待排队困难、不守规则;行为幼稚、不能保持人与人之间的正常距离,常有破坏性举动和行为问题。注意障碍为主型的孩子表现为精神涣散、容易走神、幻想、做事拖沓,也有学习困难、焦虑或抑郁,但没有多动。混合型的孩子同时具有这两种类型的症状。

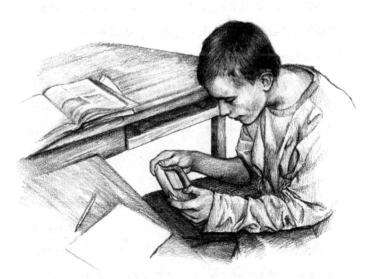

大部分 ADHD 患者,其主要问题是不能长时间集中注意力,但对容易入迷或刺激性的活动没有障碍,如玩电子游戏。

女孩和 ADHD

诊断为 ADHD 的人群中男孩偏多,男女比例为(2~3)∶1,这使得老师和家长出现了一个错觉,ADHD 是男孩子得的疾病,女孩很少发生。很多女孩没有被诊断是由于她们是注意障碍为主型,很容易被忽视,直到年龄大了才能被发现。这就意味着女孩较少做 ADHD 诊断评估,得到的 ADHD 相关帮助也就更少。即使当女孩被诊断为 ADHD,并得到了相应的治疗,但是由于目前大多数 ADHD 研究都集中在 ADHD 男孩,仍对 ADHD 女孩不利。目前对于 ADHD 随年龄增长发生的变化、药物及各种治疗方法的疗效在不同性别之间是否有潜在差异,还知之甚少。相对于其他女孩,患有 ADHD 的女孩更加抑郁、焦虑、困窘、师生关系差、压力大、外控个性(即情感易随环境变化,自控力差)以及学习问题。和患有 ADHD 的男孩相比,这些女孩有着更多的困难,她们感觉焦虑、挫败或抑郁,在解决所面临问题上也信心不足。

如果您的女儿被建议做 ADHD 评估,或者您怀疑她有 ADHD,千万不要因为她是女孩就不重视。老师可能无法识别更细微的注意力不集中迹象。即使和男孩的表现一样,老师也很少让女孩去做检查,同样在诊断为 ADHD 后,女孩也没有像男孩那样得到充分的治疗。不要让一些社会上的看法(如女孩喜欢幻想,女孩不喜欢学习)掩盖了孩子的真正问题。如果您的女儿被诊断为 ADHD,请要求儿科医生不断给您提供关于女孩 ADHD 的最新研究信息,女孩更容易面临 ADHD 带给她们的挑战,对不同的问题,要采用不同的治疗方法。

这些亚型在不同年龄和生长发育的不同阶段可以诊断。由于多动和冲动表现,多动/冲动为主型及混合型多在学龄前就被诊断。注意障碍为主型的孩子往往到了四年级或者更大年龄时才被诊断,因为这时需要长时间集中注意力或者课业负担加重使得问题突出才会引起大人的注意。低年级时儿童学习怎样阅读,到了四年级左右则开始需要通过阅读去学习知识。当对学习的要求发生这种转变时,注意障碍为主型孩子的问题就开始显现出来。

多动/冲动为主型和注意障碍为主型乍看起来没有什么联系,但是他们都可以影响孩子在学校的表现,影响他们和同龄人及家人的相处。ADHD 可以看作注意力障碍在不同年龄和不同发育阶段的不同表现。

ADHD 的病因是什么?

目前 ADHD 的病因尚不清楚,但是人们注意到一些能够影响儿童大脑发育及行为的危险因素,二者结合可能导致 ADHD 的发生。这些危险因素包括遗传因素、性格差异(每个孩子在情感反应、活跃程度、注意力及自控能力的不同)、药物因素(尤其是那些会影响大脑发育的药物)和能够影响发育中的大脑的环境因素(包括铅中毒、母亲孕期饮酒和营养缺乏)等。一些研究表明 ADHD 和大脑发育延迟有关,尽管对此进行了很多关于 ADHD 病因的研究,但这些仍不能用于 ADHD 的诊断。

研究者发现 ADHD 有家族聚集的特点。近亲中有人罹患 ADHD 者,其患 ADHD 的概率比正常人高 5 倍,同时易伴发其他疾病,如焦虑、抑郁、学习障碍和行为障碍的概率也增加。双胞胎同时患有 ADHD 的概率很高,有兄弟姐妹是 ADHD 患者的人群约有 30% 会面临相似问题,尽管还没有发现某个基因是 ADHD 的致病基因,但这一领域的研究仍在继续,研究者认为 ADHD 很可能是多基因遗传疾病。大脑影像学研究发现,ADHD 儿童与正常儿童在大脑解剖上有不同,但是目前还没有确定的结论用来辅助诊断。ADHD 儿童和青少年服用能够影响脑内神经递质的中枢神经兴奋剂有效,这些也提示生化因素可能是 ADHD 的病因之一,这也是研究热点。未来新的大脑成像技术和更加复杂的基因技术可能会进一步阐明 ADHD 的病理过程。不过,还是不太可能确定一个单一原因。

随着年龄增长而改变的 ADHD

ADHD 是一个复杂的疾病,在儿童生长发育的不同时期有着不同的表现。有患 ADHD 风险的儿童在学龄前就有 ADHD 的某些表现,并一直持续到青春期甚至到成年。有些表现过度兴奋和冲动的儿童在学龄前就可以诊断患有 ADHD。当孩子逐渐长大到青春期时,ADHD 相关的行为可能一直存在,并给生活带来困扰。他们表现为集中注意力很困难,很容易走神,不守纪律。ADHD 儿童到了青春期时的表现可能和他早期的表现不同,例如,这些儿童年幼时过于活跃,常常令人注目,但是在青少年期将会减少并逐渐消失。注意力不集中和冲动则可以一直持续存在,并影响长大后接受教育,工作及人际关系。对于 ADHD 患者,驾驶也是一个挑战,其事故或交通罚单的概率比正常人明显增加。随着年龄增长,童年期出现的学习困难会持续存在,而且其情绪、行为及社交问题也得不到充分的解决。(更多关于 ADHD 的信息请看第 11 章)

患有 ADHD 的儿童经常会遇到 ADHD 带给他们的困扰,包括与亲人之间的关系、在同伴中的地位、社会技巧、学习成绩、自尊、自我认知和/或意外伤害。然而，给予这些孩子帮助后，他们能够学习如何处理好这些贯穿于他们生活中的困扰。因此早期、准确的诊断，是制订一个会给孩子及家庭带来改变的计划的第一步。

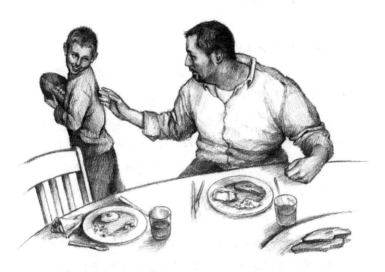

让孩子从一种活动转换到另一种活动常常比较困难。在一项新的事情(例如吃饭)开始之前，提前告诉孩子，可使其容易转变。

当您开始关注到孩子所面临的问题时，一定要记得赞赏他，和他交流，让他鼓起勇气。患有 ADHD 的孩子(像其他孩子一样)不仅仅渴望得到赞扬和鼓励，更需要知道他的行为不是"坏孩子""没规矩""笨蛋""不求上进"或"懒惰"。告诉他什么是 ADHD，什么不是 ADHD，这样将会帮助他应对那些消极的评论以及来自内心的自我怀疑。他对这个疾病了解得越多，成功的概率就越大。

最终，患有 ADHD 的儿童多数将会长大成为成功幸福的人。在下面的章节，您将会了解到如何去鉴别、治疗，成为有帮助的家长，并且支持孩子,帮助他将 ADHD 带来的困扰最小化,最大程度实现他的愿望。

一个家长的故事

错失线索,丢失机会

"我儿子上学前班的时候,我就怀疑他可能患了 ADHD,不是因为他过于活跃,而是因为他不能专注于一件事情,很容易忘记刚刚学过的东西。我认为很明显我儿子有问题了,但是老师不相信我的说法,认为我儿子不是很聪明,他们觉得他动个不停以及成绩较差是因为他厌学。"

"直到中学,我儿子开始忘记家庭作业、不记笔记、甚至忘记把做作业需要的课本带回家。就这样日复一日,老师才开始觉得他有问题。我记得一天我到学校和老师谈话时,我看见儿子很困惑地站在走廊,我问他怎么了,他说忘记下一节上什么课了,他不知道应该做什么或者去哪里。"

"当天我就决定带他去儿科医生那里做评估。儿子被诊断为 ADHD,并开始接受治疗,他的状况开始改善了,但我真希望我们在他远远落后之前能够早点做这些。至少,让他知道他在学校的问题不是因为自己不好而是因为疾病,这对于他来说会是一个巨大的安慰和解脱。我最大的希望就是儿子能够发掘他与生俱来的潜能。"

Roberta,Pitsburgh,PA

(刘思奇　孙黎　译)

第 2 章

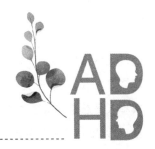

我的孩子有注意缺陷多动障碍吗？注意缺陷多动障碍的评估与诊断

如果注意缺陷多动障碍（ADHD）的诊断能像诊断骨折一样的明确那该有多好。对于骨折，受伤后引起疼痛且骨头不能发挥之前那样的功能，都会考虑存在骨折，再拍摄一张简单的 X 线片就可以明确诊断。然而，对于 ADHD 的诊断则与骨折有很大的区别。通过本章的学习，您可以了解到，在确定孩子是否患有 ADHD 时，这些诊断骨折时非常明确的优势都不存在。

没有任何实验室检查，如尿液、血液学检查，X 线片，心理行为测查等，可以客观地反映 ADHD 的存在。更为复杂的是，作为 ADHD 核心症状的注意力不集中、多动或者易冲动等症状，在绝大多数孩子身上有时也会出现。诊断一个孩子有无 ADHD 是一个复杂的过程，需要比较这些孩子与同龄健康儿童在行为以及生活能力方面的差异。要做到这一点，儿科医生和心理健康专家通过观察评价、访谈和应用 ADHD 儿童和少年专用评估问卷进行调查等方式，从孩子父母、其他看护人、孩子的老师或学校的其他教学人员那里获得孩子的信息。通过与家长和被评估的孩子的访谈，可以鉴别是否存在其他病因或者共患病的问题，如焦虑。此外，访谈还有助于评估是否存在干扰孩子日常生活的特殊问题。通常情况下，因为其他问题的存在，如视力或听力问题、情绪障碍或学习障碍，ADHD 评估程序可能会变得更具挑战性，更困难。ADHD 的评估可能需要不同领域专家的合作，因为有些伴随的问题是器质性的，有些是心理方面的，而且有些与孩子的学习和语言过程有关。

幸运的是，一些专业组织，包括美国儿科学会（American Academy of Pediatrics, AAP），近年来已制定了规范化的 ADHD 诊断指南，从而使 ADHD 的诊断更为准确和一致。在本章中，您会了解到如何评估孩子是否患有 ADHD，最初，您可能只是觉得"好像什么地方出了问题"，然后通过以下信息得到初步诊断：

● 通过孩子的行为表现提醒家长，孩子可能存在 ADHD。

● 儿科医生是如何评估您的孩子和做出诊断的。

● 确定孩子属于 ADHD 的哪种类型。

● 是否存在伴随症状。

● 团队合作问题：需要家长本人、您的孩子、孩子的老师和医生一起合作，做出最切合病情的诊断，从而寻找一个优良的治疗方案。

预警信号：何时要第一时间怀疑是 ADHD

多数专家认为，ADHD 的倾向从出生就存在，但 ADHD 行为往往在孩子进入小学后才被注意到。之所以出现这种现象，原因是几乎所有处于发育进程中的学龄前儿童，都有注意力不集中、冲动和多动这些类似 ADHD 核心症状的行为表现，随着成长，其他孩子的这些行为渐渐消失，然而患有 ADHD 的孩子却没有，而且会因此影响他们的正常生活。随着年龄的增长，这种差异越来越明显。相较于在家里或者儿童游乐场所，在学校的环境中孩子的注意力不集中、冲动和多动等问题会更为突出，因为课堂活动需要孩子更专注，更有耐心和自控能力。

常常是一个患有 ADHD 的孩子成长到 7 岁时，他的父母才意识到，他们孩子的注意力不集中、多动或冲动程度超出了正常水平。有时这些怀疑会在更晚才被意识到，特别是在聪明的孩子身上主要问题是注意力不集中而不是多动时，但 12 岁之前没有出现 ADHD 症状是罕见的。因此，如果直到十几岁或更晚才观察到症状，并且在 12 岁之前无法记住，则很可能是 ADHD 以外的其他原因导致了这些问题。

您可能已经注意到，即便有您的帮助，您的孩子短时间内也不能专注于课本，或者在陪伴您过度活跃的 8 岁孩子一天后，让您感到如同在陪伴他 2 岁的时候一样疲惫不堪。您的孩子可能会经常问大人问题，以至于您已经开始怀疑这不"正常"。或者您已经注意到您的孩子与同龄的孩子相比，与同伴交往方面有障碍，如尊重别人的私密空间或者让其他人有机会发言。然而，父母们很难判断这种行为是否是正常成长过程的一部分（如多数 6 岁的孩子会对做练习册感到无聊),也会因育儿的问题经常质疑自己(也许我不够严格,一直以来都不太遵守限制?)。行为问题是否严重到足以表明一个令人担忧的问题? 随着孩子的发育,它们会改善吗? 对于一个被诊断为 ADHD 的孩子,美国儿科学会建议儿科医生应收集儿童在家以外至少一个其他主要环境的行为信息,如老师和其他教学人员所提供的信息线索。通过在两种及以上的环境中孩子行为的比较,儿科医生可以辨别孩子注意力不集中有可能只是困难但属于正常状况,或者是因为教育方法的不当,或是由于不合适的教育体制甚至其他因素。医生们还可以辨别孩子的行为是否在多种情况下影响其正常的学习生活,这也是诊断指标之一。

"有些事情需要关注"

当 ADHD 的孩子出现症状时,父母都观察到了什么?

家长所观察到的症状往往很难与医生或者专业人员所定义的症状相吻合。家长很少会认为孩子存在多动、冲动的问题,只是在考虑孩子为什么安静不下来。更为复杂的是,近年来医生用来描述多动症状的术语已经有了变化。"注意力缺陷障碍"曾经被广泛使用,并且主要指只有注意力不集中症状的注意缺陷多动障碍(ADHD)。这些孩子往往没有过度的活动,并且因为他们的行为没有破坏性,因而很难被家长发现。目前,"注意缺陷多动障碍"已经被广泛用来描述各型的 ADHD。当您看到下面这些 ADHD 患儿的典型表现时,扪心自问,每天或每周您有多少次在说或在想同样的问题。的确,所有的家长都或多或少地面临这样的问题,但作为 ADHD 患儿的家长,他们每天无时无刻不在面对,而且在其他孩子明显进步后很长一段时间内依然如此。

注意缺陷为主型(ADHD 亚型)孩子父母的诉说

- 他似乎总是做白日梦。我跟他说话他从来不回答。我想知道他是否能听到我的问话。

- 他常常弄丢东西,自从开学以来,我不得不买了 4 个新的饭盒给他。

- 我喊他去他的房间穿衣服,10 分钟过后发现他在玩玩具,并且只穿了一件 T 恤。

- 他记不住在学校里学的东西,因为他不能按照指示去做,不能很好地聆听老师给予的讲解。即使我们在晚上努力辅导他的家庭作业,第二天他依然会忘得一干二净。

- 老师称他是"行为幼稚古怪"或者"随意散漫"的学生。

多动/冲动为主型(ADHD 亚型)孩子父母的诉说

- 孩子从未消停过,永远都不能让他坐下来吃完一顿饭或者安静地入睡。

- 他总是打断别人的谈话,只要他在,就不可能愉快且顺利地与别人交谈。

- 他做事从不经过思考。他知道应该停下来观察四周,安全后再横穿马路,但是他每次还是会横冲直撞,不计后果。

- 他从不按规矩做事。

- 班上的同学不乐意与他交往,没有人邀请他去家里玩耍。他总是要争抢着先做,并且事情总是要按他的方式进行。

评估第一步

如果您注意到您的孩子在学校表现不好，人缘较差，或者存在频繁的纪律问题，就要尽快与老师或者辅导员约见。因为他们可以看到您的孩子在群体中的表现，并与健康同龄儿童的行为相比较。在许多情况下，接受过培训的老师和辅导员可以识别 ADHD 的症状和类似的疾病，但即使经过特殊培训，也很容易忽略较轻微的症状或较微妙的问题。当然，他们可以清楚地提供给您孩子在学校的表现，在学校学生这个群体中，多动的症状是比较容易表现出来的，并且会引发一系列的问题。

通常是老师或辅导员首先注意到孩子在某些方面没有进步，从而发现他可能患有 ADHD 或相关的障碍。在这种情况下，老师与孩子的父母及时取得联系是至关重要的。老师可能会发现超过 15% 的学生存在多动的表现，并且推荐他们去儿科医生那里做评估，但是经过仔细地评估，最终只会有一小部分孩子被诊断为 ADHD。不管您的孩子最终是不是被诊断为 ADHD，与老师齐心协力密切关注孩子的健康依然非常重要。存在 ADHD 症状的儿童越早得到评估、诊断和有效治疗，孩子就会越自信，在学校取得成功的机会就越大。

如果您和孩子老师或者其他照护者都发现，您的孩子不管是在家里还是在学校，他的行为控制或学习上存在问题，这时您需要与儿科医生商量，对孩子进行评估。儿科医生的职责就是评价孩子的生长发育或者发现行为方面的问题，因为 ADHD 比较常见，所以医生经常在常规的健康检查中对学龄儿童进行筛查，把它作为学龄期孩子的常规检查。

儿科医生可能会问的关于孩子在学校情况的问题

● "您对孩子的发展或学习有任何顾虑吗？您的孩子在学校过得怎么样？您对他的社交或学习经历有什么顾虑？"

● "请分享您对孩子情绪或行为的任何担忧,例如注意力、攻击性、脾气、焦虑、不与他人一起玩耍、易怒、情绪或活动水平。"

明确诊断,确定孩子特殊行为的类型

并非所有活跃的儿童或注意力不集中的儿童都患有 ADHD。许多 ADHD"症状"是学龄前儿童的典型行为。在诊断评估中必须仔细考虑发育的差异和行为的变化。儿科医生和其他专家依赖于有关 ADHD 不同亚型行为在不同年龄如何表现的知识,如下文框中所述。

注意缺陷的常见症状

儿童早期(学龄前或者入学初期)

● **正常范围内的行为:**安静地阅读故事书或者做一些安静的事情比如着色或绘图有困难(短时间除外)。

● **注意缺陷的信号:**有时在不分心的情况下也不能完成游戏或者活动,不能完成同龄儿童可以完成的任务,不能长时间地参加(任何)活动,然后转移注意力到其他物体或者活动中去。症状的严重程度可以导致家庭矛盾。

● **ADHD 存在的可能信号,主要是注意缺陷为主型**:不能正常地与其他儿童玩耍,并且看起来很不成熟,不能长时间地参加(任何)活动,容易分心,不能完成任务,与同龄儿童相比注意力集中时间更短,经常忘记重要的东西(例如游戏规则或者顺序),不能像同龄儿童在一定程度上生活自理,例如穿衣和洗漱)。这种儿童在不同场合以及长时间表现出的行为特点,影响其正常的社会功能。

学龄期(青春期前)与青春期

● **正常范围的行为**:对于自己不想做的事,孩子可能不能坚持很久,例如读一本书或者做家庭作业。如果一个需要集中注意力的任务,例如打扫卫生,他们也不愿意坚持很久。青少年对于不想执行的任务可能会分心。

● **注意缺陷的信号**:孩子有时在课堂上会漏听指示和解释,无法顺利地完成一些活动,不能与其他孩子或者小组成员协同完成任务,容易分心和放弃。这些孩子可能无法成功完成新的任务,影响其正常的社会生活,在社交中不能游刃有余。

● **可能存在 ADHD 的信号,主要是注意缺陷为主型**:孩子有严重的学习问题和社交问题,不能完成任务,非常邋遢,不关心学校留的家庭作业。孩子无法聆听具体细节后再开始执行任务。

多动 / 冲动的常见症状

儿童早期（学前或者入学早期）

● **正常范围的行为**：孩子喜欢不停地旋转，可能突然撞上一个物体或者人，不停地问问题。

● **预示存在多动 / 冲动问题的信号**：孩子常常冲入人群或者在玩耍时把东西撞倒，跌跌撞撞，经常受伤，不想坐下来听故事或者做游戏。

● **可能存在 ADHD，主要是多动 / 冲动为主型**：孩子满屋子乱跑，在家具上蹦蹦跳跳，爬上爬下，不乐意坐下来吃饭或者听别人讲故事。

儿童中期（入学后青春期前）

● **正常范围的行为**：孩子能长时间地玩游戏。偶尔在情绪激动时做事会比较冲动。

● **预示存在多动 / 冲动问题的信号**：孩子可能会打搅其他孩子做游戏，常常打断别人，不能完成家务。

● **可能存在 ADHD，主要是多动 / 冲动为主型**：孩子不停地讲话并且打断别人的谈话，不能安静地用餐，看电视也坐立不安，制造噪音，从别人手中抢夺玩具或者其他物品。

青少年

● **正常范围的行为**：青少年积极参加长时间的社会活动，例如跳舞，可能与同龄人存在危险的行为。

● **预示存在多动 / 冲动问题的信号**：青少年热衷于"闲逛"，

骚扰别人,在课堂上或者看电视时坐立不安。

● **可能存在 ADHD,主要是多动/冲动为主型**:青少年不能静下心来参加(任何)安静的活动,(经常)打断或者打搅别人,常常惹麻烦。如果感到不安时,多动的症状会有所减轻。

为了统一学龄期儿童的诊断标准,美国儿科学会制定了指南,用来评估孩子注意力不集中、冲动、学习成绩下降或者其他行为方面的问题。指南基于系统回顾最新的 ADHD 流行病学调查证据、ADHD 的共患病和最广泛应用的诊断流程制定。您应该期待您孩子的儿科医生按照推荐的步骤和程序进行诊疗。评估的过程可能至少需要 2~3 次的就诊过程,有时候甚至更多,您需要填写一些调查问卷,检查单及规范诊断所用的量表。在你们第一次就诊前孩子的医生可能会要求您填写一些问卷或者要求孩子的老师出示一下孩子在学校的行为表现方面的书面描述,从而提高诊断的效率。

美国儿科学会推荐

ADHD 诊断指南

为确保评估的可靠性及完整性,美国儿科学会制定了以下诊断和评估的指南,并建议儿科医生按照下列步骤诊断。儿科医生可能更倾向于其他的问诊方式,例如直接与当事人谈话,或者与孩子的老师通电话,希望老师给予孩子的行为表现一个简短的描述，而不是要求您填写一些调查问卷，但是总的来说，每一个步骤都要仔细斟酌。

1. 初级保健医生应该最先对这些 4~18 岁有学习或者行为问题、注意力不能集中、多动或者易冲动的孩子进行 ADHD 的评估。在孩子入学的时候，ADHD 的症状会变得明显，但症状可能在进幼儿园前就出现，或者到青春期仍未被发现。

2. 诊断 ADHD，初级保健医生应该根据《精神疾病诊断与统计手册》第 5 版 (DSM-5) 里的诊断标准 (包括在多个主要环境中记录多种症状)，参考家长或监护人或老师的报告。DSM-5 是由美国精神医学学会 (American Psychiatric Association) 出版的，描述了所有儿童和成人的心理疾病。将来自父母、监护人或者护理人员的信息作为诊断的原始信息。第 5 版诊断标准已在 2013 年发布。

3. 在评估孩子是否患有 ADHD 时，初级保健医生还应该评估 ADHD 的共患病，包括情感或者行为方面 [如焦虑 (anxiety)，抑郁 (depressive)，对立违抗性障碍 (oppositional) 及举止无序 (conduct disorders)]，精神发育 (如学习及语言障碍) 及身体状况 [如抽动 (tics)，睡眠及呼吸暂停 (sleep apnea)]。

儿科医生往往会先听家长描述，家长通过对孩子的观察，与其共处时发现孩子行为及其他问题，以及为什么您会认为 (或不认为) 孩子有 ADHD 的可能。医生除了会参考来自学校老师、辅导员或者看护人员的书面描述以外，她还会问您孩子在学校以及其他场所的行为状况。在很多情况下，父母与老师对孩子行为的观点有很大差异。这是正常的,请不要感到意外。您孩子的儿科医生对这种情况很熟悉,会聆听来自"两大阵营"的说辞。她可能会向其他成年人咨询您孩子的生活状况,包括您的配偶、朋友、孩子以前的代课老师、教练或者来自你们社区的其他成年人,从而获得一个对孩子更全面的认识,进而判定您孩子出现问题的类型。

如果孩子的医生看起来更倾向于你们提供的信息,而不是自己亲眼所见,请不要感到意外。ADHD孩子可能在医生办公室里不会表现出症状,所以医生有可能看不到您孩子的行为表现。请注意,ADHD孩子的症状通常在日常或者一成不变的情况下出现,而进入医生办公室与医生交谈对他们来说是一个刺激,不是他们习惯的环境。同样,尽管医生会为孩子做各项身体检查,但不会完全依赖检查明确诊断,因为没有相关的检查可以明确诊断ADHD。身体检查可以寻找其他疾病的迹象,可能与ADHD的症状有关,或者是相关的神经发育障碍或疾病引起的ADHD症状。因为ADHD已被证明有家族遗传性,所以如果孩子的父母或近亲有ADHD的症状或者类似症状可能会协助诊断。

熟悉与ADHD核心症状相关的行为会有所帮助,它们分为三类:注意力不集中、多动和冲动。您将希望与您的儿科医生分享您对孩子的行为观察。

注意力不集中的孩子难以集中注意力,很容易分心。他们可能对一项任务失去兴趣,转而做另一项任务。观察孩子时,您应该寻找那些预示着注意力不集中的行为,这可能包括您的孩子在做家庭作业中不小心犯错,不听具体的指示或告诉他的步骤,以及难以集中和保持注意力。您是否注意到您的孩子很健忘? 他是否经常丢失自己的物品? 他是否很容易分心,从一个任务转到下一个任务的速

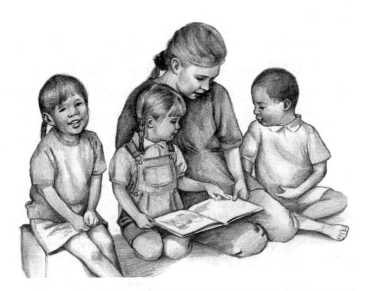

学校设置能突出孩子注意力不集中、易冲动、过度活跃的问题,因为课堂活动需要增加大量的关注、耐心以及自我控制。

度相当快,也没有完成特定的任务？缺乏组织性可以是另一种识别行为。是否发现您的孩子很难将他的学校作业整理到正确的文件夹中？他的书包是否乱七八糟,没有条理？他是否因为您不得不不断提醒他把午餐盒、家庭作业或运动服带到学校而在早上出发时遇到困难？您是否注意到您的孩子避免做那些需要长时间关注的事情？他在做较长时间的家庭作业或完成棋盘游戏时是否很吃力？

您也要观察和报告与多动有关的行为。您是否注意到您的孩子不能在一个地方坐一段时间？他是否在做作业时不断地从书房的桌子前站起来？他是否烦躁不安或手中总是拿着什么东西在玩？他是否很难保持坐姿和注意力？您的孩子是否不停地说话,或者看起来他总是在走神？他是否很难从事安静的活动,如阅读或自己做某项活动？

儿科临床医生想要了解的最后一个症状是冲动。冲动是指做事时没有先考虑清楚。您的孩子是否很难等待轮到他？您是否注意到有时他可能会不按顺序玩？他是否有没耐心的问题？您是否注意到您的孩子在别人说话时打断他们，或者在问题完成前就突然说出答案？儿科医生会希望您能提供关于这些行为的尽可能多的信息。

您可能需要一个笔记本，写下您发现的任何有关的观察结果，以便您能与您孩子的儿科临床医生分享具体事例。儿科临床医生可能会让您和您孩子的老师填写一份评分表，要求您指出这些行为和其他行为的存在和其严重程度。

一旦儿科医生收集到了足够多的孩子信息和家族史时，医生将开始进行确诊前的第一步：即一系列问题、检查和评估程序等。医生需要在您的允许下与孩子老师合作完成一些评定量表。通过这种方法，可以了解您的孩子在更多场合的表现，以便制订最合理的治疗方案。儿科医生推荐的其他专业医生或者精神健康方面的专业人士，也可以参与部分评估。

美国儿科学会建议专家先从决定孩子是否符合 ADHD 诊断的必要条件出发，如若符合再进行下一步评估。诊断的标准在美国精神医学学会（American Psychiatric Association）出版的《精神疾病诊断与统计手册》第 5 版（DSM-5）里，这本手册被认为是诊断行为和精神疾病的"金标准"。DSM-5 里列出了 ADHD 2 个亚型的 9 种典型行为表现，分别是注意缺陷为主型和多动／冲动为主型。孩子的主要症状符合亚型里描述的 9 个行为特点中的 6 个，如果这些行为干扰了他的学校活动或与兄弟姐妹、朋友、您或您的配偶的关系，那就有可能是 ADHD。如果孩子的行为问题两个诊断标准都符合 6 条或 6 条以上，就有可能被诊断为混合型（ADHD 第三种亚型）。

如果符合下列条件，儿童和青少年即可诊断为 ADHD：

● 部分症状在 12 岁之前出现。

● 症状所致的损害必须存在于 2 个或更多的主要环境中，如托儿所或学校。

● 这些行为导致明显的社会或学业功能损害。

● 这些症状的出现不能归咎于其他原因，无论是身体（诸如脑外伤、身体或性虐待），还是精神（抑郁症、物质滥用或者来自家庭或学校的心理压力）。

● 症状出现 6 个月或更长，并且比大多数同龄儿更明显。

当然，所有的孩子有时也会有许多这样的表现。不过，考虑到孩子的行为会在何种程度干扰孩子在家里、学校里或者社会场合的功能，儿科医生或者其他专家可以考虑这些问题是否与 ADHD 有关。正如您所知道的，判断行为是适龄的行为，还是倾向于 ADHD 的行为对诊断非常重要。当您和儿科医生考虑不同类型行为的特点时，您会很快发现，这些行为是适龄的正常行为，还是需要解决的行为问题，或者是 ADHD 的一个信号。儿科医生和专家描述了 ADHD 在不同年龄阶段，不同亚型的行为表现。

了解到您孩子的行为表现已经达到 ADHD 的诊断标准，但仅此并不能明确 ADHD 对他日常功能的影响。的确，用"金标准"来确立 ADHD 的诊断很重要，但是确立诊断仅仅是第一步。第二个重要的步骤就是评估 ADHD 所导致的生活功能问题，进而制订治疗策略（见第 3 章）。儿科医生通过询问您及孩子特殊的问题,以判定孩子是否存在社会功能损害,"功能损害"是指对日常生活的影响。ADHD 相关的功能损害包括:不能很好地与家人沟通,难于建立、保持友谊,社交存在功能障碍,学习困难以及一系列的家庭问题,存在自尊和自负,意外伤害等问题。根据这些功能障碍,儿科医生会为您的孩子制订治疗方案,即这些功能障碍为 ADHD 治疗的主要目标。

您与孩子的医生通过对孩子行为的详细描述,孩子所遇到的问题会越来越清晰。其中一些可能并不是我们早先预期的 ADHD。因此医生、父母、老师还有其他照顾孩子的人员必须考虑到,是否有其他可能会影响或者导致这些行为的因素,如环境的、情景的和情感的因素。

特殊情况:学龄前期儿童

我们知道,ADHD 的诊断标准可以用于学龄前期儿童,并且可以识别具有 ADHD 症状的孩子。然而,对于学龄前期儿童,确定 ADHD 的主要症状却存在困难。ADHD 的诊断需要了解孩子在家里的表现以及在其他社会环境中的表现。学龄前期儿童可能不会参加学前的一些教育,即便他们参加过,机构的工作人员也不如正规的学校里的老师专业,他们可能不能提供准确的信息。

担心没有可靠的人员观察孩子的行为,儿科医生会建议您或者您的配偶参加学龄前期儿童诊断 ADHD 的训练。家长培训计划包括学习适龄发育的特点和遇到相关问题的特殊管理技巧。

家长培训计划是为所有家长设计的,孩子不需要特定的诊断就能从家长培训计划项目中受益。它们可以帮助父母更有效地管理孩子的行为,即使是患有 ADHD 的孩子,您学到的技能也可能足以解决您孩子的行为需求。

儿科医生可以从这项家长培训计划中了解到，家长对于观察特殊行为的进步。如果您的孩子是直接参与到这项培训中去的，老师们可以直接告知孩子的主要症状和功能障碍。或许您会考虑送孩子去参加相关的学前计划项目。得到认证的学前计划包括提前教育或者其他学龄前的培训项目。学龄前期儿童如果表现出明显的情感或行为异常，可以送到特殊的早教机构，评估人员或者早教机构的专业人士会是发现孩子 ADHD 主要症状的最佳人选。

单纯 ADHD，存在共患病或两者均有？

通过您及孩子的老师，或者其他参与评估的人员的共同努力，收集到孩子的详细症状表现，这种方法最大的优势就是可以发现 ADHD 孩子其他方面的情感表现或者成长的问题，或者这些症状是其他疾病表现，而不是 ADHD。2/3 的孩子会存在共患病。最常见的伴发疾病包括：抑郁症、焦虑症、学习障碍和语言障碍。

通过您或者其他成人的报告，儿科医生会首先考虑这些共患病存在的可能。例如，孩子经常感到悲伤或者易激惹，并且喜欢独自玩耍，可能有抑郁的风险。如果孩子在与父母分开时经常感到害怕或者莫名的焦虑，他的近亲属也有焦虑的症状，可能孩子有患焦虑的风险。除了 ADHD，学习障碍也可能导致孩子在学校表现不佳。据权威数据，对立违抗性障碍和品行障碍常表现为消极的、不合作的、对抗性的，偶尔也会出现持续地侵犯他人的基本权利或者共同的社会规范。经历过创伤或患有创伤后应激障碍的儿童也可能因其创伤经历而出现注意力问题。他们也可能有过创伤，同时也有 ADHD。

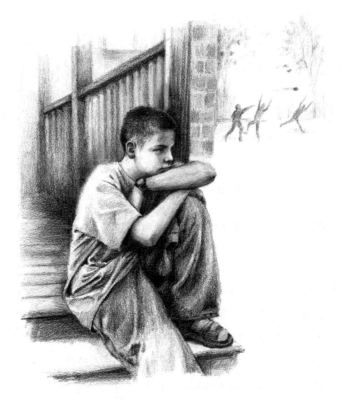

如果您的孩子经常感到悲伤或者被孤立,向您孩子的儿科医生寻求评估。

　　共患病会在本书的第 9 章详细描述。现在,重要的是要考虑这样一个事实:这些共患病会对孩子的行为、情感、学习和社会生活产生深远的影响。孩子的医生和其他参与人员应该仔细考虑是否存在这些共患病导致孩子的社会行为能力受损。为明确这一点,进一步的评估以及寻求其他专家的意见,可能是必要的。这些评估是明确诊断和寻找更好的治疗策略步骤中的重要组成部分。

团队合作的重要性

诊断一个孩子是否患有 ADHD 和相关疾病既不是一夜之间、一成不变的事，也不是依赖儿科医生或者其他专业人士单独完成的。诊断疾病需要准确地观察、仔细地了解，丰富的经验，还需要家长、老师和医务工作者的密切配合。一些疾病会引起类似于 ADHD 的行为，需要仔细斟酌或者否定。在制订有效的治疗策略之前，要仔细考虑各种类型的功能障碍。

评估孩子是否患有 ADHD 需要耐心和大量的团队合作，这也是为即将面临的挑战做准备。如果 ADHD 的诊断过程看起来非常复杂，那么选择和实施治疗策略更可能如此。因此，您的首要目标就是要创建和维护诊断的小组成员之间清晰沟通的渠道。如果您不认同老师所描述的孩子的症状，发表您的看法，然后一起努力，达到更加一致的共识。确保您孩子医生的所见和得出的结论与您的描述相符，这样可以避免对于诊断或者其他步骤不必要的误解和担忧。如果在评估或诊断过程中所收集的信息不尽如人意，这可能会造成很大的阻碍，特别是在决定开展和实施治疗计划时。保存好老师的描述报告、评估时的报告和其他诊断所用的材料以备不时之需。看过的专家越多，越需要您建立自己的完整的家庭医疗记录。

尽可能成为有关该病症和您孩子的专家，并与其他家长一起为您孩子的需要进行宣传。

诊断只是您与孩子所经历的第一步。确保与孩子的医疗团队达成共识，确保您也能注意到重要的方面，那么您可以有信心地期待，有朝一日，孩子的症状会有所改善。

常见问题

问: 我患有 ADHD，因为我之前在学校表现良好，所以，直到上大学期间才确诊，那个时候我不能坚持手头的工作，严重影响到我在学校的表现和人际交往。当我还是孩子时，我很安静内秀，因为我不是多动/冲动为主型的，所以没有人发现我有问题。现在我担心还在幼儿园的女儿，可能患有相同表现类型的 ADHD。但是她的老师说她在学校表现不错，有一些玩伴，即使她比同龄儿童有更多注意力方面的问题。老师劝我不要对女儿进行评估。我应该听从她的建议吗？

答: ADHD 的注意缺陷为主型的孩子往往在他们 3~4 年级，学习难度加大的时候被发现。与您的经历相似的是，女孩子通常确诊稍晚一点（或者被遗漏）。您已经很了解 ADHD 的一些症状。现在的问题是，您女儿的表现只是正常年龄孩子会出现的典型症状，还是 ADHD 的早期表现。好的方面是，孩子的老师说她在学校的表现和人际关系很好。在任何时候，如果发现她的症状严重干扰到她在学校的表现或者社会功能，就应该考虑对她进行相关评估。正如您所认为的，ADHD 有家族性，所以，密切追踪您女儿的成长过程显得尤为重要。但在现在这个阶段，可以把您的担忧告诉孩子的医生，这样您既可以密切关注女儿的成长，也可以定期筛查以便发现孩子的问题。

问: 我的儿子刚刚被诊断为 ADHD。我的邻居告诉我，她的女儿十几岁了，在儿童时期就被诊断为该病，一直用相关药物治疗，然后，他们发现孩子有学习障碍。我怎么能知道我孩子的问题是归因于 ADHD，还是其他问题呢？

答: 这种情况的原因就是，为什么美国儿科学会和其他专业组织强调,评估 ADHD 应遵循一个标准流程,着眼于一个广泛的功能领域,而不仅仅是 ADHD 本身。有相当数量的被诊断患有 ADHD 的孩子有学习障碍。同样,大量被诊断出患有学习障碍的儿童也有 ADHD,这也适用于其他状况如攻击行为、焦虑和抑郁障碍。美国儿科学会所制定的指南强调,评估一个 ADHD 的孩子应该包括对共患病的评估。

问:我的儿子读四年级,刚被诊断患有 ADHD。他的老师和医生都认可这个诊断。我也认为他活动过度,并且注意力不集中。虽然他是一个非常聪明和可爱的孩子,他还是不能很好地完成课外作业,交际也存在问题。我发现他需要我们的帮助,但是,我非常担心他从此被贴上 ADHD 的标签,这可能会对他有负面的影响。

答:您与其他 ADHD 患儿家长一样,有着同样的担忧。在某种意义上来说,诊断仅仅是告诉您已经知道的东西,那就是孩子的症状在评估中符合诊断的标准,这些症状就是导致孩子在日常生活中出现问题的原因。这个诊断可以作为一个切入点,您的孩子在学校里可能会获得不同程度的帮助,知情的老师会更好地理解孩子的困难,并且会给予您的孩子一定的帮助。然而,这个诊断对于不知情的老师,或者其他与您的孩子时常接触的人而言,可能会产生误解。好在目前已有针对老师关于 ADHD 和相关疾病的培训。在这一方面,您与孩子的医生可以积极地与孩子的老师团结协作,照顾好孩子。一些社区的组织,像儿童与成人 ADHD 团体,可以为您提供一个讨论的平台。在那里您可以遇见许多面临同样问题,有相似经历的患儿家长。

(张樊　朱彦丽　译)

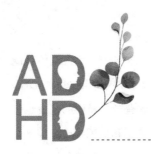

第 3 章

治疗策略

"尽管经过了就诊、咨询和评估检测等所有过程,当 Andy 被诊断为注意缺陷多动障碍(ADHD)的时候,我还是感到震惊。"一位 8 岁男孩家长讲述自己的亲身经历时写道,"一方面,Andy 的行为有了合理的解释让我松了口气,另一方面,我开始担心学校里的老师和其他孩子会不会透过有色眼镜看待他。我担心他是不是得开始服药。我还担心 Andy 知道了自己的情况后会怎么反应,会不会对自己更没信心?"

如果您的孩子被确诊为 ADHD,您可能会遇到同样的问题和困扰。针对孩子的治疗计划,您还可能会遇到朋友、亲戚、老师、伴侣甚至自己孩子的各种不同的、互相矛盾的反应。不了解 ADHD 的朋友可能会坚持认为孩子的行为问题是因为缺乏纪律或者是你们的教育问题。您可能会觉得老师(他见过许多 ADHD 孩子服用了中枢神经兴奋剂后的良好表现)在逼迫您给孩子用同样的药物。您的配偶或者伴侣可能会坚信有其他的替代治疗,而您的孩子可能会坚称他根本没病，其他人对他的担忧是因为他们自己有问题。

这些观点和担忧是可以理解的。有关 ADHD 的错误信息被媒体、互联网和其他途径广泛传播，鉴于此，修正这些错误认识非常重要。在本章和下一章中，读者将会了解关于 ADHD 的种种问题和相应处理措施内容，包括：

- 什么类型的治疗和治疗组合对 ADHD 最有效果。
- 如何建立治疗团队。如果可能的话，团队应该包括老师、儿科医生，需要的话还要有精神心理医生（例如：精神科医生、心理医生或治疗师）。这应该是一个真正的团队。家长在团队中的一个重要职责就是要保证治疗团队中成员的顺畅沟通。其他人可以提供儿童诊断和治疗的正确信息，可只有家长才是最了解自己孩子的人，是针对自己孩子的专家。
- 治疗小组应该怎样协助您和孩子设立治疗目标并制订可行方案。
- 治疗团队在随访中应用何种方式来监测儿童的进步并随之调整治疗方案。
- 在儿童发育的各个里程碑中，该怎样帮助孩子理解治疗方案，成为治疗组的一员。

我应该告诉他们什么？

当孩子确诊为 ADHD 开始制订治疗计划时，家长可能会遇到亲友、老师和其他人的种种疑问和评论。以下有助于您和孩子脱离此种尴尬境地,并回答您的部分疑问。

孩子的老师可能会说:"以前我班上有好几个 ADHD 的孩子。我建议您的孩子尽快应用药物治疗。"

答复:"儿科医生告诉我,最有效的治疗计划不一定包括药物治疗,在判断孩子是否需要改变课堂行为以及监测和改进他的行为举止方面我们需要您的帮助。您的反馈和观察在治疗开始后非常重要。如果药物治疗是计划的一部分,您的观察和评价对监测和修订治疗方案至关重要。"

关心孩子的亲戚可能会认为:"大家都知道 ADHD 不过是老师让孩子吃药的借口,这样他们就能在课堂上安静地待着,不惹是生非。"

答复:ADHD 是一种被明确定义为行为异常、很常见而且能治疗的疾病,药物只是治疗的一种方式,从老师的观点看有助于孩子减少挑衅行为,增加自我控制;但同样重要的是,药物可以帮助孩子完成日常功课,表现得更好。

这些亲友可能还会说:"不管医生怎么说,也不该给孩子吃药。"

答复:首先,在治疗中使用"吃药"这个词可能会让人感觉听起来不怎么样,有些非法的感觉,不像个合适的选择。这可能会导致一些家长认为他们的孩子最好是什么也不吃。但事实上,治疗 ADHD 的中枢神经兴奋剂使很多孩子的生活有了明显的改善,与哮喘患者的吸入剂治疗相似,二者都可以缓解儿童的症状,使之能够正常生活。在决定治疗之前,我们会咨询专家、查阅文献,与其他 ADHD 孩子的父母交流,与孩子和其医生沟通来做最终决定。

关注孩子的祖父母可能会担心："我看他只是有点抑郁，怎么认定他是 ADHD 而不是其他问题呢？"

答复：确实，有些情况(例如焦虑、抑郁)表现和 ADHD 很像，但是对孩子的评估正是为了排除和发现这些情况。一些 ADHD 患者同时有焦虑或者抑郁。通过对 ADHD 的治疗，焦虑的状态很有可能会缓解。某些共患疾病，例如双相障碍和创伤后应激障碍(PTSD)，在病初表现和 ADHD 相同，演变后才出现特征性的改变。所以在整个儿童期，孩子的症状需要持续监测、综合考虑，以确保治疗的正确、及时和合理。

孩子也很可能抱怨："我什么病也没有，是其他人的问题。我的行为没什么不对，他们就是不理解我。"

答复：我能理解你的艰难处境，老师总是把你单独拉出来批评，在家里我们总是不断提醒你要守规矩。现在，你的评估已经做完了，我们开始学着用一些新的方法来改变这些，让你在学校和家里过得更开心。

行动策略：步骤 1 拟定治疗计划

与哮喘和糖尿病一样，ADHD 也是一种慢性疾病。治疗 ADHD 更像治疗哮喘。只需要一项简单的血液检查就可以明确儿童是否患有 1 型糖尿病。患病儿童需要每天坚持药物和治疗来控制血糖。而 ADHD 像哮喘一样，症状的轻重程度区别很大。可以是轻度、中度或重度，还有一些儿童表现类似于 ADHD，但是症状严重度不足以诊断和治疗。不幸的是，ADHD 并不像哮喘、糖尿病等疾病有明确的诊断性检查，不过它仍然有一些特征性的症状来协助我们进行诊断。

当然，许多儿童存在精神难以集中、冲动、坐立不安等表现。当这些行为开始成为问题的时候，也不一定就是 ADHD。和您的儿科医生沟通，他可能提出一些帮助或建议，比如进行一系列评估：儿童发育评估、家庭行为评估、学校行为评估、社交技能评估等，并协助孩子完成作业流程，包括组织和计划。

如果这些症状开始明显影响到孩子在家庭和学校中的日常生活，医生将和您一起为孩子制订一个全面的治疗计划。这个计划应该包括 ADHD 的诊断。如果诊断成立，计划还将包括药物治疗的建议、行为治疗、其他形式的治疗和支持。制订个体化针对性的计划来协调进行各种干预。

ADHD 的核心症状（注意力不集中、多动、冲动）经常是治疗计划最初的核心内容，而后重点会转移到家长和老师关注的"功能缺陷"，例如作业问题、不能遵守家庭中的基本规则、与小朋友难以友好相处等。美国儿科学会最近发布了一系列指南以帮助儿科医生制订完善的 ADHD 的治疗计划。

美国儿科学会推荐

ADHD 治疗指南

● ADHD 是一种慢性疾病。要像对待其他有特殊健康需要的儿童和青少年患者一样，为 ADHD 患者制订长期的治疗计划。有特殊健康需要的儿童和青少年患者的治疗需要遵从慢性疾病管理和家庭医疗模式，本章随后会对之进行讨论。

- 从学龄前期儿童直至青少年 ADHD 的治疗都会有效果，但不同年龄阶段治疗重点有所不同。
- 儿科医生应为患者开具由美国食品药品管理局认可的 ADHD 治疗药物和／或有科学依据的由家长或老师实行的行为治疗作为治疗的一部分。对学校环境、课程或实习课的建议也是治疗的一部分。
- 当药物治疗是计划的一部分时，临床医生应该调整药物剂量使之达到治疗效果最好和不良反应最小。

引自：美国儿科学会《临床治疗指南：儿童和青少年 ADHD 患者的诊断、评估和治疗》。

ADHD 是一种慢性疾病

对许多人而言，由 ADHD 引发的日常生活的困扰在相当长的时间内都会持续存在，甚至持续到成年期。它会影响儿童生活中需要合作的很多领域。我们已经有了治疗儿童期一些慢性疾病的有效模式，如哮喘、囊性纤维化。家长、儿童、青少年需要一个项目来进行 ADHD 和相关问题的教育，并根据不同时期的不同需要调整治疗。目前的治疗都是对症调整功能状态而非治愈性的。

家庭医疗模式

家庭医疗模式是慢性疾病状态如 ADHD 的广为接受的标准护理模式。该模式认为对 ADHD 患儿进行合理的护理，需要对儿童家庭生活的多个领域进行关注，包括：家庭、学校、朋友、健康、心理、自我评价等。这种护理需要各个方面的合作才能更有效，家长和儿童

需要与医生、老师、治疗师和其他关键人员等一起参与到整个治疗
计划中。在此模式中，所有的参与者通力合作来明确特定的治疗目
标，据此决定治疗方案。此模式提供的治疗是孩子和家长可达到的、
持续的、可理解的、以家庭为中心的、关爱合作的、具有文化可行性
的，并关注各层面的需求。

以家庭为中心的护理需要家长和医疗机构之间的多方面合作，
包括：

● 为家长和儿童提供儿童目前的状态信息。

● 周期性更新和监控家庭对疾病的认知和理解。

● 关于家庭对 ADHD 的反应进行咨询。

● 根据儿童的理解能力对他们进行有关疾病的合理教育，并随年
龄增长进行知识更新。治疗中应包括儿童本人对于自身治疗
所做的决定。

● 有医生对产生的问题进行及时处理。

● 确保医疗、教育和行为治疗之间的合作。

● 协助家庭根据儿童的状态和所受影响的日常生活制订目标。

● 需要的话协助有同样慢性问题儿童的家庭之间建立联系。

● 如果需要精神治疗，与精神科医生合作。

● 关注儿童生活中的变更期，制订适应计划。如：小学升入中学、
中学升入大学、青少年向成年过渡期。

确定治疗团队

要想成功的制订和实施治疗计划,就必须建立一个治疗团队。这需要包括与儿童治疗和教育最直接相关的人员。有他们的合作才能制订和实施考虑周全、详尽有效的治疗方案。该团队将包括父母、孩子、孩子的儿科医生和老师,还将包括学校工作人员和其他相关的精神健康业内人士。为什么要一个团队呢? 这样可以促进沟通,比很多的个人努力相加更有价值,而父母是这个团队中沟通的桥梁。

制定目标

您和您的孩子、儿科医生以及治疗团队的其他成员能够一起制订合适的治疗方案,您需要做的是,认真考虑孩子的哪些行为最成问题,最需要治疗,哪些问题可以延期处理。最好的办法是聚焦于孩子的日常行为:学校的表现、家庭中的表现等,也就是把孩子的问题放在家庭和社区的层面去考虑而不是单纯治疗 ADHD。首先要全面了解孩子:他的长处、问题、评估中发现的伴随症状;知道家庭能起到什么样的作用、家庭中的主要成员需要做出哪些改变;社区里还有哪些资源可以利用等等。只有在这种广泛的背景下,儿科医生才能和您一起决定应该采取什么样的最有效、最现实的治疗方案。一旦确定了上述情况,就可以制订治疗计划,先确定几个最能改进孩子的自尊和融入群体的目标。这些目标包括:

- 改善孩子与家长、兄弟姐妹、老师和朋友的关系。
- 减少干扰性的行为。

- 提高学业方面的能力,尤其是完成作业的效率、完成率和准确率。

- 提高自理能力、独立完成家庭作业。

- 提升自尊心和自我评价。

- 在横穿马路、骑自行车和开车时,有更安全的社会行为方式。

- 行动之前多思考并选择更好的行为模式。

一旦您、孩子和治疗团队的其他成员同意了上述目标,您需要将上述广泛的目标转换为特定的行为标准,以便了解孩子是否在向这些目标前进。例如目标是改善与老师的关系,您的标准应是:

- 接受合理的建议(随访中收到建议后每天争辩次数不多于 2 次)。

- 需要合理地寻求成年人的帮助(在离开教室前知道该怎样做作业)。

- 与成年人谈话时保持适当的目光接触。

- 尊重成年人(每个学期顶嘴少于 2 次)。

- 完成老师布置任务的 80%。每学期不服管教少于 2 次。

注意每条标准的特殊性和可计数性。还要注意对于您、孩子和治疗团队的其他成员,"合理"的含义是相同的。目标制定后,需要确定优先次序,以免一次要求太多。最具优先权的目标应该是对孩子在学校、家庭中和与同龄人交往影响最大的、妨碍孩子的发展或那些最难以控制的方面。导致家庭关系紧张的行为可能会影响您对优先权的判断。在此方面您孩子的老师会是一位有价值的咨询者,他会在同龄孩子平均水平的框架内观察孩子的日常表现,可以指出哪些行为最具不利影响。

最后,审核目标计划,确保这些计划在孩子和家庭的能力范围之内。您孩子的儿科医生或其他医务工作者会就您的目标是否现实提出建议,告诉您对何种治疗可以预期何种结果。无论采取哪种治疗,期望着孩子的下次成绩都是优秀是不现实的,但是学期成绩从差到良好是可能的和合理的。

ADHD 儿童因为成绩差、被同龄人讥讽、不能控制自己的行为引起各种令人烦恼的后果,面临丧失自尊心的巨大风险。开始的时候把目标定得低于理想会让孩子更容易做到,在关键时刻提升他的自信心,保证日后更大的进步。

关于孩子

一旦目标确立,按优先顺序排好,经过了可行性的分析,就要和孩子详细交流确保他能完全理解。治疗 ADHD 并不是让孩子被动地接受别人做些什么的过程,而是孩子在您和治疗团队的支持、引导和帮助教育下自我完善的过程。一个治疗计划要想成功,处于学龄期或青少年期的孩子需要了解 ADHD 的性质,考虑并说出他想改进的方面,在自身能力范围内舒适地参加到治疗中。孩子要尽可能参加有关他的治疗会面,部分讨论要在他能理解的水平上直接针对他本人。青少年在无家长的陪同下和医生单独交流可能更有益。我们对孩子日常生活中有关 ADHD 相关问题的说法要认真倾听仔细考虑。他对 ADHD 相关问题的优先排序需要我们认真对待。您需要通过教会他认识自己的优势和困难、应对不同情况的能力以及感知自己的任何变化的能力,从而帮助他为独立管理自己的生活做准备。

做需求管理者

确定目标虽然很重要,但仅仅是开始的第一步。尽管儿科医生、老师、心理医生在协调孩子需求的各个方面起到了很大的作用,作为父母您仍然要负责最终的协调管理。在家庭医疗模式下,您是理想的管理者和参与者,与其他成员一道协调治疗计划。随时间推移,您需要承担更多的需求管理工作:请老师对孩子做出评价,根据自己的观察做出反馈,和医务人员一起回顾新的评估,了解 ADHD 相关研究,为您、孩子和家庭成员寻求情感和行为的支持。您和治疗团队之间的协作越完全越主动,孩子的治疗就越系统化,更多的细节会在第 5 章中描述。

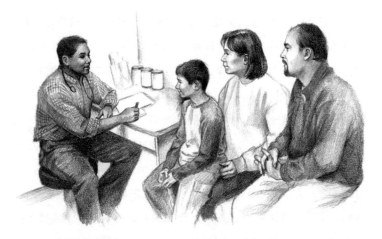

孩子需要尽可能地全部出席,或至少部分出席关于他的会议,并且讨论需要适应他的理解水平。

对治疗的了解——什么有效,什么无效

一旦您的治疗团队确定了您希望达成的目标,就需要制订达成上述目标的治疗计划。在团队的专业支持下,您需要学习了解目前的各种治疗方法的有效性和局限性。

在您做出治疗决定时,应记住 ADHD 治疗的主要事实:没有什么事是绝对的。因为 ADHD 症状随时间而改变,您的孩子在不同的生活阶段可能有不同的治疗目标,需要不同的治疗方案(三年级时效果很好的方案到四年级就不合适了)。每个孩子对治疗的反应各不相同,在最终发现合适的治疗方案前可能需要多次尝试。基于上述原因,您孩子的治疗计划将会有不断的治疗方案选择、观察、回顾,在多数情况下会修订治疗方案。

选择一种或多种治疗

从 ADHD 症状被描述以来,已有多种多样的治疗方式经过了尝试和检验。只有 2 种方法——药物治疗和行为治疗(一种家长和老师用以帮助孩子控制自己行为的系统性的、长期性的方法)——在合格的研究中有持续性的良好效果。关键是在药物治疗和行为治疗之间找到平衡——服用儿科医生推荐的药物,同时对暴怒发作和违拗行为进行行为管理(见第 6 章)。这些办法结合起来效果最好。

专家们还研究过心理治疗,特殊饮食,营养补充,生物反馈疗法(biofeedback),脱敏治疗(allergy treatments),视觉训练,感觉统合治疗(sensory integration therapy),捏脊疗法(chiropractic)和其他很多方法。多数方法要么没有经过合理的研究,要么效果不大或者

不持续,第 10 章将会详细介绍。表 3.1 总结了 ADHD 和伴随症状
的最有效的治疗。

表 3.1　证据显示

治疗目的	可行的治疗方法 [a]
ADHD 作为一种慢性疾病状态	● 对家长进行教育 ● 囊括所有照料儿童者的团队:父母、儿科医生 ● 使儿童和青少年认可自己的治疗计划并协助执行的能力 ● 仔细制订方案和监督治疗的实施及效果
ADHD 的核心症状(注意力不集中、冲动、多动)	● 中枢神经兴奋剂(哌甲酯或安非他命)(一线治疗) ● 经证实的行为治疗 ● 盐酸托莫西汀或 α2 受体激动剂(胍法辛或可乐定缓释剂)(二线治疗) ● 基于美国《康复法案》504 节 [b] 或《残疾人教育法》的个性化教育方案(IEP)
对立违抗和严重的行为异常	● 行为管理 　● 对父母进行培训 　● 学校开设的行为管理课程 ● 必要时采用药物治疗
抑郁、焦虑、自我控制和情绪问题	● 认知行为疗法 ● 如需要:选择性 5- 羟色胺再摄取抑制剂或其他抗抑郁药物
家庭生活中的困难	● 家庭治疗
学习困难和语言障碍	● 学校的个体化教育 　● 教育的合理配置 　● 课堂环境的优化 　● 针对个体化的学习能力和语言能力的学习方式

[a] 这些治疗将会在第 4 章和第 7~9 章详细描述。

[b]《康复法案》504 节:美国联邦政府于 1973 年颁布,是关于特殊人群及特殊教育的法律,有助于唤起公众对残疾儿童和青少年的关注。

ADHD 药物和行为治疗的总结——主流治疗计划

中枢神经兴奋剂[例如哌甲酯(methylphenidate)、安非他命(amphetamine)]是经历了最广泛和最深入研究的治疗儿童行为和情绪问题的药物。如推荐所言,对大部分儿童 ADHD 患儿安全有效。不良反应通常在治疗的初期出现,一般都是轻微和短期的,多数情况下可通过调整药物剂量或服用方式调整过来。

父母们常常会对中枢神经兴奋剂是 ADHD 最常用的处方药物感到困惑。他们常常疑惑,孩子已经过度兴奋、多动不安,为什么还要用中枢神经兴奋剂呢? 兴奋剂这一老叫法,容易使人们对之在 ADHD 中的作用机制造成误解。

这些药物可以帮助大脑保留更多的关键神经递质,从而帮助我们集中注意力、控制冲动、组织计划和遵守日常规则。通过中枢神经兴奋剂治疗,ADHD 患者可以更好地完成学业和进行社交活动,参加行为治疗,遵守规则。

现在很多家长先尝试其他治疗方法,把中枢神经兴奋剂治疗当作最后的办法。其实,多年来的研究证明其他治疗在服用中枢神经兴奋剂时可能疗效更佳。中枢神经兴奋剂通过帮助孩子集中注意力,使孩子对行为治疗、学业指导等反应更好。

中枢神经兴奋剂的处方剂量和服用时间多种多样。不同中枢神经兴奋剂(安非他命和哌甲酯)对每个儿童的效果和最有效剂量差异很大;一些儿童只对其中一种药物较为敏感,或者一些较小的儿童可能需要比一些较大的儿童更高的剂量。这就是为什么确定最佳剂量可能需要一段时间。研究表明最佳剂量应该是达到最好治疗效果同时不良反应最少的剂量。一直采用能起到效用的最小剂量是最常见的错误。

使用中枢神经兴奋剂［哌甲酯（methylphenidate）或安非他命（amphetamine）］无明显效果，或者患有其他疾病不适合服用中枢神经兴奋剂的孩子可能会服用非兴奋性药物托莫西汀或 α2 受体激动剂（胍法辛或可乐定缓释剂）。而服用中枢神经兴奋剂，有一定效果却无法充分改善症状的儿童，可以在使用中枢神经兴奋剂的基础上添加胍法辛（guanfacine）或可乐定（clonidine），服用中枢神经兴奋剂但不良反应明显也可换用非兴奋性药物。这些药物对 ADHD 的核心症状有不同程度的改善，但效果不及中枢神经兴奋剂持久。这类药物的优缺点将在第 4 章中详述。

行为治疗是另一种经证实的 ADHD 一线治疗。行为治疗重点是使成人通过合理的行为管理原则来更好地控制和调整儿童的行为，包括有技巧地发出指示和命令来建立儿童的自控力和较好的自我评价。

行为治疗教程的重点在于怎样给出明确的命令，有效使用暂停技术，建立效率回报系统，改变儿童的周围环境使之有利于儿童发展。这种方法聚焦于成人怎样帮助儿童发展更合理、积极的行为，的确会产生良好的效果；而聚焦于儿童的方式（如传统的心理治疗）则不行。第 6 章和第 7 章将会详述行为治疗。

很多研究为行为治疗的有效性提供了证据。当对儿童健康的慢性关怀模式实施后，这种治疗的长期效果会更明显。表 3.2 中列举了一些有证据证实的治疗儿童 ADHD 的行为治疗。

家庭行为治疗的同时在学校进行行为治疗可以提高治疗效果。学校治疗可以提高课堂适应性，例如安静就座、减少作业负担、调整考试的时间分配和地点选择。有 ADHD 的青少年可以通过一系列

表 3.2　有证据证实的 ADHD 社会心理治疗

治疗类型	内容	结果
父母行为培训（BPT)	为父母提供行为调整原则以便在家庭中实行	● 对父母更顺从 ● 父母对行为治疗的原则了解加深 ● 父母对治疗的满意度更高
课堂行为训练	为老师提供行为调整原则以便在课堂中实行	● 对指导更加专注 ● 更好地遵守课堂规则 ● 捣乱行为减少 ● 成绩提高
同龄人行为干预（BPI)	着重于同龄人的互动和交往的行为训练。每周进行的群体干预包括单独进行的以临床为基础的社会技能训练或同时进行父母行为培训和 / 或药物治疗	如果训练是在办公室而不是在学校进行的，效果不明显。尽管在小组内确实有效，干预训练对日常生活的帮助仍有疑问。一些研究表明同龄人行为训练联合父母培训，疗效明显（证据来源为 ADHD 父母量表评分的改善）

缩写：ADHD，注意缺陷多动障碍。

改编自 Pelham WE Jr, Fabiano GA. Evidence-based psychosocial treatments for attention-deficit/hyperactivity disorder. *J Clin Child Adolesc Psychol.* 2008；37(1)：184-214. Reprinted by permission of Taylor & Francis Group, https://www.tandfonline.com.

的指导获得一些大学文凭（这些大学文凭没有明确的时间限制）。这些将在第 11 章详述。

迄今最大规模的药物联合长期行为训练治疗 ADHD 研究[多种模式治疗 ADHD 的研究(MTA)，最初结果发表于 1999 年]发现，中枢神经兴奋剂对 ADHD 核心症状的效果远好于单纯的行为治疗。两者联合应用，效果最佳，尤其是对立和侵犯性行为、社交能力、父母与子女关系和学业表现等随 ADHD 核心症状同时改善。在某些病例中，行为治疗可以减少药物的使用率。MTA 研究中，应用联合治疗的儿童家长对治疗的满意度高于单独应用药物治疗的儿童家长。

研究中，仔细地制定和遵循了药物和行为治疗的原则。在为期 14 个月的研究结束时，遵从治疗的儿童中，60% 单纯服用药物的孩子与同龄儿无显著差异。当孩子接受药物以及高度特异性的行为治疗时，70% 达到同龄儿正常水平。联合治疗的儿童焦虑减少，学业和社交能力方面表现好于另 2 组。

最初的 14 个月研究之后，儿童回到社区，但仍被研究者随访 8 年以上。以下随访所见已被发表。

● 药物治疗的开始或结束并不受最初研究组别的影响。
● 随访中发现 3 种持续存在的结果：
  ● 约 1/3 的儿童在最初的 3 年中逐渐进步，并且更坚持地服用药物。
  ● 约半数儿童在 14 个月时表现出明显进步，并且在 3 年的随访中维持了良好表现。这一组在 6 年和 8 年的随访中表现最佳，不过这和他们应用药物的疗程关系不大。
  ● 第三组，约 15% 的儿童最初显示了明显进步，而后随时间推移出现退步倾向，无论药物治疗与否。
● 在 8 年的随访中持续应用药物治疗的儿童，在最初的 2 年有轻度的生长速度减慢，而后稳定下来。并没有发现日后出现追赶性增长，不过目前的随访并没有包括整个生长期。

这些儿童如果继续接受与最初 14 个月研究期相同的治疗,结局会如何并不清楚。如果这些儿童同时接受了家庭医疗关怀模式会怎样也不清楚。

治疗所采用的药物和行为治疗方法并不统一,一种尺寸不可能适合所有人。最成功的方式,如 MTA 研究所显示的那样,是有循证依据的,做过仔细地研究并且确实有效。以后的章节里会对有循证依据的 ADHD 的治疗进行综述。很多未经验证的治疗并不可靠。

治疗计划的其他组成

其他治疗,包括心理治疗和家庭或婚姻治疗,可能对有问题的家庭提供帮助,这些问题并非由 ADHD 导致,但与其相关并可影响 ADHD 的症状。儿童行为给家庭造成的压力如不经处理可能会妨碍家庭成员执行治疗计划。当父母之一也有 ADHD 时(因为家族聚集性这种情况经常可以见到),对家庭正常功能造成的压力就更大。

ADHD 患者也可能有学习障碍和其他学习问题,意味着学业上的干预即使不能直接改善 ADHD 症状,也可以使孩子有所不同。被明确诊断为学习障碍的孩子可以申请到特别教育服务。在这种情况下,学校必须承担起进行个体化教育的任务,明确教育服务的细节并确定提供方式。同样,有严重行为障碍无法在普通班级上课的孩子也需要上述服务。

有 ADHD 相关的学习和行为障碍,但并没有被诊断为学习障碍或严重行为障碍的学生也可以得到上述服务(见第 7 章)。虽然这些政策和服务并不直接针对 ADHD 核心症状,但它们可以为孩子提供学业和行为的支持,有助于保证孩子的学业进步和自尊。

鉴于上述讨论的治疗针对不同的目标,所以常常同时采用多种治疗方法。大部分孩子的治疗计划起始于药物治疗和行为治疗,有需要时辅以学业干预、心理治疗和家庭治疗。您在选择治疗方法时,需要考虑:

● 您对治疗有计划、时间和信心,并且有精力能够坚持执行计划。
● 治疗直接针对您孩子最重要的目标计划。
● 这些治疗可以在您的社区内获得,这一点通常不易做到。
● 您的家庭能够支付上述费用,尤其是医疗保险通常不覆盖的行为治疗。

考虑每种治疗对您的孩子是否合适,结果是否能被合理监测。您打算采用的治疗方法如何合理衔接?治疗结束后孩子的进步能保持多长时间?有没有可能出现不良反应?正效应如何影响到孩子的日常生活(您是不是在训练结束 3 日后仍应用家长策略?这是否有助于孩子的日常表现?)这些治疗方法与您的家庭作为一个整体的价值观和目标是否统一?最重要的是,您的孩子对这种治疗是怎么想的?他是否因此在朋友和家庭中感到耻辱?

最后,不管治疗团队其他成员坚信治疗将会有怎样的效果,如果孩子本人不理解它的目的,不能够合作,也不会取得成功。因此,任何治疗的指标都应该是提高孩子的自信心、提高自我管理能力、获得更好的自我评价。您可能得多尝试几次才能制订合适的治疗计划,还要不时进行修订,但您可能获得的益处还是值得您去努力的。

随访计划

您的医生会每隔一段时间对孩子进行系统评估。比较好的模式是最初在儿科医生那里就医治疗后每个月进行随访,直至达到满意的疗效。而后一年里每3~4个月随访一次。之后建议每年随访两次,一次检查儿童的健康状态,而另一次(半年后)则需要进行 ADHD 相关的检查。

儿科医生会同家长、老师和孩子探讨怎样才能达到目标成果,治疗可能带来哪种不良反应。家长的参与有助于治疗团队进一步修改治疗计划以达到更好的治疗效果。如果治疗目的没有达到,您的治疗团队应该对最初的诊断、应用的治疗方案、治疗计划是否被认真执行和是否存在共患病进行重新评估(见第9章)。

制订随访计划

美国儿科学会建议医生定期对孩子进行系统随访。您可以为每一次随访提供帮助,以便随访尽可能多的包括如下内容:

1. 讨论和回顾您对孩子的观察、老师的近期评价、上次随访后进行的量表评估。

2. 提供上次随访后目标行为变化情况。

3. 回顾计划进程表、目标行为和现在的治疗方式。

4. 筛查新的共患病。

5. 如果孩子在服用药物,回顾可能的不良反应。

6. 回顾孩子在家庭中的表现,包括他的行为和与家庭成员的关系。

7. 回顾孩子在学校中的表现,尤其是学业、行为和社交。确保部分信息是直接从老师那里得来(在改变药物剂量前尤为重要)。

8. 讨论孩子的自我评价,回顾他的行为、社交和学业的自我管理。

9. 评估和补充您孩子对 ADHD、共患疾病和适合他年龄的治疗的理解。

10. 探讨在组织技巧、学习技巧、家庭作业管理、自我管理、情绪控制等方面存在的问题。

11. 确保得到所有必要的信息,使您能够做出决定以提升孩子的长期健康和利益。

12. 回顾和修订您孩子的治疗计划。

13. 确保在随访间期您、孩子、老师和临床医生之间有系统化的沟通途径。

一位家长的经历

一个团队的努力

"开始听到其他家庭谈到他们的孩子经常改变药物、剂量或治疗方法时我感到很惊奇,"一位 9 岁孩子的父亲写道,"我想我的第一反应是,那些医生不知道自己在干什么吗?为什么不在一开始就把事情做对? 不过在我们开始治疗进程之后,我发现 Tina 的儿科医生希望获得我们对她处方的药物疗效反馈意见和我们行为治疗的进展,这让人感到很安心。Tina 在最初的服药间隔期内有些易怒,所以我们改成了长效剂型,这样她每天只需服一次药。这样很有效,在我们和老师合作进行行为干预后效果就更好了。Tina 的表现越好,她就越愿意加入到计划中。在第一年末,我觉得我们像个团队一样为她提供了最好的治疗。知道有这些人的支持,而且随着 Tina 生活的改变她的治疗也会随之改变,真是太棒了。"

John,Tampa,FL

　　随访内容应该包括上次随访中的所有内容。包括您对孩子近期行为的观察、存在的问题、新的关注点和新的共患病的筛查。您和孩子应该抓住机会询问了解关于孩子的情况和治疗的新进展。随访内容还应包括最近的评估量表、老师的观察和其他进展情况。最后,还要评估孩子的目标成果,如果孩子明显没有达到现在的每项目标,需要重新考虑治疗方案。如果孩子没有达到他的特定目标,您、孩子和儿科医生需要考虑以下问题:

- 目标是否现实?
- 孩子的行为是否有更多的解释?
- 诊断是否正确?
- 是否有其他情况妨碍治疗?
- 治疗计划是否被执行?
- 治疗是否失败?
- 不能被合理的治疗完全解决的目标行为,您能够用什么处理策略来应对?
- 孩子在学校的表现有没有变化,他/她和朋友相处的情况有没有改善,有没有被欺负?

ADHD 的治疗不能够完全消除注意力不集中、多动、冲动和与之相关的问题状况。得到成功治疗的孩子仍然会有学业和人际方面的困扰。不过，您仍然能够看到和孩子的特定治疗目标有关的行为改善。如果没有改善，孩子的诊断和治疗需要进行重新分析。再度考虑 ADHD 的诊断是否成立和共患病存在的可能性。诊断的修订并不意味着您、孩子或医生的失败，这只是意味着医疗团队仍需要针对儿童的症状制订更好的方案。

在许多病例中 ADHD 治疗是一个持续的监测和调整的过程，您可以期待治疗会随着时间推移，孩子对治疗的适应、成长和发展而调整。治疗调整时继续关注所有的治疗，着力于促进孩子良好的自我评价，确保孩子在现有发育状态下能够理解治疗方案。在孩子接近青少年时，随访在很大程度上应调整为教育孩子，使他有能力更多地参与到决策制订中。"拥有"自己的问题和治疗计划的青少年更有可能进步。那些觉得治疗是被强塞给他们的孩子会抵制或放弃治疗，有很高的风险出现：学业失败、人际关系不佳、自我评价低、物质滥用和行为问题。

只有在发生如下情况时，ADHD 的治疗才会被认为是失败：当孩子对合理的治疗没有反应，药物剂量调整至无不良反应的最大量仍无改善；尽管经过合理的行为治疗仍不能学会控制自己的行为，或共患病的持续干扰使孩子不能达到目标成果。当上述情况出现时，需要重新考虑诊断并进一步的商讨。在治疗、监测和随访中，交流是关键。当您的孩子在儿童期治疗时，您需要确保：

● 他理解并支持治疗目标和方式。
● 家庭其他成员同样了解和支持治疗。

- 老师持续地以有效的方式合作并且把他们的观察反馈给孩子和您。
- 儿科医生和其他医务人员从您、老师和其他伴随孩子的人员处获得反馈。
- 您和治疗组的其他成员了解关于孩子的法规、医疗、教育和心理治疗等的最新消息。

一个更加了解 ADHD 的孩子会更好地应对家庭和学校的挑战。一个了解治疗步骤的家庭成员会更能容忍需要花费时间参加家长相关的训练。了解家庭新的问题和压力的儿科医生能做出更好的治疗决定。最后，知道您和您的孩子了解 ADHD 的性质的教育者更愿意与您合作来控制它。

虽然 ADHD 现在还不能被治愈，但是确实可以治疗。通过长期关注、努力，您和您的家庭可以期待孩子在特定的目标区域有持续的进步。

常见问题

问：我儿子被诊断为 ADHD，我们和他的儿科医生一起制订了一个治疗计划。问题是，这个计划包括让我儿子每天服两次药，实施新的养育方式，改变他的做作业习惯和与其他孩子及我妻子的相处方式。看起来，在日常生活的压力之下，我们不太可能完全做到这些。我们该怎样更好地组织这些呢？

答：开始和执行 ADHD 治疗计划可能会给所有家庭带来压力。一个家庭没能完全执行一个复杂的 ADHD 治疗计划是很常见的事。学会准时服药、持续采用新的行为调整方案，与各种专家预约、咨询等等,最开始可能让人感觉到简直连一天也坚持不了。这就是为什么要设立一个有限的目标并且要寻求一种可以更好地融入家庭生活的治疗方法。如果围绕着这些目标所制订的计划是成功的,您就会更有精力进行下一步治疗。同时您需要确保有家庭成员、治疗组成员、社区关怀组织等后援的支持,还要确保您对家庭所珍视的事情仍然重视。

问:我 14 岁的女儿近来开始治疗注意障碍为主型 ADHD。从最开始,我们就让她参与到诊断和治疗计划的制订中。她对治疗反应很好,可我觉得她还是不太了解自己的情况。她总是问:"我什么时候才能不吃药了?""为什么每个人都说我有毛病?"我们了解她本人的理解和参与对治疗非常重要,我们该怎样让她理解这些呢?

答:接受 ADHD 的诊断对大多数儿童和青少年来说都是一个打击,有些孩子需要更长的时间才能调整过来。这也是让孩子尽可能多地参与到评估和治疗中的重要原因。尤其是青少年,他们不愿意在任何方面与众不同,在这个年龄通过商议妥协达到治疗目标尤为重要。您女儿的诊断和治疗应该像她所希望的那样保持隐私,包括药物在校外服用,校外时间接受辅导等等。当然,她对 ADHD 和治疗了解得越多越好。

(刘子奇　王昕　译)

第 4 章

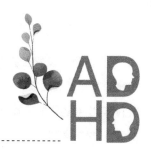

药物治疗

如果您的孩子被诊断为注意缺陷多动障碍（ADHD），医生有可能建议药物治疗。如第 3 章所述，研究表明中枢神经兴奋剂（stimulant medications）对于缓解 ADHD 的核心症状（注意力不集中、多动、冲动）是有效和安全的。对于大多数六岁及以上的 ADHD 儿童，中枢神经兴奋剂是一线治疗药物，通常可以联合行为治疗（behavior therapy）。服用中枢神经兴奋剂后如同视力差的人佩戴上眼镜，有助于孩子在全身活动时"集中注意力"。一旦停药，如同摘下眼镜视物模糊，患儿又多动如初。中枢神经兴奋剂可以帮助儿童以可衡量的方式改善其功能，但中枢神经兴奋剂并不能使儿童表现更好。中枢神经兴奋剂可使儿童注意力集中，在父母和老师的帮助下完成自己的任务。

了解药物如何帮助孩子缓解病情是一回事，考虑是否对您的孩子使用此药，则是另一回事。第 3 章已经介绍过药物的有效性及安全性，个别也有药物选择不当的状况,少数患儿及家长会发现,药物剂量增加到最优疗效时出现了明显的药物不良反应。总之,您和您的家人在选择药物治疗时应权衡利弊,您对药物的了解越多,就越有利于您对治疗方案的选择。在本章节,您将学到:

- 治疗 ADHD 患儿的药物种类。
- 如何制订患儿的个性化治疗方案,包括药物选择、剂量、监测及方案的调整。
- 除了中枢神经兴奋剂,选择何种药物。
- 如何与孩子沟通药物治疗方案。
- 如何取得药物的最好疗效。

一个患儿的故事

切莫错失良机

"与大多数父母一样,我不愿意 10 岁的儿子服用中枢神经兴奋剂来治疗 ADHD。但是,我很担心他的行为和学习能力,我觉得需要尽力去帮助他。我们尝试了中枢神经兴奋剂,服药后几日,我们看到孩子有了可喜的变化,他的注意力提高了,能专注于学业。随后我们调整了几次中枢神经兴奋剂的种类和剂量,最终他坚持下来了,学习也取得了进步。我又看到了一个能在挫折面前充满自信的阳光儿童。"

"我们看到了药物可以帮助孩子成功地学习,所以我们的决定是正确的。现在,当有人问我中枢神经兴奋剂怎

么样时，我告诉他们这种药物对孩子很有帮助，不明白这种
药物为何会有种种的坏名声，很多家庭也在质疑这种药物。
父母需要多学习怎样帮助孩子改善行为和提高学习能力，
发挥学校的优势去寻找适合孩子的学习方法。药物治疗是
有效的，在我看来，对于大多数家庭和孩子都会有帮助。"

Margaret, Sacramento, CA

对于中枢神经兴奋剂，您需要了解什么？

在第 3 章已经介绍过中枢神经兴奋剂的作用机制在于使大脑
产生更多的化学物质(神经递质)，来帮助进行脑细胞间的有效合作
与交流。脑细胞间交流效率的提高可使患儿更好地集中注意力，控
制冲动，组织和计划。可有效地缓解 ADHD 患儿的核心症状，包括
注意力不集中、多动、冲动。患儿服用中枢神经兴奋剂后，患儿的父
母会注意到随着孩子冲动症状的缓解，意外伤害的机会减少了；父
母也会注意到孩子会处理各种社会关系了；他们更愿意与人交流，
社会适应能力提高了。最重要的进步是孩子在学校的行为，能跟他
的同学一样地学习和社交，这是最让父母和家庭满意的变化。服用
中枢神经兴奋剂后，患儿可长时间专注于学习任务，作业效率、准确
率也有了保障。

再一次强调，中枢神经兴奋剂是有效和安全的。在美国，中
枢神经兴奋剂被美国药品管理委员会(US Drug Enforcement
Administration)列为二类监管药品，以杜绝该药在成人的滥用。因
此，美国各州之间对该类药物的监管力度也不同于其他药物(如抗
生素)。尽管媒体争论着中枢神经兴奋剂在成人的滥用趋势，委员会
亦未出台行之有效的管理办法，但仍提倡该药在儿童及青少年人群

针对适应证在合理的剂量范围进行使用。另外,尚未发现 ADHD 儿童使用了中枢神经兴奋剂后会增加青少年街头吸毒的风险。一些研究表明治疗 ADHD 甚至可以减少以后物质滥用的风险。

患儿对中枢神经兴奋剂的反应存在个体差异,且与疾病的严重程度无关。有效剂量的高低也不意味着病情的重与轻,剂量的个体差异与病情的轻重无关。有的患儿症状轻,却可能需要较大的剂量;有的重症患儿服用小剂量则可能起效。患儿的体重同样不会影响药物的治疗效果。

患儿父母常常知道药物的商品名,对其成分或者化学结构却不了解。经研究证实,第二代中枢神经兴奋剂中哌甲酯和安非他命对 ADHD 有效。各级中枢神经兴奋剂均有相似的疗效和不良反应。各种药物的具体作用时间不同,不同药物的不同剂量很容易使家长混淆。不同药物的不同剂量的药效不同,例如 5mg 哌甲酯的疗效仅为 5mg 右苯丙胺(右旋安非他命)疗效的一半。目前市场上的中枢神经兴奋剂制剂多样:药片、咀嚼片、口服液、肠溶片、胶囊,作用时间 3~12 小时不等。

按照药物的作用时间不同,分为短效(4 小时左右)、中效(6~8 小时)和长效(10~12 小时)三种制剂。短效制剂起效迅速,价格便宜,缺点是在 12 小时的白天时间中需服药 2~3 次,患儿很容易忘记服药,有的患儿在学校不愿意被他人看到自己服药。中效制剂可持续作用,跨过患儿在学校的时间,但不能持续到家庭作业时间。

中枢神经兴奋剂起效迅速。患儿服用药物后,常常在 1 小时内就可以看到效果,且第二天早上就可以代谢干净。当药效结束后,其副作用也相应地消失了,并不会在患儿体内累积。中枢神经兴奋剂也可以突然停用,家长可以在与医生商讨后,根据孩子停药后可能会有的症状,生活需要以及副作用的程度,来决定是否可以在周末或者假期停用药物治疗。

中枢神经兴奋剂的费用差别很大,即使患儿有医疗保险,您也可能需要支付一笔巨额的医药费。美国食品药品管理局(US Food and Drug Administration,FDA)批准的治疗 ADHD 的不同药物批发价也有显著差别,如果您不能支付医药费,可以咨询下您是否有资格获得您所在州的药物资助项目。

短效制剂

不同药物存在不同的优势。哌甲酯是一种短效制剂,可以咀嚼,口服吸收,用于不能吞服药丸和胶囊的患儿,但药丸和胶囊则更为便宜。短效制剂适用于 4~6 岁的患儿,因为该制剂在学龄前期儿童的作用时间更长。患儿年龄越小,药物的代谢速度越慢。对于年长儿来说,短效制剂还可用于延长其他制剂的作用时间。例如,中效制剂疗效仅持续 8 小时,短效制剂可延长其疗效以满足患儿完成家庭作业。

长效制剂

长效制剂与短效制剂同样有效,且每天仅一次用药,可解除患儿在学校服药的羞耻感,只是剂型有限。另外,花费也是需要考虑的问题,长效制剂较短效制剂价格高,且有可能受到保险公司的处方监管。长效中枢神经兴奋剂也各有不同。缓释制剂存在蜡状缓释结构(包括利他林短效制剂、盐酸哌甲酯缓释剂、甲基吩哚缓释剂),需要患儿整吞药物。串珠状的缓释剂则立即释放其中药量的一半,余一半药量缓慢释放。采用串珠释放技术的药物有右苯丙胺分时溶解长效胶囊、利他林长效制剂、盐酸右哌甲酯缓释胶囊、安非他命缓释剂和盐酸哌甲酯缓释剂。如果患儿不能吞服整颗胶囊，可将胶囊打开，取小珠状的缓释剂放入果汁、酸奶或其他食物中服用，切勿嚼碎小珠子。

丙胺衍生物赖右安非他命（如二甲磺酸赖右苯丙胺）是一种前体药物，这意味着它需要被吸收，然后在体内转化为活性成分以发挥效用。这种药物主要是胶囊的形式，也可以像串珠缓释剂一样把胶囊内的液体洒在食物上服用。

专注达是一种长效的带有缓释泵的胶囊，服用后会立即释放一定剂量，其余药物会被分为三次分别释放，使其药效持续整个白天。此药不能被嚼碎，其泵衣结构也不能被肠道溶解吸收，药物释放后泵衣会随粪便排出。因此不能用于腹部术后的患儿，否则有可能引发肠梗阻。

安非他命缓释剂和哌甲酯缓释剂多为口服液。

哌甲酯缓释片多为咀嚼片，安非他命口腔崩解片则多为含片。

哌甲酯皮肤贴剂可被皮肤缓慢吸收，疗效可持续 7~9 小时，ADHD 症状在贴用后 2 小时开始缓解。贴剂适用于不耐受口服药物的患者，贴剂移除后 2~3 小时，其作用将消失，因此应在上学前两小时使用，且在睡前 3 小时摘除药物。局部皮肤产生的皮疹应予以重视。

研究结果表明，哌甲酯和安非他命治疗 ADHD 的疗效相当，然而，应权衡疗效与不良反应的利弊，来选择每个患儿的药物，制订个体化治疗方案。给予患儿中枢神经兴奋剂后，要不断地调整剂量，观察疗效。在儿科医生的指导下，从初始剂量逐渐加量至达到最佳疗效的目标剂量，或是减量停药，换用另一种中枢神经兴奋剂。在观察疗效的过程中无需进行实验室检查、心电图及神经心理检查。如果患儿有心脏病病史,应告诉临床医生。如果有心脏病家族史或其他导致心律失常的疾病,特别是长QT综合征或WPW预激综合征,也应特别关注。在开始药物治疗前,咨询一下儿科大夫,这些心脏方面的基础疾病是否会引发严重不良反应。

非兴奋性药物

另一种药物称为择思达(stratera)[盐酸托莫西汀(atomoxetine)],为非兴奋性药物,也被FDA批准用于治疗ADHD,详见本章节的"托莫西汀"部分。

一些α受体激动剂如胍法辛缓释剂(guanfacine XR)和可乐定缓释片(clondine XR)也作为非兴奋性药物被批准用于治疗ADHD。当中枢神经兴奋剂治疗效果欠佳时,这些药物可以与中枢神经兴奋剂联用治疗ADHD。

怎样决定我的孩子需要怎样的药物治疗

家长和临床医生在选用药物时常常关心的是,所选择的药物种类、剂量、用药方案及治疗费用。其他需要重视的是,药物的疗效及作用持续时间,家庭作业是否能顺利完成,青少年在驾车时药物的效用,是否有入睡困难及是否增加物质滥用的风险。

短效哌甲酯及安非他命是临床最常用的药物,价格也相对便宜。但是有些品牌的药物仍旧很昂贵。在选择药物时,您需要咨询一下儿科医生药物的价钱,且医保能够报销多少。此外,如果有家庭成员曾经或正在服用中枢神经兴奋剂,应同时告诉医生,这将有助于决定最先选择哪种药物治疗患儿。

剂量

您也许会用体重计算许多药物的剂量,如抗生素、退热药及其他非处方药。但是,中枢神经兴奋剂则不同。患儿对药物的反应存在个体差异,每个患儿的剂量不尽相同,达到最大疗效而没有明显不良反应为最佳剂量,并非最小剂量取得疗效就停止加量(在过去,内科医生常用这种方法用药)。药物的目标剂量即是它发挥最大疗效时的剂量,您的儿科医生会根据患儿的情况进行多次调药,直至找到这个最佳剂量。

您的儿科医生也许会选择一个最小剂量开始缓慢加量,从家长、患儿及老师的反馈中判断疗效。医生通常采用家长及教师用量

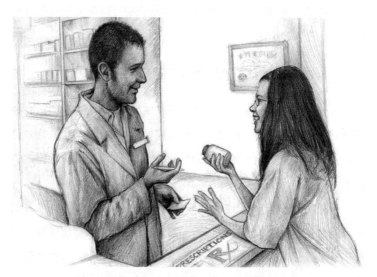

可以在儿科医生的指导下,增加药物剂量直至达到最满意的疗效。

表的方式来观察每个剂量的疗效。通常在一周内就能明显观察到效果。一般而言，医生每4周与您和患儿进行面对面的疗效随访，包括核心症状的改善、不良反应监测以及血压、脉搏、体重的测量。许多医生采用量表，如 Vanderbilt ADHD 评定量表（Vanderbilt scales）来整合判断家长及老师的观察。家长也许早已经标定某一行为症状作为期望改善的核心症状。实际上，医生会比较用药前后这些核心症状的变化，根据量表评分、电话或者邮件采访老师，再与标准化的行为量表评分进行比较，采用以上方法进行疗效评估。采用每日教师报告卡的方式来反映患儿的行为表现也是一种好的疗效评估方法，这种方法更为客观。我们研发出的在线程序能够更好的实现这一过程。举例说明，老师可以每天观察患儿在半个小时的课堂时间里，因走神而出现提问时没有举手的次数；15分钟的数学练习中的正确率，后者更为客观。这些每日报告卡可以存入医生的医疗档案中。

医生根据这些核心症状或行为的变化来增加药物剂量，直至出现最佳疗效。再次强调，患儿服药后出现了症状的改善，医生仍会不断增加剂量，直至随着剂量的增加，患儿不再出现症状的进一步改善。如果剂量的增加带来的是不良反应的增加，而症状不再有进一步改善，则药物剂量需下调。这种滴定式调整药物剂量的方法可以最大程度地减轻药物的不良反应。

对于一些病例，某种药物的疗效甚微时，可尝试第二种中枢神经兴奋剂。如果两种或者更多的中枢神经兴奋剂均无效（不常见），需要重新对患儿进行诊断，或者考虑选择非中枢神经兴奋剂，这些药物将在本章"其他非兴奋性药物"部分详述。

用药方案

如表 4.1 中所示,中枢神经兴奋剂分为短效(4 小时)、中效(6~8 小时)和长效(10~12 小时),患儿可根据需要选择不同剂型的药物,每个孩子不必仅拘泥于一种药物,例如,短效和中效药物联合使用可延长药物作用时间。患儿上学前服用长效制剂可以避免同学发现其服药,且药效可持续整个白天以满足学校时光。然而,若患儿有课外活动不能及时完成家庭作业,可以在长效制剂作用时间补充服用短效制剂。这种情况下,可以选择上学前服用中效制剂,放学后做家庭作业前半小时服用短效制剂。大学生们更喜欢服用短效制剂,他们可以根据作息时间安排服药。服用中枢神经兴奋剂是一种有效的治疗手段,患者像罩上了玻璃罩,使患儿专注于学业,如何取得最佳疗效而最少不良反应是研究者努力的目标。

表 4.1　中枢神经兴奋剂

商品名	药名	剂型	药效持续时间(小时)
Metadate CD, 右哌甲酯缓释剂(Focalin XR),利他林,盐酸哌甲酯缓释剂(Aptensio XR)	哌甲酯 (methylpenidate)	串珠状的缓释剂,胶囊可以打开,取小珠状的缓释剂放入果汁、酸奶或其他食物中服用,切勿嚼碎小珠子	8
专注达(Concerta)	哌甲酯 (methylpenidate)	渗透泵控释剂型,请勿咀嚼	12
哌甲酯皮肤贴剂(Daytrana)	哌甲酯 (methylpenidate)	皮肤贴剂	12

续表

商品名	药名	剂型	药效持续时间(小时)
QuillivantXR/ QuilliChewER	哌甲酯 (methylpenidate)	口服液或咀嚼片	10~12
缓释口腔崩解片 (Cotempla XR-ODT)	哌甲酯 (methylpenidate)	口腔崩解片	8
右苯丙胺分时溶解长效胶囊(Dexedrine Spansules),阿德拉缓释剂(Adderall XR), Mydayis	安非他命 (amphetamine)	串珠状的缓释剂,胶囊可以打开,取小珠状的缓释剂放入果汁、酸奶或其他食物中服用,切勿嚼碎小珠子	12
二甲磺酸赖右苯丙胺(Vyvanse)	安非他命 (amphetamine)	胶囊制剂,可以打开将其中的液体涂抹在食物上	12
Adzenys XR-ODT	安非他命 (amphetamine)	口腔崩解片	12
Adzenys ER	安非他命 (amphetamine)	口服液	12
Dyanavel XR	安非他命 (amphetamine)	口服液	12

选择中枢神经兴奋剂的注意事项

● 总的来讲,中枢神经兴奋剂治疗 ADHD 是安全有效的。

● 定期监测身高,中枢神经兴奋剂有可能降低生长速度,尤其长期大剂量服用该药时需注意。

● 服药前,测量血压和心率。如果有不明原因猝死的家族史,请告知社区初级医生,对有心悸、运动不耐受、晕厥或胸痛等病史者在服用中枢神经兴奋剂前进行相应体格检查,包括心电图检查等,必要时到心血管专科进行检查。

● 存在严重心血管系统疾病的患儿,需到心血管专科就诊,咨询是否可以服用中枢神经兴奋剂。

以往有的医生建议"药物假期",即在周末、暑假或其他长假期时停药,这种做法可最大限度减少药物的应用。然而,没有研究证据表明这种"药物假期"对患儿的治疗有帮助。相反,有的家长认为,假期持续服药缓解患儿多动冲动的行为症状,使他们可以专注于参与家庭活动及社会活动,例如侦查课、教堂活动及运动等。对于患有 ADHD 的成年人和青少年而言,驾车时服用药物将会更加安全。

药物不良反应

如前所述,药物剂量可以增加至出现明显不良反应为止。按照系统的加量方法,仅有少数患儿出现不良反应。多数不良反应症状轻微,且可随着药量减少或停药而消失。每一种药物均存在潜在的不良反应,没有证据显示哪些人群会出现不良反应。一个患者可能服用右苯丙胺出现不良反应,而服用哌甲酯却无明显不适,评估疗效的同时应对不良反应进行密切随访。

中枢神经兴奋剂的不良反应通常出现在用药早期且症状轻微。常见的不良反应包括食欲下降、胃痛、头痛、入睡困难、社交退缩和不合群等。持续神经敏感或者较大剂量导致的木僵状态较为罕见。少见的不良反应有头晕、反弹反应（药物浓度下降时，患儿表现为短暂的多动、易激惹及沮丧情绪）。一些患儿则会出现所谓的"饥饿效应"——中枢神经兴奋剂引发的抑制食欲的副作用消失，将出现食欲明显增加。当然，这种现象无害，且持续时间短，但是这对患儿及家长来说并不是一件开心的事。"饥饿效应"往往可以预测，且发生在每天的同一时间。家长可以在发作前 15 分钟给予患儿一种健康的食物（如苹果）来控制。短暂性抽动（反复挤眼、耸肩等）也是一种少见的不良反应，常见于开始服用一种新的中枢神经兴奋剂时。中枢神经兴奋剂可使部分共患抽动症的患者抽动症状加重（详见第 9 章）。

您的儿科医生会通过调整药物剂量、换药及添加其他药物以改善患儿的不良反应。观察不良反应的出现时间很重要，例如，患儿服用中效制剂后 4 小时出现易激惹状态，可能说明药物剂量偏大；如果出现在服药后 8 小时则说明是药效消失的反弹状态。

食欲下降的对策

食欲下降及体重减轻是中枢神经兴奋剂的常见不良反应。常出现于服药初期并短暂存在。如果您发现孩子食欲下降或体重持续下降时，请参照以下建议以减轻您的担忧：

- 建议高热量的早餐，例如酸奶、鸡蛋、粗纤维谷类和燕麦粥等。
- 放学后或睡前加餐高蛋白饮食或复合碳水化合物，例如全谷物饼干和奶酪、全谷物豆沙饼和营养棒等。

● 晚餐时间延后至药物作用消失,或者允许孩子在睡前
"吃夜宵"。

改编自 American Academy of Pediatrics. *ADHD: Caring for Children With ADHD: A Resource Toolkit for Clinicians*. Elk Grove Village, IL: American Academy of Pediatrics; 2005.

特殊情况:学龄前儿童的治疗

在学龄前 ADHD 儿童使用中枢神经兴奋剂之前,应先尝试家长行为管理训练方法。在单独进行父母行为管理训练作为干预后,1/3 的学龄前儿童(4~5 岁)的症状得到了改善。尽管学龄前儿童使用中枢神经兴奋剂是安全的,但目前对学龄前 ADHD 儿童的药物治疗相关研究很少。中枢神经兴奋剂在学龄前儿童中已被广泛使用了很久,导致药物治疗学龄前 ADHD 被接受。然而,目前关于中枢神经兴奋剂对学龄前 ADHD 儿童生长和大脑发育影响的研究是很有限的。

许多 4~5 岁的学龄前 ADHD 儿童仍需药物治疗以最大程度地改善其行为,是否使用中枢神经兴奋剂取决于患儿的 ADHD 症状以及对其发育及生活的影响,如安全问题、学校表现以及社交功能的受限程度。

患者故事

早期治疗

"我的儿子只有 4 岁时,我就发现他存在貌似 ADHD 的症状。他非常多动,对任何小挫折反应过度。当我们跟他交谈时,他心不在焉,注意力有问题。他去了学前班,却被完全排除在外,因为他完全不能控制自己。"

"他的儿科医生告诉我们他患有 ADHD,可以选择药物治疗,我们非常犹豫,我很担心药物的不良反应,一开始不愿接受。在医生的建议下,我们尝试行为训练,类似建立奖励机制等方法。然而,没有一种方法可以改善他的行为,我们发现他在家里不听从指导,在与朋友做游戏中显示出巨大困难,不能完成学前班的学习,尽管我们一直觉得他很聪明,我们担心他在幼儿园也坐不住。"

"于是,我们开始尝试药物治疗,从小剂量哌甲酯开始。到目前为止,他已经服用 4 个月了,我们看到他有了戏剧性的变化,他回到了学前班,经过一番挣扎,我们感觉做了正确的决定。"

Diane,Los Angeles,CA

疗效评估

当 ADHD 儿童通过滴定法来使用合适剂量的中枢神经兴奋剂时,至少 80% 的 ADHD 患者的症状有所改善。使用药物需要规范,有计划。起始剂量之后的药物加量需根据患儿父母及老师反馈的症状和不良反应情况，进行多次有计划地调整。为了避免安慰剂效应，您的儿科医生可能会按照以下方法进行随访：

● 询问孩子是否觉得他正在服用的药物有效。儿科临床医生也会询问家长的意见和反馈。

● 定期询问患儿行为的改善以及学业表现。

● 帮助您建立家庭、学校日常观察工具，用以评估您所关心并期待改善的核心目标症状。

● 随访患儿老师，进行结构式问卷调查，或者请老师填写结构式行为表现量表，而不仅仅是问您"孩子好些了吗"。系统地随访老师在开始使用药物治疗和调整药物剂量时非常重要。

　　来自老师的结构化评分量表对评估孩子的治疗效果是很有帮助的，例如课堂效率、任务表现，以及其他与功能相关的目标。儿科临床医生会推荐许多更好的评分量表，这些评分量表已经被用于数百名与您孩子同龄的 ADHD 儿童。这可以让您的孩子与同龄人或他的同学们进行比较。

　　儿童在不同方面的改善情况是不同的，并不是所有您为孩子设立的目标都能通过药物实现。尽管多数患儿用药后多动症状能立即得到明显的改善，但是改善由注意力缺陷导致的阅读困难可能需要数周或数月的时间。然而，如果阅读障碍是由于学习困难（见第 9 章）而不是注意力缺陷所致，则需要特殊教育而不是靠药物来解决问题。

　　总之，家长所关注的还是患儿能力的提高，这些行为的改善可以得到客观的测量，而不是想当然"ADHD 症状有改善了"。如果可能的话,当您与儿科医生进行随访时,准备好讨论孩子目标症状变化的例子。您也可以让孩子的老师准备一份简短的笔记,记录自从您上次看病以来您孩子的进步,或者填写评分量表。儿科医生可能会通过老师的反馈和量表评分来进行药物剂量的调整。在后续随访中,从家庭和学校获得的良好反馈越频繁,您的孩子可能获得的改善就越大。

注意缺陷多动障碍儿童的多模式治疗研究

在儿童注意缺陷多动障碍的多模式治疗研究(MTA,在第3章中介绍)中,在治疗的前几周,根据研究指南来确认最佳的药物剂量。研究结果中的最佳剂量通常高于非入组患儿治疗的平均剂量。另外,与以往的仅在学校时间有效的处方不同,指南中推荐的剂量药效覆盖了整个学校时间和傍晚。

一旦开始治疗,治疗组的家长和患儿需每月与医生进行半小时的交谈,并且一起讨论老师的每月评估表。经过几次会谈,家长和患儿的教育计划也顺利实施了;根据家长和学校老师的反馈,药量也做了必要的调整。如果孩子服药后没有明显改善,医生就会更频繁的调整药物。

相比之下,未入组进行研究,而是由社区医生进行治疗的MTA注意缺陷多动障碍儿童一年只与医生进行一到两次面诊。研究发现,他们的就诊时间更短、更不全面,他们的老师也没有持续地参与治疗过程,他们服用的中枢神经兴奋剂的剂量也更低。

MTA的经验告诉我们,经常与孩子的治疗医生进行随访的主要原因是确保孩子的药物剂量是最佳的。第 3 章我们曾提到，60% 取得最佳疗效的患儿都进行了正规定期的随访和客观的评估，其评估结果是与非 ADHD 儿童行为对比后得出的。这意味着，在学校生活的多个方面，他们的 ADHD 得到了控制，他们的功能接近正常儿童。联合药物及行为干预的患儿更是如此。然而，目前仅有 25% 接受药物治疗的患儿得到了正规的随访。即使大多数治疗包括药物治疗，情况也是如此。专家认为，造成这种状况的原因可能是缺乏认真的组织。当然，在实际生活中，很难做到像研究中那样的每月随访一次。但是，通过使用 MTA 的原则，您可以为您的孩子实现最好的循证药物监管。如药物治疗应覆盖傍晚家庭作业时间，剂量增加至最好疗效，而不是仅维持一个小剂量，尽量建立系统的随访计划等。

其他非兴奋性药物

如果您的孩子曾经尝试过两种中枢神经兴奋剂均无效，或者药物不良反应无法控制，或者有其他原因不能使用中枢神经兴奋剂，您可以与您的儿科医生讨论尝试其他类型的药物。对于正在服用其他药物或患有某种疾病的儿童来说，中枢神经兴奋剂可能不是一个好的选择。

可替代中枢神经兴奋剂的药物包括托莫西汀（Strattera），胍法辛 XR（Intuniv）和可乐定 XR（Kapvay）。有关这些药物的研究不如中枢神经兴奋剂完善，所以这些药物被认为是二线治疗方案。有些非兴奋性药物更适合用于有共患病的 ADHD 患儿。

托莫西汀

托莫西汀(Strattera)是 FDA 已经批准的一种非兴奋性药物(表 4.2),它属于选择性去甲肾上腺素再摄取抑制剂的一类药物。该药不存在物质滥用的潜在危害,故无处方限制。由于托莫西汀是一种较新的药物,支持其使用的证据足以满足 FDA 的批准要求,但与中枢神经兴奋剂相比,相关的研究证据更有限。托莫西汀可能有助于治疗一些同时患有 ADHD 和焦虑症的儿童。

表 4.2　治疗 ADHD 的非兴奋性药物

药物种类(商品名)	剂量	用法用量
托莫西汀		
［择思达(Stratera)］	1~2 次 /d	起始剂量 0.5mg/(kg·d)
		渐加量至 14mg/(kg·d)
胍法辛		
长效(Intuniv)	1~4mg/d	从最小剂量开始
短效(Tenex)	1~2mg/ 次,每天 2~3 次	
可乐定		
长效(Kapvay)	0.1~0.2mg/ 次,每天 2 次	从最小剂量开始
口服片剂	0.1~0.3mg/ 次,每天 2~3 次	
贴片	0.1~0.3mg/d	

与中枢神经兴奋剂不同,托莫西汀在 24 小时内都是有效的。然而,研究发现托莫西汀的疗效只有中枢神经兴奋剂的 2/3 左右。它对一些患者有效,但对很多患者的效果不如中枢神经兴奋剂。托莫西汀从服用到出现最佳疗效需要 6 周的时间。托莫西汀有一些治疗警告,少数病例在服用托莫西汀的最初数周,有增加自杀念头的风险,尽管目前没有自杀企图相关的报道。另一方面,该药对共

患焦虑的 ADHD 患儿有效。药物不良反应轻微,包括食欲下降、反胃、恶心或呕吐、疲倦、睡眠障碍和头晕。药物的副作用在治疗的第一周更常见,因此孩子刚开始只服用预期剂量的一半。黄疸也被提到作为药物治疗的警告,但非常罕见。与食物一起服用阿托西汀可以帮助避免恶心和胃痛。饭中或饭后服药可减轻恶心和胃痛。如果 ADHD 儿童同时口服某些抗抑郁药物,如氟西汀或其他选择性 5-羟色胺再摄取抑制剂,由于他们可升高托莫西汀的血药浓度,同时服用时,应减少托莫西汀的剂量。

如果家长担心孩子和同龄人对中枢神经兴奋剂产生依赖或滥用时,可以选择托莫西汀进行治疗。对于即将上大学的孩子来说,他们中枢神经兴奋剂滥用的可能性更大,因此托莫西汀也是一种值得考虑的药物。

为了疗效,托莫西汀需要每天服用,并且要持续服用。就像中枢神经兴奋剂一样,它可以突然停止,而不需要减量。

其他 α 受体兴奋剂:长效胍法辛和长效可乐定

长效胍法辛 XR(Intuniv)和长效可乐定 XR(Kapvay)属于 α 受体激动剂类药物。α 受体激动剂被用于治疗高血压,也用于治疗 ADHD 儿童,特别是共患抽动障碍、睡眠障碍和 / 或攻击行为的 ADHD 儿童。但 FDA 尚未批准在这些情况下使用 α 受体激动剂。

最近,胍法辛和可乐定的长效制剂已被 FDA 批准用于治疗儿童 ADHD。长效胍法辛和可乐定是药片,但不能压碎、咀嚼或打碎,必须整片吞下。与托莫西汀一样,他们没有处方限制。

α 受体激动剂较少引起明显的食欲下降,对于服用中枢神经兴奋剂体重下降显著的患儿,该药是不错的选择。不良反应包括困倦,尤其是可乐定。头痛、疲倦、胃痛、恶心、嗜睡、头晕、易激惹、低血压和食欲下降的报道很少。虽然很多儿童在开始服用长效胍法辛或可乐定时都会感到困倦，但通常在持续服用一周后就会好转。可能需要3~4周才能看到药物效果。家长需要注意的是，一整瓶的这些药物是有致命风险的剂量。当然，一整瓶的扑热息痛（泰诺）也是如此。

当中枢神经兴奋剂疗效不佳时，长效 α 受体激动剂可以在中枢神经兴奋剂的基础上使用。短效的胍法辛和可乐定可与中枢神经兴奋剂一起使用，但 FDA 未批准这种用法。短效可乐定已被许多临床医生用于改善睡眠问题，但 FDA 也并未批准其用于此。

如果未被 FDA 批准的药物被发现对您的孩子有帮助，有必要考虑您的孩子是否真的是 ADHD，或者是否有其他的共患病（见第9章）使您孩子的 ADHD 治疗复杂化。

如何与孩子沟通药物治疗

在确诊后，儿科医生会向孩子解释 ADHD 是什么，不是什么。更重要的是，您的孩子、您和您的儿科医生是一个团队，共同来解决这个问题。几乎所有 ADHD 儿童都能意识到他们存在一些问题，希望能在行为和学校问题上得到帮助。

作为诊断讨论的一部分，儿科医生可能会向孩子解释多动、冲动和注意力不集中是他大脑的工作方式。推荐给他的行为治疗和药物将会让他更冷静，更好地集中注意力。儿科医生经常会告诉更小的孩子，他们的中枢神经兴奋剂不是"聪明药丸"，而是"一种帮助你集中注意力的药丸，所以现在你可以向我们展示，我们知道你有多聪明！"它不是"良好行为药丸"，而是"它给你时间停下来，思考，做出更好的选择。"

因此,让您的儿科临床医生引领第一次对话是个好主意。他以前这样做过,可以帮助您进一步与孩子讨论这个问题。

您给您的孩子关于药物治疗的信息越多,他就能更积极、更有成效地参与自己的治疗。在服药期间,他可能会对自己的行为和表现有更好的了解。他不断增加的理解将帮助他成为治疗团队的积极分子。

父母常担心孩子会把自己的进步完全归功于药物。通常情况下,ADHD 患儿虽然没有意识到他们自身的改变,但会发现遇到的麻烦事少了,能完成的任务更多了。实际上,治疗中的孩子会认为能力的提升和进步是自己努力的结果,而不是药物。这一点很重要,因为孩子能主动地参与自己的治疗计划,治疗效果会更好。

甚至更小的孩子也需要知道什么是中枢神经兴奋剂,药物的作用是什么,大多数患儿的治疗疗程有多久,怎样进行剂量调整和剂型搭配,以及他们的治疗团队将如何一起工作。药物可以作为实现行为或学习目标的工具来讨论。当您和您孩子的医生在解释这一切时,要鼓励孩子提问,说出她的担忧和所关心的问题,将她的想法纳入治疗计划。

儿科医生可以帮助您的孩子适应药物,克服大多数 ADHD 的问题。对于孩子的担忧,一定要向儿科医生寻求帮助。儿童在 ADHD 治疗开始时的常见抱怨包括:

● 担心其他孩子会因为服药而取笑他。
  • 提醒您的孩子,他不需要告诉他的朋友关于他 ADHD 的药物治疗。他服用的是长效中枢神经兴奋剂,不必在上学时间服用。

- 当您帮助孩子了解服用的药物时,这将增强他的信心,使他不容易受到戏弄。

● 抱怨每天都要吃药。您可以问问他对用药方案有什么想法。

● 抱怨他服药时"感觉不一样"。

　- 考虑他是在反映药物不良反应,还是出现了我们期望的疗效。

　- 当您的孩子开始服药时,仔细倾听他的感受。

　- 提醒他,您并不想改变他的个性,您是想帮助他集中精神,仔细思考,然后做出最好的选择。

　　帮助您的孩子了解药物的疗效和副作用将会使他更投入到自己的治疗中。可以最大限度发挥药物作用的方法之一是让孩子监测自己对药物的反应,并向治疗团队反馈。孩子能发现药物的副作用,帮助他了解并向治疗团队反馈这些情况。

　　最终您的孩子会明白药物只是治疗的一部分。药物治疗可以帮助缓解 ADHD 的核心症状。他可以利用这种帮助来改善他的功能,克服社交、学习和行为问题。

　　当您的孩子接近青春期时,应该让孩子自己逐渐负担起药物治疗的责任。他在治疗中的角色越重要,他就越有可能积极参与。一些青少年可能开始很抗拒服药。他们这个年龄渴望独立,他们会变得抗拒家长的建议,希望和同龄人一样。

　　更坦诚地倾听孩子对 ADHD 的意见和感受,让他尽可能多地控制自己的治疗。"拥有"自己的问题、成功和治疗计划的青少年在治疗决策方面做得更好。到高中时,根据学习习惯和课外活动,您的孩子可能会要求改变他的用药计划。例如,如果他现在的家庭作业通常在晚上 7:00 到晚上 11:00 之间完成,那么在初中时效果很好的服药计划(从早上 7:00 到晚上 7:00 的 12 小时剂量)可能需要重新考虑。

当青少年在计划他成年后的未来时,他将需要考虑长期使用药物。如果他要去上大学或在不同地方工作,并且正在服用中枢神经兴奋剂,他可能需要在当地找一位新的医生进行治疗。此外,您的孩子也可以选择一种非兴奋性药物,这种药物仍可由他目前的儿科临床医生开处方。如果他选择继续服用中枢神经兴奋剂,他需要意识到不可以与朋友分享处方药。

开始进行自我管理是成长的标志,这需要您细心的关注和指导。作为一个成年人,您的孩子需要能够日常管理自己的药物和其他与 ADHD 相关的问题。让他参与与药物管理相关的决策,让他为此做好准备。

充分使用药物

要记住药物仅仅是治疗的一个方面,但是这个药物有可能成为患儿变为好孩子的跳板。最初您和孩子可能很难接受药物治疗,一旦服药,很快能从中获益,并且能在医生的指导下取得最好的疗效。

您和您的孩子以及老师均要主动地参与同儿科医生的疗效评估,并与儿科医生进行讨论。为了取得更好的疗效,还应该配合有效的养育技巧、教育及自我管理方法(详见第 5 章和第 6 章)。

您会发现,参与并积极监控孩子的治疗是非常有益的。您可以期待他的能力、表现和自尊心一天天提高。期间,当您对药物治疗有了了解之后,要多与其他家庭分享您的心得。同样,在治疗期间,您也可以得到当地儿童的 ADHD 组织和他们父母的帮助,可以得到许多好的建议。正如你们会发现的，许多家庭都经历过你们今天所经历的。多数人会告诉您，为了孩子的未来，他们现在正在采取行动，那就是接受治疗。

常见问题

问：我的儿子如果睡眠不足或者有压力时，在一个剂量药效作用的尾期，就会控制不住自己的情绪，生活中的任何波动，如改变计划或"暂停"，就会引起他乱发脾气，顶撞家里的每一个人，请问这是药物不良反应吗，如何避免这种情况？

答：有些患儿会出现如您所描述的"反弹现象"，这种现象常见于刚开始服药还在调整药物的阶段，因为他们正在适应药物。将这些症状报告给孩子开药的医生并对这种现象进行监测是很重要的。在大多数病例，这种现象持续的时间较为短暂，多出现于所服剂型的药物作用消逝后。如果您给孩子安排一个30~60分钟的放松时间会很有帮助。也可以试试在这个现象可能出现前的15分钟吃点健康的零食。

这种现象出现在开始服用某种药物或改变剂量后的几天内，通常容易解决。如果"行为反弹"持续存在，可以适当调整用药时间，如改用长效制剂或者在出现"反弹"之前30分钟服用短效制剂。与孩子的儿科医生讨论这个问题。如果这些措施没有帮助，可以考虑换一种药物。睡眠剥夺不利于"反弹"缓解。什么时间睡觉？他的睡前习惯怎么样？确保在睡前一小时内限制看视频。

问：我女儿今年14岁，患有ADHD，半年前开始服用中枢神经兴奋剂。一开始，我们也曾犹豫是否接受药物治疗。服药后，女儿的ADHD症状得到了缓解。现在我们遇到的问题是，她总是忘记服药，我们越是提醒她,她越是抵触,总是说:"我等一会儿就吃药,你们能不能让我忘记我有那个病,哪怕只有一分钟。"到目前为止,她没有连续错过药物治疗 1~2 天以上,但我们担心,如果我们不弄清楚原因,这种情况可能会变得更频繁。这种现象是大多数 ADHD 儿童常见的吗?

答:很多患有 ADHD 的孩子感觉长期吃药是件不光彩的事,尤其是青少年患者,总担心被邻居或者同学看到而被耻笑。另外,青少年患者和所有这个年龄段的孩子一样,经常会跟父母谈判,要求独立。

像您的女儿无视疗效的存在而抵触服药的情况,并非少见,是一个值得正视的问题。对待这个问题没有"一招灵"的方法,需要您和您的治疗团队共同努力,积极地引导您的女儿。让她更深入地了解治疗方案,她自己决定何时何地服药,安排服药时间表。注意她需要明白,不可以将药物拿到学校去稍后服用。大多数地区都明确要求学校医务人员必须管理学校内的一切服药行为。

因为她是青春期才开始接受药物治疗的,所以让她接受最初的药物试验是很重要的,并且能让她知道药物是有明显疗效的。同时,她应尽可能了解药物以及药物管理的各个方面。

(朱一可　冯晨辉　王琳　译)

第 5 章

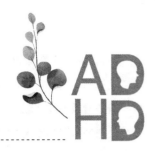

注意缺陷多动障碍的家庭管理

一些具体的家庭措施和父母对子女教育的方法能够显著提高注意缺陷多动障碍（ADHD）患儿的疗效。如果这些措施能够实施并且持续应用，不仅能重塑您孩子在家中和公共场合的表现，而且可以减缓紧张，增进家庭成员的关系，改善在学校的表现，并能增强孩子的自信心。尝试并维持新的生活方式并不容易，但这份努力是值得的。ADHD 儿童能够而且确实能够学习、适应和成功！

循证医学证实，药物和行为治疗在 ADHD 治疗中起主要作用。它们可以在一定程度上改善 ADHD 患儿及其家庭成员的生活质量。还有一些其他有益的常规办法能够在治疗中起到积极作用，这些方法可以创造一个良好的家庭结构，增进家庭成员的关系，增强孩子的自尊。本章将介绍这些方法。

在本章您将学到以下内容：

● 帮助您的孩子专注他的强项而不是他的弱点。

- 简化、组织并条理化他的家庭环境来帮助他获得成功。
- 监护孩子的日常生活规律并用这些知识帮助他更好地管理。
- 避免导致出现问题行为的诱因。
- 让您的孩子与家人更好地沟通。
- 组织好您自己的生活,这样能让您更好地处理家庭的各种挑战。
- 帮助您的孩子建立并保持新的、有益的关系。

专注强项

　　所有的孩子,不论有没有患 ADHD,父母都应该让他们在强项上做得更好。父母应发现并培养孩子的特殊技能及天赋,这样即使在他成功的路上遇到各种障碍,也可以使孩子建立自信、自尊及胜任各种任务。这些强项包括奉献、行动矫健、眼光独特、创造性思维、家庭方向及一些其他的天赋等等。这些能够帮助他更好地度过童年、青春期及成年后的生活。

　　能够帮助孩子专于做事的一个好的办法是,让您的孩子为自己能成功完成的事感到庆贺,而不是为自己不能完成的事感到羞愧,这样能帮他尽可能多的体验具体成功的感觉。孩子能够成功完成的事情越多,越能够感到自信和乐观。孩子的兴趣包括:运动、艺术、计算机、木工活、音乐、武术等等。那么您就在这些方面给您的孩子具体的指导,这可以为他的成功奠定基础,特别是当他努力和成功的时候给予奖励会更好。如果孩子的兴趣点不是很明确,积极寻找并帮助他发现一些他能成功的领域。和孩子谈心并支持他所喜欢的东西,最好是能让他认真考虑他是一个什么样的人以及能做什么,而不是他不能做什么。把握他的优点,并告诉他您为他感到自豪。

作为一个孩子的基本需求

孩子的日常生活很丰富,包括:玩耍、探索、试验、做正确和错误的选择、反抗和正确的行为等等。成长过程中应让孩子适当参与日常活动,而无需经常干涉他。例如,一方面,适当的看电视和玩游戏或许是许多儿童社会生活、交友能力和分享兴趣的其中一个重要部分。但另一方面,很少有专家或家长会不同意限制看电视、电子游戏和媒体的时长。因为有些证据表明患 ADHD 的孩子看电视和玩游戏的时间要比正常孩子长。儿童早期过多地看电视可能是患 ADHD 或使 ADHD 症状恶化的高危因素。也有一些证据表明在媒介上花费很多时间,例如玩电脑游戏,会破坏孩子的睡眠结构及语言上的认知功能。有 ADHD 儿童的父母很容易变得过于谨慎或具有限制性,或受规则约束,但这种谨慎、限制和约束总是最好的吗?——也许不是。针对这些问题的一个好办法是,限制屏幕时间,把这些时间用在干家务活或完成家庭作业上。所有家长都需要时常在这两者之间把握一个平衡。父母都喜欢好的建议(如下)。对于计划中一个好的问题,父母均应考虑采纳,例如:怎样才能促进和培养孩子的健康发展以及与家庭成员的良好关系。

简化、条理化、结构化家庭环境

当孩子的生存环境有条理、有结构时,您就会发现他在自我管理和社会交往方面的能力逐渐增强。如果您的孩子多动、易惹事故,您就需要花费时间把您的家里整理成安全的环境。有秩序的家庭环境对 ADHD 患儿有益处,但对有些患儿并无明显效果。您要在孩子的能力范围内,帮助孩子整理他的房间。但不要忘记一句谚语"完美是优秀的敌人"。

日常生活对于许多患有 ADHD 的孩子非常必要,并会为孩子提供许多选择。例如,与其冒着他会索求一些不健康的食物的风险去问"你想吃什么?",不如问"你想要一个苹果还是一个煮鸡蛋?"这时孩子的零食就是健康的,而且避免了对不健康选择的争论。日常琐事和其他日常生活的列表对于帮助孩子按计划做事尤为重要,这样也可以使孩子养成一个良好的习惯直到青春期和成年期。生活的特定环境、限定的选择,会使您的孩子容易管理,并能帮助他实现自己的目标。

整理家庭环境的要点

请记住,想要成功实施规则及方案,您和孩子及家庭成员关系的好坏很关键。

- **保证孩子按日常规律生活。**保证孩子起床、吃饭、洗澡、上学、睡觉的时间每天都一样。
  - 为日常生活和项目的随时变化做准备。
  - 做事情前给出预警时间。可以是 15 分钟、10 分钟或 5 分钟的警告时间。例如吃饭、做作业、关电视、睡觉前等。
  - 定期安排无条件的"娱乐时间",随时享受自发的"娱乐时间"。
- **避免干扰。**确定什么事情能干扰到孩子的宝贵时间(例如在做作业时)。但不要过早下结论,因为每个孩子是不一样的。当您确定了干扰因素时,您需要记住有一些干扰因素是可以在您的控制之下并排除它,但同时另一些干扰因素,需要您和您的孩子共同商讨如何排除它们,并逐一消除它们。

- 和您的孩子制订一个家庭作业计划
  - 创造一个做作业的环境,并给予支持。
  - 记住,有的孩子喜欢一个特定的小环境,一些孩子喜欢和爸爸或妈妈在一起。
  - 给予做作业的奖励。
  - 放一套教科书在家里。
  - 将家庭作业分步完成,并有短暂的休息时间以奖励孩子为家庭作业付出的努力。
  - 应用计时器保证孩子完成任务。
  - 将家庭作业与家中其他成员共享,在其他家庭成员的面前表扬他的努力和成功。
  - 放个可以挂书包的挂钩在门上,以便孩子出门上学时可以随手拿到(放个挂钩在门后,这样孩子做完作业后可以挂起来)。

- **整理您的房子**。如果孩子有一个特定的地方保存他的作业、玩具和衣服,那么丢失的可能性就很小了。
  - 制定一个规则来监管他们的日常生活,如果顺利完成就给予奖励。每周制定一个规则并与家人讨论。
  - 在家中提供一个日常活动的安全空间。

- **利用图标和列表**。这些写下来的提示可以帮助孩子在日常琐事和家庭作业中取得进步。要确保提示简洁,并且经常检查他的列表,确保每项工作都能完成。

- 制定一个从家里到学校用的追踪器。这个追踪器可以是一个清单,这个清单可以带到学校,之后再带回家里,这个追踪器可能需要您孩子的老师帮助,这样孩子在学校时能真正起效。

- 在孩子出门上学的门口张贴一份晨检清单,列出孩子上学需要带的物品,如背包、鞋子、外套、手套和午餐盒。

- 要关注孩子在他们工作和处理事情上的努力,而不仅仅关注工作的结果。

● **限制性选择**。通过给孩子 2~3 个选择,帮助他学会怎样做出正确的决定。

- 通过创造、鼓励和适当的参与来培养"最好的结果"。

  ○ 鼓励孩子用积极的方法做事情,即使您感到有些事情需要用另一种方法做。

  ○ 对孩子关心的问题应表示关注。

  ○ 尽可能让您的孩子参与决定和处理问题。

  ○ 鼓励孩子参与家庭活动。

  ○ 即使孩子做了很小的事情,也应给予真诚的夸奖。

● **制定简单、可达到的目标**。应以一步步的进步为目的,而不是很快达到结果。让孩子确定他能在小的进步上取得成功。

● **保证这个计划以孩子为中心**。要确定适用于孩子,否则这个计划会无效的。

当您在考虑如何构建孩子日常的生活经验时,不妨将您的成长中的孩子设想成一个建筑工程。在您列表中的规定、日常惯例和其他措施,像脚手架一样能为孩子充分发展提供必需的帮助。当孩子把这些日常事务变成习惯时,他就会变得很自觉,这时候您就可以把那些支持的东西逐渐去掉了(您可能就无需再制造那些工作列表了,因为孩子已经可以自己来做这些事情了)。不要骄纵您的孩子,而是帮助他组织自己的生活,让他积累经验和能力,并逐渐建立自尊心。

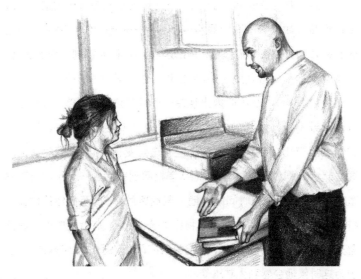

帮助您的孩子在一个特定的地方保存她的作业、玩具和衣服,这样她就不容易丢失它们。

当孩子的家庭生活有规律时,他就不会感到不知所措,所以让您的家庭生活有秩序,这样可以帮助孩子镇定并且容易掌握。而如果您也患有 ADHD 时,这一点便显得更加有效。适当的就医次数、与老师交流治疗的情况,这些都可以让您的孩子保持良好的状态和持续的进步,有计划的活动对于许多家庭很重要。日常生活和外出办事的列表可以帮助您和孩子生活得有条理,移动设备如手机兼备记事本和提醒的功能。许多家长发现在孩子起床前 10 分钟至半小时重新考虑一下今日所要完成的每项事情是很必要的。要确保您的计划容易实现而不是好高骛远。

日常生活规律

作为患有 ADHD 孩子的父母,您可能意识到每天中的某一时段比较难熬。如果孩子开始服用中枢神经兴奋剂,随着药物的起效、达到高峰及失效,您会发现孩子出现注意力、行为控制方面的波动。随着中枢神经兴奋剂的应用,会出现一些以前没有的行为,例如在药物失效后 4、8、12 小时内出现短时间的易激惹或喜怒无常,这些可能导致不能好好吃饭或好好睡觉。通过观察孩子何时出现行为和情感的变化,您可以帮助孩子适应这些变化,并安排他尽量适应这些起伏。例如,如果您知道他从学校回到家后的一个小时出现易激惹,您可以在这个时间段给他一些健康的零食,而把他的作业安排在这个时间段之后。如果药物会影响他的食欲,就让吃饭的时间避开这个时间段。在这个不稳定的时间段要给予孩子特殊的关照,因为这时候他会感到尤其难受。

处理睡眠问题的要点

无论是否服用药物,很多患有 ADHD 的孩子存在夜间睡眠障碍。良好的睡前习惯,称为睡眠卫生,可以成为良好睡

眠的关键,需注意下列内容:

- 睡觉前 1~2 小时避免电视和媒体的应用,关闭那些会产生干扰睡眠的信息、警报的媒介。
- 建立睡觉时间的计划,例如规定睡觉的警告时间设定在 15 分钟内。规律上厕所时间、刷牙时间、穿睡衣时间,讲催眠故事。
- 睡觉时关灯并关闭电视音乐。
- 在自己的床上且父母不在房间的情况下入睡,这对孩子能够睡眠不中断而一觉睡到天亮起到重要作用。

　　另一个需要考虑的问题是 ADHD 的孩子做一件事所能坚持的时间。强迫孩子专注于一个冗长、重复而又无聊的事情会让他感到难熬,且孩子很快就忍耐不住了。强迫孩子参与这样的活动很可能会导致失败,从而可能会出现后面的惩罚和降低孩子的自尊。例如,当您和朋友谈话的时候要求他长时间坐着;把他介绍给大家而且让他长时间坐着不活动;要求他在一个杂乱的房间把所有玩具都收拾起来。有时即使有趣的活动也会紧张的。例如,棒球运动会在场地长时间不动,这种运动对于患 ADHD 的孩子就不如足球运动合适,因为足球运动有长时间的运动和足够大的运动空间。避免这种情况或者将某种活动拆成几小段时间来完成,这样可以使孩子在烦躁时感到成功的希望。

　　可以帮助孩子知道从开始活动后,他已经坚持了多长时间。例如,他知道他在做作业上或弹钢琴上已经坚持了规定时间的一半以上,他可能就能继续完成剩下的事情了。通常开始做一件事情,迈出第一步往往是最难的。所以将对孩子的表扬和奖励集中在事情的起点便可以起到很大的作用。随着时间的推移，您的孩子在开始做事情的时候会表现得更好，并表现出长时间工作的能力。

一天中的第一个小时

对于家长和孩子来讲，早晨的任务是令人厌倦的。去上学和工作的压力时常会令人感到压抑。对于患有 ADHD 的孩子，一天任务的开始尤其具有挑战性。为了减轻孩子的这种压力，需要制订一个长期及有预见性的计划和一个可控的日程。可以用书面或绘画的方式制定一个具体的步骤，这样可以使任务变得简单且有条理。例如：

闹铃→洗脸→穿上前一天晚上准备好的衣服→

吃早餐→吃药→刷牙

当孩子完成早上的任务时，应及时给予反馈和鼓励。这样有助于激励孩子取得成功，鼓励他们独立。

如果孩子在服用药物，医生可能会建议提前 30~45 分钟叫醒孩子服药，然后再让孩子在床上休息 30 分钟。这段时间可以帮助药物起效，从而使孩子能够更好地完成早上的任务。

药物治疗效果可能不同

■ 如果药物在睡觉前已经"失效"，有些孩子就更容易入睡。而有一些儿童可能会更难入睡，晚上服用助眠药物可能会有帮助。

■ 有时不同的中枢神经兴奋剂会对特定儿童的睡眠产生不同的影响,这时换药可能会有帮助。

■ 如果上述措施不成功,睡眠问题仍然存在并影响到日常功能,应向医生寻求药物支持。

引自 American Academy of Pediatrics. *ADHD: Caring for Children With ADHD: A Resource Toolkit for Clinicians*. Elk Grove Village, IL: American Academy of Pediatrics; 2005.

优化并促进交流

患 ADHD 的孩子往往难以参与持久且专注的日常谈话,但是,根据孩子的需要调整沟通方式可以帮助他保持与您的联系。必要时,暂停以引起孩子的注意或叫他的名字后再发出指令。保持眼神接触,可以让他重复您所说的,或者解释您告诉他的内容,以确保他听到并且理解了。这种方法不仅在分配任务时有用,而且对开展任何形式的谈话也有效。

如果他倾向于打断您的话,那就简短说明用意,以帮助他早点摆脱此事。避免经常打断他,因为他还不能适应这种干扰。如果感到孩子的注意力开始分散,可以触碰他的胳膊,抚摸他的头部或者进行其他身体上的接触。许多父母发现在进行其他活动的同时与孩子交谈会比较融洽,例如洗盘子或者做饭时。最后,如果您想让孩子记住某件事情,把这件事写下来并鼓励孩子自己写下来。

在家庭词汇中引入"奖励、后果、积极或消极行为"等概念可以大大改善沟通。一些行为治疗语言策略,例如"当你完成作业后就可以打棒球了",在与所有孩子互动时可能都很有用,可以改善整个家庭的沟通和精神面貌。这些技巧是家长行为管理训练中常见的组成部分(在第6章中详述),对ADHD儿童及其家庭非常有益。

教育、重塑和阐明

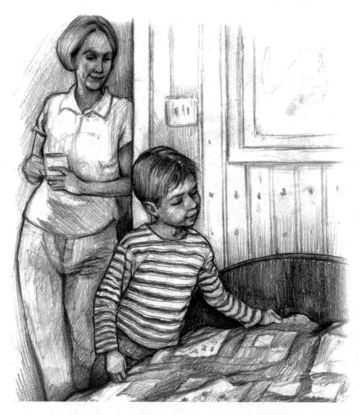

关注孩子完成家务所做的努力,而不仅仅是结果。

健康管理和学校记录的要点

● 如果需要,制作一个孩子在学校概况的记录。

● 保留一个带分隔器的活页夹,其中每一页可以涉及一个关于医疗保健、学校记录、测试、学校教育计划、学校实施的干预措施(注明日期和进展)的部分,以及学校员工记录或存档的笔记。

● 在活页夹的前面用 2~3 页记录孩子的病史、检查及其他发现。这些资料通常可以从您孩子过往的主要评估中获得或是家庭治疗的一部分。这会确保您在每面对一位新的临床医生或新的治疗方案时,无需重新整理一遍病史。

● 用一页纸简单地记录用药日期、药物剂量,以及药物的有效作用和副作用。当需要进行调整时,这些将非常重要。

● 在可能的情况下,了解如何在您孩子的电子病历中访问这些信息。

患 ADHD 的孩子每天面临着成人反对和其他的负面干扰,这会导致他们行为和社交的困难。这些负面的东西容易导致孩子丧失自信及自尊,如果不解决这些问题,甚至可导致自我攻击行为。制订一个有效的治疗方案可以避免这种负性循环,这可以出现积极反馈和良好的自我控制。您可以采取以下措施增加改善孩子的机会:

- **教育**孩子什么是 ADHD 及处理 ADHD 的方法。
- **重新定义**任何消极态度和假设,重塑因这些态度和假设而形成的反应。
- **阐明**治疗过程及消除误解。

患有 ADHD 的孩子越能充分了解并"掌握"自己的挑战,他就会对自己的治疗越坚定;孩子自己成功处理的问题越多,他就会越有自尊。

因此,教育您的孩子了解 ADHD 的本质是每个发育阶段成功治疗的关键。从很早开始,您和孩子的医生就可以开始与孩子谈论 ADHD 的性质,它是什么,不是什么,并告诉他怎样处理。随着年龄的增长,他的医生或健康咨询专家可以和他单独见面,这样他可以随心所欲地咨询他需要的信息,更加积极的成为自己健康计划的参与者。您可以向他提供合适的书籍或媒体,从中获取关于 ADHD 及相关疾病的最新进展,这样他也能获益匪浅。ADHD 儿童和家庭支持小组是另一个宝贵信息来源,并且可以作为情感上的支援。

到孩子十几岁的时候,在您的帮助下,孩子可以独立在治疗、社交、学业追求及将来的计划上做出规划。对于一个患有 ADHD 的孩子来说,以这种方式控制自己的生活可以极大地增强他的能力,并且可以改变他对自己的学业、专业和个人潜力的看法。

需要记住的是,随着孩子的成长,他可能会忘记或误解一些关于 ADHD 本质的说法。为了减少他的困惑,确保您和他的医生经常与他反复谈论 ADHD(不仅仅是第一次就诊时),让您的孩子与您讨论他理解的内容,仔细倾听他对所学内容的解释。积极地保持这种讨论,并保持简短,从而能够让他充分参与其中。他对自己所患的

ADHD 了解得越清楚,他在应对挑战方面就越有能力和信心。

挫折是孩子经常遇到的障碍,准备好面对孩子的消极想法和观点,用积极的方法去帮助他改变。"每个人不时会有注意力问题,我经常会碰到这些问题干扰我的最佳状态,但是我已经学到关于处理这些问题的方法。"如果他反映他在学校的情况(我与众不同,我做不了任何事情),那么您就需要列举一些积极的证据,如成绩单、测试分数、艺术品,或其他具体的成绩,向他展示他取得的进步。

有时候,关注孩子的努力(如他怎样坚持的或他为这个组织考虑了多少)比结果(例如他的得分)更重要,尤其是患有 ADHD 的孩子往往会有在做事过程中存在问题的时候。您也可能会发现,把孩子的挣扎放在他所处的环境中是有帮助的。指出每个孩子都有他擅长的东西和需要克服的挑战。"我为你写这份报告如此努力而感到骄傲"就是一句重要而有力的评论。重塑消极态度对于帮助孩子专注于自己的优势而不是缺陷有很大帮助。

阐明 ADHD 的自然规律及治疗情况对于孩子很有帮助,因为孩子经常认为该病的诊断是一个耻辱,如果他们不能理解自己的病情和针对病情的管理,他们会认为自己的治疗方案是被医生、老师和父母强加在自己身上的。帮助您的孩子去理解,不要视自己为这种疾病的受害者,而是让他认识到实际上可以学会克服很多困难。要将自己视为管理 ADHD 的积极参与者并体验自己的成功,这需要他去理解 ADHD 的本质——该病与智力无相关性,是一种可治疗的疾病,很多成功的成年人都患有该病。同时,提醒孩子在他的生活中的其他成人,包括他的老师、亲戚都可能成为他的帮助者。

对于一些儿童和青少年来说,服用 ADHD 药物的想法也是一个棘手的问题。孩子可能会因为"脑子的问题"服药而感到有压力。

当孩子服用中枢神经兴奋剂时,他可能会过于担心其他儿童或成人的反应。孩子也可能认为给他治疗是因为他"愚蠢、怪异或与众不同"。一般来说,您孩子的儿科医生或其他儿科临床医生会向孩子说明中枢神经兴奋剂在大脑的作用机制,从而减轻患儿的担心和恐惧,以帮助他积极面对治疗。

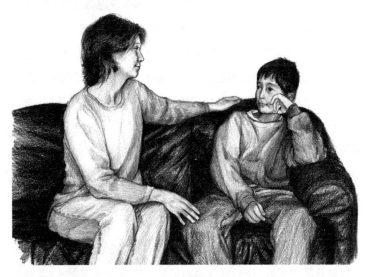

在可能和适当的情况下,花时间与家人讨论治疗决定,这样有助于避免怨恨和压力感。

除了这些步骤,您可以向孩子强调药物治疗是他可利用的一种工具,就像是弱视的人需要眼镜,或者是建房子的工人需要锤子一样。不能仅仅认为孩子是治疗的被动接受者,他应该理解当他服用药物时需要比以前更好地主动参与。您越是鼓励孩子学习如何使用和利用药物,而不是依赖药物来"照顾他",他就越有可能取得更好的进步;当他知道自己能做得多好时,对自己的感觉也就越好。

将 ADHD 的管理整合到家庭中

成功管理 ADHD 需要您和孩子花费很多的时间和努力。如果您、您的配偶或者是您其他的孩子也存在 ADHD（这种情况也可能会在家庭中发生），就需要更多的时间和努力了。家庭中未患 ADHD 的成员可能不情愿将自己的时间和精力花费在患 ADHD 的家庭成员中。由此可见，去满足每个人的需求是多么难以实现。

同样重要的是，作为父母，你们要确保照顾好你们自己的健康和幸福。在满足其他家庭成员需求的同时，为患有 ADHD 的孩子开展所需的活动是一项真正的挑战，特别是如果您还在工作的话。让您的配偶、年龄大的孩子或其他亲戚承担起一些责任。安排好您自己和家庭活动的时间，召开家庭会议，去讨论和监督家庭成员。本章后续将讨论一些建议。

在孩子治疗中的合作关系

ADHD 是一种特殊的卫生保健状况，患有 ADHD 的儿童及青少年最好像其他有特殊保健需求的儿童及青少年一样，有自己特殊的保健方式。有效的 ADHD 护理经常需要专业咨询和护理小组中的成员相互交流，包括儿科医生或其他儿科临床医生、老师、特殊教育工作者、治疗师和其他顾问，以及最重要的家长们之间的交流。

符合美国儿科学会提出的原则，即建立以患者为中心的"医疗之家"的诊所，应是兼具结构化及技术化的，能为 ADHD 患者提供全面的保健管理。单独的儿科医生或诊所不能满足 ADHD 儿童及其家庭的需求。组成一个多学科团队对满足您的孩子的跨学科保健需求是非常有用的。一个"医疗之家"应该在提供这种全面保健方面具有丰富的经验。

您孩子的"医疗之家"可以帮您制订一个基于团队的、综合的、持续更新的保健计划,以管理您孩子的 ADHD。可以与您的家人和多个护理提供者合作制订一个共同的保健计划,描述您的孩子和他的 ADHD 表现,说明家庭对他的护理的优先顺序,并协调父母、儿科临床医生、老师、特殊教育工作者、治疗师和其他顾问提供的保健和护理。诊所中的保健护理协调员,通常是在实践中受过专门训练的护士,在帮助建立和凝聚保健团队发挥着重要作用。随后,保健护理协调员将与父母一起促进这一慢性病的保健和护理。

教育家庭中的其他成员

您、患 ADHD 的孩子和其他参与治疗的成人,可能已经将大量注意力集中在了解其病情的性质上,但重要的是要记住,其他的孩子或亲戚很可能不太了解,他们需要您的帮助,学习如何应对孩子的行为,以及更好地支持孩子。

一个母亲的故事

一个支持系统

"对我女儿来说,最糟糕的是在我们这个地区除了她,再没有别的孩子患有 ADHD。"妈妈写道,"学校里其他孩子一直叫她'疯子',我想女儿肯定认为自己永远都不会好的。当她 9 岁的时候,我们给她买了一台电脑,并链接了两三个关于 ADHD 的网站。她开始阅读一些公告栏和个人故事,还使用了一些"询问专家"选项。我们确保她访问的网站是负责任的。不久，我们看到她的态度真的开始改变了。她不仅在互联网上学到了很多关于 ADHD 有价值的信息，她也开始感觉到了更多支持并且孤独感持续减少。我真不知道如果没有电脑她将怎样度过初中和高中的生活。这些资源给了她在学校生活的信心。"

Mary, Wooster, OH

如果家里人责怪或者憎恨孩子的行为，那就花时间单独和他们谈谈需要面临的挑战。同您家里每个人讨论孩子的治疗计划，并解释选择的原因。如果您想在家里完成行为治疗，那么家庭中其他成员也需要学会怎样去完成（幸运的是，您所需要学习的父母训练技能同样适合于其他孩子）。积极教育家庭中其他成员适应 ADHD 相关的挑战，并和孩子一起解决这些问题。您可以让他们写下关于他们的任何事情（例如，Frances 经常打扰我），然后考虑如何让他们改变自己的说法以解决这个问题（例如，Frances 需要等我说完以后才能轮到她说话）。如果这样做的话，家庭成员就能讨论出可能的解决办法，先试行一种解决方法并观察效果，如果该办法无效，可试试另一种方法（见第 6 章）。

有时候家庭成员拒绝合作，并且长期抱怨，不能采取积极行动。这种现象很普遍，您可以找到一个 ADHD 支持团队，或者寻求家庭治疗来帮助每个人去适应。

照顾好自己

有时候会存在困难，重要的是尽自己所能，避免这些事情影响您的能力和身心健康。暂时的怨恨和压力在任何具有挑战性的家庭中是不可避免的,尝试并保持幽默的状态能帮助您度过困难的一日。给您和孩子敢于尝试的信心。如果您长期感到焦虑和压抑,一定要同心理学家或其他心理健康咨询师谈谈,并思考去管理自己压力的方法。您会从压力的处置过程中受益,也可重新构造您过去提高孩子对 ADHD 认识的方法。例如,将"我处理问题能力太差,表明我不是一个好家长"改为"我很高兴能检讨自己的处理方式,我确定能找到更好的办法",将干扰行动的想法转变为促进行动的想法。

您可能发现在开始执行第 6 章提到的行为治疗技能时有压力,例如忽略孩子令人不受欢迎的行为。精神和身体上的放松可以帮助您学会用健康的方式转移您的情感。例如,如果您将要面对一种应该忽略的情况,您可以通过一个"精神类型"的方式告诉自己,"好吧,停下来放松一下。我的选择是什么? 什么才是我最好的反应? "提醒自己停下来休息,考虑是否有一个特定的方法是您完成目标的最好方式,拿出一段时间考虑一下您的冲动和您为什么当时没有想到这种方法。这种技巧需要实践,但很快就能够让您在之后做出更好的选择,并且能为您的孩子树立良好的行为管理榜样。

如果教育一个患有 ADHD 的孩子导致您与配偶的关系恶化,应该毫不犹豫地去咨询现存的问题。记住,忽视问题并不能解决问题。您与配偶身体和情感上的健康是处于首要位置的,这不仅为了孩子,也是为了您自己。

同伴关系:和其他孩子和睦相处

社会行为,如改变自己,可能对您的孩子来说是困难的,也许会和其他孩子之间造成冲突,从而让您的孩子更难融入他们。如果同龄的孩子对待患 ADHD 的孩子不热情的话,那将是令人难受的。您可以尽力帮助他交朋友并和其他的孩子合作。人际关系对于孩子的说话技能和长期的适应能力是非常重要的。

您也可以向孩子提供必要的建筑物及脚手架，制订同伙伴们玩耍的计划，可以使孩子在舒适的环境中发展社会能力。开始的时候，可以制定简短的活动日程，并且有父亲或母亲陪伴，例如先烘烤饼干，然后玩孩子熟练的棋盘游戏。考虑为您的孩子提供一个能为他和他的玩伴赢得一个集体荣誉的机会，这样您的孩子就可以展示出自己适当的社交技能，例如，您的孩子允许他的朋友在玩耍期间选择一项活动 2~3 次，您就可以都给予他们奖励。随着时间流逝，孩子与同伴们的相处会变得融洽，然后逐渐去除脚手架让他享受没有您干预的成长中的人际关系。一段时间的玩耍之后，您可以和孩子坐下来谈谈，例如"我喜欢你能决定让 David 选择这个游戏，我看到他非常高兴"或者是"当 Jesica 夺走芭比娃娃的时候，你认为自己本可以做些什么？"

让患 ADHD 的孩子参加一些活动，例如特定的治疗夏令营（见第 7 章），这样对于孩子提高社会能力及运动能力都将非常有效，也有助于改善与同伴的关系。

随着孩子年龄的增长和社会能力的提高，您在孩子日常生活中的指导将继续是帮助他改善社会关系的重要工具。父母对普通孩子使用的许多技巧在帮助患 ADHD 的孩子时应该更加专注、成熟。虽然所有父母都通过自己建模来教授可接受的社交行为，但您可能需要特别确保您展示了某些技能，包括使用恰当的身体语言，以便孩子在每次与他互动的过程中能学会这些技能。在与孩子交流的时候明确您的态度，这样会为孩子树立一个好的榜样（例如：嗨，Joanie，我现在要让你改变一下，当我们改变后，会相处得更融洽）。谈论特定的事情对于年龄大的孩子来说也同样受益,解释正发生在他们身边的事情。我声明,比如,"当你大声说话时我会觉得害怕",在这种情况下就会很有用。

另一个增强孩子自尊的最好方法是鼓励孩子参与课外社会活动,这种活动可以增强积极向上的同伴关系(例如侦察的游戏、运动、社区创办的青少年组织)。孩子在课外活动中成功的关键是有成人的监督,而这些成人需熟悉 ADHD 及怎样应用行为治疗原则(见第6章)。如果父母能够有效地应用行为治疗方法,他们可以成为孩子和其他成员的优秀足球教练。在这种情况下成为一个小组或团队的一员可以极大地鼓舞士气,因为您的孩子尝试在安全、有监督的环境中交朋友。如果这些小组涉及孩子特别喜欢或擅长的活动,那么它们会特别有效,因为他可以依靠自己的技能来弥补其他社交方面的弱点。就这点而言,专注于同伴关系及运动技能方面的夏季活动也对孩子很有帮助。如果孩子正在使用中枢神经兴奋剂,他会发现自己能够很好地控制自己的冲动,并可以充分地参与到活动当中。如果他的长效药物在开始活动时失效,就可以在活动前临时选择短效药物,这样可帮助孩子更好地参与活动。

同时,警惕并消除在暴力电视节目或社交媒体中的负面行为。在您时间允许的情况下,应该限制孩子对这类行为的接触,或者利用这类接触教育您的孩子这些是危险行为。而其他家庭成员的暴力和不当行为当然也是一个严重的问题,可以作为负面和危险行为的例子。

寻找其他积极的人际关系

很多患有 ADHD 的孩子和同龄的孩子交朋友比较困难。如果孩子在学习了上面的社会技能后,您仍然感到孩子孤单及受到孤立,那么您就可以考虑社区里面其他人的帮助,他们可能成为积极的榜样、提供支持的教练或者朋友。年龄大一点的青少年或成人能够分享给您的孩子一个或更多的兴趣,并能理解他的多动和冲动会影响他的社会关系,他们就会通过认真听取、提供建议和同情来帮助孩子建立自尊心。即使孩子和您有积极、支持性的关系,拥有一个其他成人或年龄大点的孩子作为良师益友,也是很有好处的,因为这对孩子来说是一种不同的关系,具有唯一回报的可能性。从亲戚或朋友中找一个愿意帮助您的、负责任的人来为孩子提供帮助。如果没有合适的人,咨询当地 ADHD 支持组织并寻求帮助。您的社区、当地社会服务公益机构或者是指导性的组织(例如,大哥哥 / 大姐姐)均可能成为提供帮助的另一个资源。

最后,需要铭记在心的是,您的存在对于孩子非常重要,您不仅可以和他参与社会实践,而且你们也可以在一起闲逛及玩耍。记住,无论是您还是您孩子的手持移动设备都会浪费珍贵的时间,错过和孩子在一起的机会。您的存在,和他共同活动,或仅仅是告诉他您爱他且愿意和他在一起,都会帮助他平衡在其他地方的失意。有时候,患有 ADHD 的孩子把父母视为唯一——直站在他们这边的人。除了给孩子带来社交及情感上的益处外,亲密的、积极的关系可以使您成为更有效的强化者,从而减少孩子纪律上的问题。

成为孩子坚定的支持者

当您发现新的方法可以促进孩子积极的行为、学习和自尊时,确保这些方法传递给他生活中的其他人,包括家庭成员、亲戚、老师及其他看护人,甚至具有同情心的同龄人、兄弟姐妹,以便他们能保持一致性、组织性,并明确孩子的需要。如果有必要,提醒他们ADHD 是神经行为障碍性疾病,具体的、持续的、积极的技能和态度能帮助孩子提高处理自己事情的能力。向监护者及与孩子接近的亲戚们展示怎样完成这些技能,定期与他们讨论观察到的孩子的反应。记住,在孩子生活中的成人是这个团队中的一部分,他们可以帮助孩子去适应和管理 ADHD。如果他们成为搭档,您的孩子会取得较大的进步,这比处处与老师、监护者及其他人发生冲突要好得多。您可以在第 8 章阅读到更多关于如何成为孩子的支持者的内容。

ADHD 的症状在病初看起来是那么可怕,许多父母担心他们不能给孩子什么帮助。治疗 ADHD 和管理它的症状需要大量时间、耐心及注意力,家庭的作用及家庭关系会有巨大的益处。同孩子的主治医生讨论,实施行为治疗技术,同孩子讨论他遇到的挑战,并向他提供相关资源,这些看起来只是通向更好方面的一小步,但日积月累就会有明显积极的效果。孩子们往往自然而然地想同其他正常孩子一样,他们经常抵制考虑或陈述 ADHD 的相关事情。因此,这就要取决于您向孩子提供的他所需要的帮助,这种额外的帮助能明显改善他日常的生活,他需要的这种帮助和教育会成为他有用的工具。

为了孩子和整个家庭考虑,您需要持续更新 ADHD 的最新研究,尽量帮助孩子的老师参与孩子的评估和治疗计划,尽量帮助孩子认清自己的长处,并处理好实现目标过程中遇到的问题。在医生、治疗师、顾问、老师及其他专业顾问的帮助下,您能够给孩子的生活带来巨大的不同。患 ADHD 的成人能够成功完成大学学业、结婚、拥有家庭及享受有意义的工作,这在很大程度上应感谢父母花费时间和努力来帮助孩子们驾驭这次人生之旅。

常见问题

问：我 9 岁的儿子目前被诊断为 ADHD。对于治疗、谈论什么是 ADHD 及处理自己的问题，他看起来比较顺利。但是，他 13 岁的姐姐对于这些比较消极。她拒绝同家里人一同出去，因为她担心同学会见到她和弟弟在一起。在家里的时候，她经常说她弟弟是怪人，并向弟弟吼叫，让他离她远点。我理解对于一个青春期女孩来说要和她家庭中的一个"另类"相处比较困难，但她的行为粗鲁且已伤害了我儿子的自尊，这种自尊是我们好不容易才建立起来的。我们怎样做才能说服我的女儿支持她的弟弟呢？

答：把这种情况看作是一个机会而不仅是个问题，这样会更有帮助。因为这可以给您机会同女儿开诚布公地谈论对他人敏感的问题，尊重家庭成员的权利和感情，接受每个人必须面对的挑战，以及与 ADHD 相关的问题。和儿子相处时，也需要教育女儿关于 ADHD 的相关知识，告诉您的女儿哪些是您儿子典型的 ADHD 表现，哪些是兄弟姐妹间的正常冲突，她怎样做才能帮助弟弟更好地自我控制和提高家庭功能。如果您还没有同您女儿坦诚的讨论这些问题，那您一定要做，您可以针对这些问题开个家庭会议。和针对 ADHD 的家庭治疗专家共同开一个或多个这样的家庭会议，您的家庭会获益匪浅，这会帮助您的女儿理解她所面对的问题，并可以向她提供与弟弟相处的积极建议。

问：我们 11 岁的女儿目前被诊断为注意障碍为主型的 ADHD，自从开始口服中枢神经兴奋剂后，她的表现已经变得很好了。但是，对于她的家庭作业，我们还有很多困难。我们试着在她的房间建立一个学习室，去除所有的干扰，保持环境安静，并在她学习期间关闭电视。可是我们发现这些措施并没有使她取得好的进步,对于这些无用功我们感到很沮丧。她的老师经常抱怨孩子并没有取得进步,尽管她很聪明,但她的成绩依然很糟。

答:没有一个固定的方案去解决家庭作业中的环境问题。一些患有 ADHD 的孩子在一个封闭且安静的环境中(例如他们的房间)并不能有效率地去学习,他们可能在有音乐的厨房中会做得更好。您可以尝试多个不同的环境直到您找到更有效的环境。另外,您需要查出哪些因素可能影响孩子做家庭作业。需要考虑到能涉及的各个步骤。您的孩子是否知道所有的安排? 她带回家里的材料对于她做作业是必需的吗? 她夜间的计划是否符合她的学习风格? 她可能在学习数学和英文之间,或者是在写了三个段落与列提纲之间需要休息。是否有一个制度对她的夜间作业进行检查? 是否有个制度可以检查她的作业能否按期上交? 怎样才能让她和您知道她的作业是否按时上交? 您和孩子的老师是否建立了进步奖励的措施及落后要承担的后果? 是否有个制度在孩子落后时可以和孩子的老师进行交流? 一旦您系统地考虑了这些问题,您就可以有条理地去解决这些问题了,您可能会找到简单明了的解决办法。如果她的长效药物在学习时失效,就可以在傍晚的时候选择短效药物。

(钟焯堂　张建昭　译)

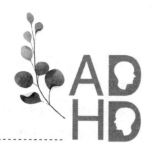

第6章

父母行为管理培训：
有效的育儿技巧

　　许多父母发现，在家里，自己的教育方法对其他孩子通常是有效的，而对患有注意缺陷多动障碍（ADHD）的孩子无效。ADHD 儿童常常因为破坏家庭规则或达不到家长的期望而感到不安，有人因此认为，这种行为并非与ADHD 疾病有关，而是由于错误的养育方式。您和孩子的负面经历可能使您确信，她无法理解或者记住您的指示，并且决不会改善自己的行为。

　　事实上，您患有 ADHD 的孩子和她的姐妹们一样能理解并记住您说的话。但是由于她在控制自己的行为，组织自己的思想，行动前思考或制订计划，并按计划行事方面存在困难，她可能不能按照她所知道的正确方式行动。例如，她可能明白，当您正在和别人通电话时，不停地打断您是不对的，或者当您正和她谈话时走开是不对的，但是她却不能克制自己。她做事的方式看起来像是"预备……开火……瞄准"。她在违反规则之后才想起规则，而不是在犯错之前就想起规则。这就是为什么一些对其他孩子有效的教育方法对她却无效。再强调一次,您的孩子不是不知道什么行为是正确的,只是他们难以做到。

目前,父母行为管理培训(parent training in behavior management, PTBM),一种教授家长的行为治疗方式,已经被证明可以有效地使 ADHD 儿童从理解恰当的行为,转变成以更正确的方式行事。这种行为治疗致力于帮助家长掌握如何表扬和奖励孩子恰当的行为,如何减少孩子的攻击、逆反、多动行为。值得注意的是,许多的研究一致表明,育儿虽然不是 ADHD 的病因,但却是父母更好地养育 ADHD 患儿最需要增强的技能。而且,父母最有能力帮助他们学习新的行为。最近,美国疾病控制与预防中心(Centers for Disease Control and Prevention)已经重新审核了 PTBM 中的课程,筛选出了哪些育儿办法可以有好的结果,哪些是无效的。

有助于父母教育和管理好儿童,并能和孩子建立良好亲子关系的成功方法包括:

● 教授父母积极聆听的技巧,例如应对儿童诉求的办法。这种方法同时也教授父母帮助孩子识别他们自己的感受,帮他们把自己的情感归类,学习正确表达和处理情绪;这也向他们的孩子传达了一个重要的信息,即他们对孩子说的话感兴趣,并接受它们。教授家长减少负性交流方式(讽刺和批评),让孩子感到他们是平等地参与交流过程。
● 教授父母与孩子正面交流。
● 要求父母和孩子在课程培训期间实地练习。

有助于父母减少儿童攻击、逆反、多动行为的成功方法包括：

- 教授父母为培养更好的行为做好准备。
- 教授父母与儿童正面交流，通过表扬良好的行为和忽略大多数不希望的行为，减少不希望的行为。
- 教授父母正确使用暂停。
- 教授父母尽可能始终如一地回应自己的孩子。
- 要求父母和孩子在培训期间实地练习。
- 教授父母如何让孩子在家练习新技能。

PTBM 课程中效率较低的部分包括：

- 教授父母如何解决儿童的行为问题。
- 教授父母如何提高儿童的学业和认知技能。
- 有的 PTBM 课程还提供一些辅助性服务，如社交技能培训。

一位家长的故事

养儿育女的方法

"最初很难理解为什么我的育儿办法对我最小的孩子 Suzanne 几乎无效，她患有 ADHD。"一位妈妈写到，"我对她和我的其他孩子一样，每次我规划出如何帮她改变到正确的方向，可到周末发现她又回到旧的习惯。她还比姐姐们有更多愤怒和违抗行为。当她确诊 ADHD 时，我已经对她没有办法了。谈话、奖励、惩罚，任何办法看起来都不起作用。只有在我参加了她的儿科医生推荐的父母培训之后，我才开始明白为什么我的很多方法不起作用，我应该怎样系统地塑造她的行为。"

Gail, Milwauke, WI

父母行为管理培训（PTBM）与其他方法的不同之处是强调成人用哪些方法能更好地理解、管理、塑造孩子的行为，其他方法直接聚焦孩子，设计改变孩子的情绪状态（例如传统的精神疗法）或思维模式（例如认知行为治疗）。虽然这些方法对年龄较大的儿童和青少年的焦虑和抑郁非常有效，但对 ADHD 患儿没有持续的帮助。本章将为有 ADHD 儿童的家庭介绍 PTBM 的基本原则。大家将学习如下内容：

- PTBM 的组成部分，为谁提供，哪里可以提供。
- 都有哪些已证明在提高儿童的功能方面有效的特殊的育儿技巧，应该如何实施。
- 如何将用 PTBM 的技巧取得的良好行为保持下来。

父母行为管理培训（PTBM）技术通常包括 7~12 周高度结构化的父母培训课程，由治疗师或经过培训且取得证书的指导人员针对个人或小组讲授，通常每周讲授一个部分。这些课程已经被证明对 ADHD 患儿的家庭是有效的，因为父母能每周反馈一次，可以提问题并接受指导人员提供的帮助和建议。同时培训时也为父母提供和其他有相同情况的家庭分享经验的机会。要注意的是该课程需有训练有素的治疗师参与。

现在 PTBM 在很多社区都已开展。如果您所在的社区还没有，或在您的社区已开展，但不在您的医疗保险计划范围内，无论哪种情况，您在日常生活中和孩子相处交流时，可以采用阅读本章所学到的原则。不过您可能会发现，如果能和一位儿童治疗师、孩子的儿科医生一起根据孩子独特的情况调整这些技术会更有效。

什么是父母行为管理培训，它的对象是谁，在哪里可以找到这种服务

父母行为管理培训由设计好的一整套训练、检查步骤组成，提供一些改善亲子关系和提高孩子自控能力的策略。父母行为管理培训其实就是一个课程，目标是训练您（作为家长），如何成功管理和塑造自己孩子的行为。通过更多关注孩子的实际行为而不是她的情绪状态，通过教授父母学习如何鼓励并保持良好的行为，哪种行为需要主动忽略，学会何时以及如何设置强化规则，努力促使父母成为自己孩子的"治疗师"。许多技术可能是您在其他孩子身上使用过的，但在您患有 ADHD 的孩子身上尝试过，却没有成功。与其他孩子相比，您 ADHD 孩子的行为管理可能需要更多的精确度和一致性。

所有行为治疗的模式包括 PTBM，拥有相同的一套原则，提供一系列方法，在不同情况下可结合使用，以便帮助提高孩子自我调节的能力。一套完善的 PTBM 课程将帮助家长：

● 更好地明白孩子的哪些行为是正常的。
● 学到持续和正性交流的能力。
● 去除负性互动方式，例如争吵或经常不得不重复指令。

- 让孩子的行为更加适当。
- 更多理解孩子的观点。
- 支持孩子,提高她管理自己行为的能力。
- 尽可能通过改变环境来避免问题行为。

谁是父母行为管理培训的最大获益者?

多数情况下,孩子越小,行为治疗计划越可能成功,因为改变形成时间还不长的负性行为比较容易(青少年仍能从完整和持续的行为干预中获益,见第 11 章)。因为父母行为培训要求孩子具备充分的语言技能,能明白您说的意思,并能讨论她现在的行为模式和计划要改变的行为。所以,行为治疗适用于孩子 2 岁以上的家庭。有严重行为问题的孩子需要增加专业帮助,或者说不同方式的帮助来改善他们的功能。

在配合使用中枢神经兴奋剂的情况下,父母行为管理可能更有效,药物可以使孩子全身心专注于给她的指导方法。在很多情况下,药物和行为管理的联合使用,明显提高了疗效,父母和老师观察到 ADHD 孩子的行为与正常孩子一样。对于患有 ADHD,但没有共患病(见第 9 章),而且有适当社会功能,没有明显行为问题的儿童来说,规律的药物治疗观察是首选。对患有 ADHD 并伴有违抗症状、社会功能差和不良行为问题或负性养育经历的学前儿童、学龄儿童和青少年,最有效的治疗是,选择药物控制和行为管理联合应用。对伴有违抗行为的幼儿和学前儿童,不论有没有 ADHD,首选的一线治疗方法是父母行为培训 / 行为治疗。学龄儿童(6~12 岁)可以首先开始药物治疗或父母行为培训 / 行为治疗。

　　无论儿童是否服药,父母行为管理可以帮助改善父母和孩子的关系。当整体治疗方案包括行为管理时,父母和孩子均会得到比较满意的效果。有些病例报告,父母培训的益处包括减少使用达到治疗效果所使用的药物剂量。父母培训的另一益处是,行为管理规则不仅对 ADHD 孩子有效,对家庭所有孩子都有效,使用这些技术调整育儿方法还能使家庭成员间的关系更融洽。

共患病和家庭问题

　　如果您的孩子确诊为 ADHD,且有其他共患病,她的医生能根据孩子具体情况帮您决定是否将行为治疗作为首选方案。例如,孩子患 ADHD 且伴有焦虑,行为管理或药物治疗都能达到相同的目的。但是,患有 ADHD 伴对立违抗性障碍或品行障碍的孩子,使用药物结合行为管理比单纯药物治疗效果好很多。还要强调一点,专业的行为治疗(应用行为分析)对孤独症谱系障碍(autism spectrum disorder,ASD)是一线且最有效的治疗方法,伴有 ADHD 症状的 ASD 儿童和单纯患有 ADHD 的儿童需要不同的药物,以控制这些多动的症状。ADHD 伴重度抑郁的儿童需要不同药物和不同的行为治疗计划。本章介绍的父母培训方法不适用于上述情形。

　　事实上,当孩子被确诊为 ADHD 时,要同时进行共患病诊断。记住,某些共患病早期可能未被发现,或过些时候才表现明显。如果孩子出现一些可疑症状,使您怀疑她有行为紊乱、抑郁、焦虑或 ASD,那就和她的医生讨论一下您关心的问题。也许需要重新考虑她的诊断和共患病,并适当改变治疗计划。

　　家庭环境也会影响您使用行为管理技术达到目标的能力。如果家庭成员间的交流很困难,您正经历严重的婚姻问题,或家庭成员面临许多问题,以及任何形式的家庭暴力、吸毒或酗酒,父母培训可能对您没有用。这些情况下,拜访专门提供家庭治疗的精神治疗师可能会有较大帮助。患有 ADHD 的儿童也可能有学习障碍或语言障碍,也能导致您的孩子出现行为问题。识别它们非常重要,因为行为治疗并不能解决这些问题。

在哪里能找到父母行为管理培训课程

如果您所在社区有父母行为训练项目,并且您的健康保险也覆盖该项目,孩子的医生能指导您找到合适的资源。您要核实确定,治疗师或主持训练者是合格的心理卫生或医学专业人员,课程遵循系统的格式,专门适用于 ADHD 儿童的父母。可以核实行为治疗师是否有美国心理协会(the American Board of Psychology)颁发的合格证书。儿科医生或您所在地区儿童医院里的心理健康科、发育行为科或精神卫生科应该能帮助您找到一些资源。最好的课程是基于循证医学的,通过详细的行为学研究已经证明有效的课程。当使用没有标准化的父母培训课程时,对在家庭管理 ADHD 儿童可能不会那么有效。

一些学校可以提供资金,培训自己的老师使用行为治疗技术。或者有一名学校心理学家或行为治疗师对老师进行行为治疗技术指导。如果您孩子的老师参加了这些课程,他和孩子都将极大地受益。通过和您的伴侣一起参加父母培训,并和孩子的其他护理者(包括孩子的老师)共同探讨行为治疗策略,可以与其他人一起帮助孩子,努力达到您及她的治疗团队要求的目标。

下面开始学习本章以下的资料,思考这些方法中,哪些可以用在孩子的日常生活中。

父母行为管理培训：培训要点

掌握基础知识

在开始学习父母培训课程时，重要的是先培训关于 ADHD 的基础知识以及对立违抗行为形成的原因。当您开始接受父母行为培训指导时，治疗师或辅导员将会讲授这些知识，同时您也可以阅读这类知识相关的书籍及浏览相关网站。

设定行为改变的场景：掌握如何对孩子使用奖励和惩罚

行为管理不仅针对孩子的行为，还涉及改善孩子和父母（及其他人）的关系以及促进家庭内的互动。作为父母，第一步要改善关系，通过了解孩子在日常生活中，什么经历使她感到灰心，用正面的信息和支持帮助她反击负性事件，建立自信。

许多父母培训课程建议，首先安排一段积极的游戏时间，这是行为改变成功的很有帮助的第一步。您可以每天抽出一段时间和孩子一起玩，在这段时间，克制自己不要指导或命令，也不要提问，要真诚地告诉孩子做什么说什么，描述她做的事。这段时间，您不是为了教她什么或规范她的行为，而是让她知道您对她感兴趣，想和她在一起共度时光，逐渐更好地了解她。您可以告诉孩子，从现在开始您将每周抽出几天时间和她在一起（其他家人也同样做）。在一个双亲家庭中，希望父母双方都能在大多数日子里单独找到这个时间。

在这段时间允许她决定做什么（任何能够两人互动的活动都很好，例如玩棋类游戏或布娃娃，一起骑自行车，但不能看电视或进行有组织的活动。当您投入到活动中时,让孩子当指挥者。不时表现出您的专注和投入,时常提供正面反馈,但不要试图结束活动或谈话。试着选择那些只让您享受孩子陪伴的活动,而不是那些您需要提供指导的活动,比如有很多规则的新棋盘游戏。

关键是平和地与孩子在一起,让她成为您注意的中心,看到她的世界。当您和孩子进行这类活动时,要掌握倾听和观察技巧,同时避免经常给予命令和指导,这是重塑她的行为,改变家庭关系的首要必备技能。您也可用最有效的方式向孩子表明不必用不良行为吸引您的注意力。一旦她意识到父母的喜爱,她就能依赖和信任父母,帮助自己更好地和他人相处,并与更多人形成良好的人际关系。

对孩子的行为进行有效的回应

在家中一旦和孩子建立了信任基础和正性支持,您就可以寻找改善你们之间互动方式的办法。你们之间的互动方式会获得改善,而良好的互动方式为促进父母培训工具和技术的有效使用奠定了基础。

父母培训首要的原则之一是正确理解"自律"的观念。很多父母认为自律的形成靠使用有效的惩罚。然而,教育孩子自律应该是教育孩子自我管理,这一点是父母培训的基本目的。幸运的是,行为管理课程在违反规则时较多采用正面的方法而非惩罚。作为孩子的"老师—辅导员—治疗师",您需要学习面临各种可能的情形,如何选择最有效的回应模式。

多数情况下,您会发现面对孩子的某种特殊行为,您有三种选择:表扬、忽略和惩罚。父母行为管理培训将帮您决定选择哪种方式、如何决定、如何坚持下去。

当然，有时对某种行为是该惩罚还是忽略难以抉择，并且何时及如何去奖励也不好决定。这些内容本章都将讨论。同时，要认识到这点是重要的，那就是在多数情况下，宁可选择正面反复强化和忽略，而非惩罚，甚至有时和您的直觉相反。设想当您努力工作时，您的上级领导察觉到并表扬了您的努力时，您会多么欢喜，而如果她经常批评您时，您会感到多么没有干劲和沮丧，这能帮助您理解上面提到的这种情况。同样的，当您正面和他交流时，孩子也会愿意积极回应您的正面教育，而您的否定或负面回应可能引起更多不良行为。这就是为什么在进行父母行为培训时，教育父母要尽量鼓励表扬孩子的良好行为甚至是中性行为，忽略不良行为，将惩罚减少到最低，这是塑造行为的有力措施。尤其如果您孩子出现问题行为的动机是想通过任何可能的手段，无论是消极的还是积极的，获得您的注意，遵循这点更是非常重要。

三种基本规则

对孩子的行为，什么时候做出回应

许多家长会发现，在和孩子互动时，要遵循下面这些规则进行行为治疗：

- 当出现的行为是一个您希望它持续下去的行为时，及时表扬。
- 当出现的行为是一个您不希望、不允许或不喜欢的行为，但它没什么危险，并非不能容忍时，采取忽略的方式。

- 如果出现一个您不得不阻止的危险行为或不能容忍的行为(例如,她在击打伤害兄弟姐妹,但不是为了吸引您的关注)时,及时惩罚。

发出清晰指令

首先要保证您给出的指令是清楚的,这是帮助孩子学会遵守规则、听从指令或自己管好自己的第一步。成人常常习惯用各种"软指令"或模糊的姿势和词语说出他们的要求。许多时候,我们也试图强烈回应或不予理睬那些我们认为不能接受的行为。但当所有(不限于 ADHD 患儿)儿童需要学习自我控制行为时,他们需要我们清楚地、直接地、不是情绪化地告诉他们去做什么。您可以这样发出有效的指令:

- **直接的目光接触。**通过直接的目光接触,必须使孩子的全部注意力集中在听您讲话,并一直在听。起初您会发现,对孩子说话之前握着她的胳膊或拉着她的手,有助于做到这点。
- **清楚地表达您的要求。**首先您要清楚表述对孩子的要求,说明白您要求她做到哪一步,即行为治疗师的终极目标——简单不带情绪地叙述您希望孩子去做什么,尽量不要提高声音,少用几句话(如:"你不能再推弟弟。")。
  - 如果她没有立即停止,您要紧接着进行警告,用平静、柔和的声音和尽可能少的话语,告诉孩子确切的限度和后果(如:"如果再推弟弟一次,你就别玩了。如果你马上停止,你们俩可以继续玩。")。

- 下达指令时,保持语气坚定自然,即使有时这可能很困难。避免反复唠叨,或看起来和听起来很生气。特别重要的是,要注意自己的表情,因为非语言信息常常被家长忽视。说的时候要像指令而非提问(不要说"你能不再挑逗弟弟吗?"或"别逗他,好吗?";而是"你不能再逗弟弟了。")。

● **观察孩子的反应**。如果您不确定孩子是否听到了您的要求或警告,让她重复告诉您一遍。注意观察她有没有执行您的指令,并立即改变自己的行为。

  - 如果她按照您的要求做了,在她很好地完成后,给她表扬、感谢、竖起大拇指、击掌或其他形式的奖励。
  - 如果她的行动不像您希望的那么好,但努力去做了,立即表扬她做得好的方面。

● **强制执行消极行为的后果**。如果孩子没有照您设定的限制去做("再一次"或"两分钟以后"),执行您已经给出的决定。这样做的同时,要平静地告诉她为什么会发生("你没有停止推弟弟,所以,你不能再玩,等5分钟,刚才我们已经告诉你了。")记住,由于您已经给过警告和结束命令,并且和她说明遵从或违反指令的后果。如果她没有遵从您的指令,您没有让她进入暂停状态,是她自己选择用暂停来代替遵从您的指令。这就是问题的关键。如果您给她一个指令,她没有遵从,您立即使她进入暂停状态,您跳过了让她选择接受积极或消极后果的步骤。您已经失去了教她学习自我控制的机会。

所以,请牢记育儿原则的要点:教会孩子自我控制了吗?

如果您每次都坚持执行每个命令的积极或消极后果,您很快就会发现,您不必像以前那样一遍又一遍地重复您的指令了。您最好只说一次指令,让孩子执行。父母经常认为"我必须说8遍他才能听。"孩子常想"前面7遍我是可听可不听的! 然后,她愤怒了,我就不得不做了。"对于多数父母来说,摆脱(改变)在和孩子的互动中不停地恳求、抱怨或威胁的习惯是一种巨大的解脱,但这往往有很长的路要走。

当他无视您的命令时,您试图放过,想想以后如何弥补这种不一致性,将来如何达到承诺的结果,这是多么不容易做出的决定。如果您试图使您给出的每个指令落实到底,事先您需要确认,您给出的命令是不是非常重要的。尽量限定发出命令的数量会使其执行起来相对容易一些,增加成功的机会。

首先,您在练习根据指南给孩子下达指令时,需要使事情保持简单。确保您的指令对于您的孩子都是可以完成的,孩子完成一步指令后再给予下一个指令。必要时,可以把一个复杂的指令拆分成几个小步骤("脱掉你的鞋,很好! 现在脱下袜子。")。这样做的结果是孩子成功完成指令,并把成功作为基础,而不是由于指令过于复杂导致失败,同时认为自己永远不能完成您的要求。当孩子正在完成指令时,要避免使她分心。

要确保完成每一个指令。在您想让她遵从这些指令时,才给她下指令(在该睡觉的时间要求她上床睡觉),坚持给出您确定孩子能成功完成的指令。最好在每次给出指令的同时给予一个时间限制("说三遍之内""三分钟之内"),以帮助她专注于完成指令,同时便于双方确认指令是否完成。

记住,ADHD儿童经常在时间意识、时限观念上有特殊困难。您需要使这种时限观念变得简单,考虑使用煮蛋记时器或其他富有创造力的计时装置,以使时限观念变得具体。通过这种方式,可以使原本以失败和挫败而告终的指令("上楼打扫你的房间")变为能够成功完成并带来自信的指令("在三分钟内,这个闹铃响之前把你的游戏机收走")。

最后,除非您想让她遵守,否则避免发出不必要的命令。如在真正到时间之前,告诉她去睡觉是没有用的。

渐进式行为塑造:在正确方向上小步累积

同我们一样,ADHD 儿童要想改变习以为常的复杂行为方式,也会感到非常困难。期望一夜之间使您的孩子发生大的行为改变只会导致父母和孩子的挫败感,并最终导致失败。如前所述,为了帮助孩子改变一组复杂的行为,将整个计划拆分成小的、容易实现的步骤。每次只改变其中一点点,这种做法成为塑造孩子行为的方法。这种方法把整个任务分解,每当成功完成其中的一个环节,给予鼓励,以取代一次完不成的挫败感。

父母行为管理培训课程将帮助您学习如何确立孩子的目标行为,以及实现目标行为的方法。父母(或监护人)可以记录孩子完成某任务或改变一个复杂行为所需的各个步骤,接着制订完成每个步骤的计划,做到每次完成一个步骤。您可以邀请孩子一起制订这种计划,即使很小的目标也可以通过这种方式分解。写出完成一件家务劳动所有的步骤,例如,孩子打扫他的房间所需要的步骤如下:

- 收拾脏衣服,放进洗衣篮。
- 收走书本。
- 将玩具放进床下抽屉中。
- 盖好盖子。

　　然后,您可以从单个指令开始:"你要开始打扫你的屋子,先将脏衣服收起来放进洗衣篮中。"通常对于患有 ADHD 的孩子来说,开始执行任务是最难的部分。当您帮助他完成任务的第一步时,您的孩子也会更容易开始,一旦开始,您就可以后退一步,专注于赞扬她的行为。当她成功完成第一步时,您可以鼓励:"干得好!"一旦她因为把衣服放进篮子里而受到表扬,她就更有可能回应"现在把你的书收起来"。您可以回答"进展不错",这种情况会一直持续到房间被整理好。

　　相反,如果您仅仅说"你需要整理你的房间了"。这时他将脏衣服放进了篮子,但是没有收拾书和玩具,也没有盖盖子,没有成功完成全部任务,您最终可能会像大多数父母一样做出负面评价并给予惩罚。

　　用这个办法持续数天,当您每次提出要求"开始打扫房间,将脏衣服放洗衣篮里",孩子都能熟练地成功完成后,您可以将打扫房间的任务再增加一步。"开始打扫房间,将脏衣服放进洗衣篮,把书籍收走",成功完成后给予鼓励。当这一步能熟练地完成后,再增加下一步,以此类推,直到全部任务完成。通过这种方式您"塑造了他的行为",同时,将父母与孩子之间曾经的消极互动转变成积极互动,从而不断提高孩子的自尊自信和能力。

　　您也可以通过为某些任务计时,鼓励她一次又一次地尝试打破自己的速度记录,来帮助您的孩子学会更好地集中精神,更快地完成任务。对于那些在家里或学校屡次经历失败或挫折的孩子来说,小小的胜利可能意义重大。行为塑造技巧还能帮助孩子感受到每一个步骤的成功,帮助她拥有自己的成就感,并为之感到自豪。

选择何种情况该奖励，何种情况该忽视或惩罚

　　父母行为管理训练课程的下一步是，学会识别哪些行为需要奖励，哪些行为应该忽视或惩罚，并进行相应反应。您最好密切关注孩子的优点，甚至是中性特征，使他尽量做好，然后给予鼓励，因为这样才有助于强化其正性行为，让孩子与您的联系更密切。鼓励要简单、具体、直接，如"我喜欢你在我第一次要求时把衣服放好的样子！"不要被负性参照毁掉："很好。你为什么平时总做不到这么好呢？"这称为奖励损毁。在很多情况下，一个微笑、赞许或者是搂抱比言语更有效。这种即时的正性强化方式在改变行为中的作用实际上比起更大的远期奖励（例如："如果你能保持全部学分 B 以上，或者整个学期都在荣誉榜上就允许你玩视频游戏。"）更有效。当然，对于年龄较小的孩子，您仍然可以考虑，一旦孩子成功完成任务，给您的孩子实施代币方法中的贴纸、计分或其他奖励，以帮助激励行为的转变。

　　"主动忽视"是父母可以选用的强有力的行为矫正工具，但也是最难执行的方法。避免通过不关注来强化负面行为！在使用主动忽视之前，您应该考虑能否通过改变环境，来减少问题行为发生的可能性。例如，如果您的孩子倾向于在 30 分钟的游戏后与她的兄弟姐妹争吵或打架，那么可以在 25 分钟后结束兄弟姐妹的游戏时间，然后重新引导到独立活动。通过设置时间，您可以预防一些不良行为。一旦您提出一种要求，只要是对孩子行为矫正有利和有效的，都要始终坚持。许多家长习惯于终日频繁进行矫正，既没有持续坚持又不断开出很多"罚单"，这会使得惩罚失去效用，并且使孩子与家长建立起负面关系。学会主动选择忽视一些小的细节，才能保证

指令得到好的贯彻,从而产生明显的行为改变。

　　事实上,您会惊讶地发现忽视负面行为的奇效。特别是对于孩子已经习惯于与您在一起时享受到的正面鼓励,而逐渐淡化了您曾经的负面关注的情况。尤其是,孩子仅仅为了引起您的注意而一再打断您电话通话时,如果您做以下反应,如:"Sarah,我在打电话,等我打完!"也许您想给他一个命令,要他停止打断您,但实际上您给了他一个奖赏,这就是他此刻最需要的东西:关注!如果您选择无视(不看他,也没有言语反应),他会更加希望获得您的关注,并尝试更能吸引您注意的方法。这在行为治疗中称为"熄灭前的爆发",即一种行为在变好之前会变得更糟。然而,如果您继续选择无视,他会逐渐去尝试另一种更能满足其需要的方法。通过这种方式,主动忽视成为一种很有力的行为矫正工具。通过奖励和主动忽视技术灵活结合使用,大部分行为问题都可以得到解决。

　　父母行为管理培训课程的典型内容之一,是您要学会辨别少部分危险行为(例如不先观察,直接闯入马路中央)或无法忍受的行为(如殴打和伤害其他孩子),对这些行为,您必须马上反应,进行制止或惩罚。您的治疗师会教您,如何事先就这些行为与孩子进行讨论,并定出惩罚措施,制定将来如何避免发生类似情况的措施。他会帮您理解,如果仅将惩罚限定在危险的和无法忍受的行为上,惩罚措施是多么有效。当惩罚措施过于频繁(正如对 ADHD 儿童所做的那样),效果是递减的,孩子将不再对此具有确定的反应。孩子会变得更怨恨、愤怒和负面。因此,惩罚必须限定在很少发生的,父母不能无视,而必须及时采取行动的情况。可能的话,在实施如何惩罚之前都要先进行制止、警告。这样,孩子经常会有回旋余地,选择控制自己的行为,免于受到惩罚。

重要的是,惩罚应与违规行为或不当行为相匹配。在最符合违规行为的情况下进行惩罚是最有效的。惩罚的严重程度不一定要很严厉才有效。许多研究已经证明,及时的、与违规行为相关的、不太严厉的惩罚往往效果更好。这就是为什么打屁股和其他体罚的效果较差,会产生负面影响,而且永远不该使用。除了为危险和不可容忍的行为建立惩罚制度外,制定一些温和的惩罚措施,可以帮助患有 ADHD 的儿童了解他们的行为和后果之间的一一对应关系。

无论对孩子的行为做出何种反应,即刻发生的反应才会达到最佳效果。拖延对某个问题的讨论,或对于一个好的行为允诺周末给予奖励,都会令其效用大大地降低。对一种特定行为的反应,您要尽可能保持一致性。如果您对孩子的哥哥昨天同样的行为进行了适当的惩罚,今天对这个孩子也要做出同样的惩罚。可事先在治疗师的帮助下确定您孩子常见行为问题最好的应对方式,当情况出现时可以放心运用这些应对方式。

使用奖励激发正性行为

表扬是一种对所有孩子都适用的强有力的激励措施,但许多孩子更喜欢,并能很好地回应一些附加的看得见摸得着的激励方式,如奖励图表、代币行为矫正法等。奖励图表(又叫"应变图")通常包括一张带有日历的纸,上面写有 4~5 项您和孩子一起制定的可以完成的日常杂务、行为或其他目标。在与孩子一起制定奖励图表前,要通过细致观察确定,他能够成功完成表中列出的绝大部分任务。对每项行为的描述要细致、清楚,可以数量化(例如"被告知后 5 分钟内上楼刷牙"或"叫三遍之内必须起床")。您可以将 5 项中的 4 项设计得让孩子很容易完成,而第 5 项是目前正在训练的行为。每天回顾总结图表内容,这正是您让您的孩子感受"您为他干了这么多事情或其行为改变而多么骄傲"的时刻。每次孩子完成目标后得到一个"星星"(星号)或者对勾(对号)或者其他奖励符号。许多年幼的孩子获得了自己的星号或对号就足够喜悦,如果有太多没有完成,或者没有获得星号或对号,孩子会有挫败感,并消极参与。许多较小的孩子很高兴自己收到贴纸或"星星",但年纪较大的孩子则往往不满足于此,还可能希望将他们获得的星号或对号累积换算成进一步的特权奖励,这些奖励并不需要新的"特权",实际上您要做的是,把许多日常生活中孩子享有的特权纳入对其行为控制目标之下,并且事先预知,他能够完成这些任务并体验到成功的快乐。表6.1 总结了本节中描述的主要概念。

表 6.1 适用于 ADHD 儿童的有效行为治疗技术

技术	描述	示例
正向强化	根据孩子的行为表现,提供奖品或特权	完成一项约定任务,允许玩一会计算机
忽视行为	对孩子出现的不期望的表现,故意忽视,即没有身体的或言语的反应,孩子最终会选择放弃	当认识到其行为未能达到预期的引人关注的目的,孩子会首先加剧这一行为(熄灭前的爆发),之后,当持续没有收到回应,行为将会停止(熄灭)
暂停	出现不期望的表现或问题行为时,停止使用正向强化方法	孩子欺负兄弟姐妹,不听劝阻,无视警告,需要站在墙角5分钟反省
反应代价	出现不期望的表现或问题行为时,撤销部分奖励和特权	没有按时完成作业,取消部分自由活动时间

技术	描述	示例
代币法	孩子通过完成希望的行为获得奖励或特权。这种正向强化方法可以与反应代价法结合使用,即当出现不期望的行为时,削减奖励和特权	完成指定任务获得星号,随意走下座位减去星号,周末计算总和,以兑换奖励
强化练习	用表扬或奖励来鼓励孩子练习他们目前无法掌握的技能	孩子在新学年开始前的一周内,通过练习早上的准备步骤获得奖励。这些预定的练习可以在一天中的任何时间进行,目的是教导和激励孩子做他们从未自己做过的事情

    另一种经常采用的奖励机制称为代币法。当行为正确或者行为符合要求时给予代币、星号、对号或者计分。类似于奖励图表(应变图),代币法是在简单表扬不足以激励孩子完成任务或遵守常规时而采用的一种很有用的工具。这种方法见效很快,但如果不能坚持使用,其最初的效果也会很快消退。根据其对您孩子来说难易程度的不同,每项行为赋予一个值(如3个对号或计4分)。然后跟孩子制定一个列表,列出一些有吸引力的活动或待遇,可以通过一定数量的对号或分数进行购买。

    代币法是奖励符合规范的行为。必要时,可以在代币法中加入反应代价法(发生不希望的行为或问题行为时扣除一定数量的对号和计分),在这种情况下,孩子在商定的规定期限内没有完成规定行为,则相同数量或约定的对勾或分数将被从总分中扣除。在引进反应代价法前,要先确认是否已经实行了代币方式计划,并且孩子已经获得了对号或积分。需要明确,这在您看来是一种动机激发机制,在孩子看来这是很有趣的游戏,否则这将是一种挫败体验,而成为一种无效的策略。

奖励图表和代币法,是单靠表扬不起作用时,能够激发孩子自觉改善行为的良好方式,也是帮助家长系统性、正面性、一贯性、客观性地促进孩子自觉改善行为的方法。这些技巧在对遵守规定的奖励相当即时的情况下效果特别好;在孩子遵守规定后尽快给她代币,并在一周内实现许诺的海滩旅行。最好能让孩子参与建立目标清单,为每个行为分配价值,并在满意的情况下给予奖励,那么他们的有效性就会大大增强。最好是尽您所能将扣分控制在最低限度。将任务分解成合理的步骤,不要期望过高,否则孩子会气馁并放弃。有些孩子在经历过一次或多次承诺的大奖励后才开始热衷于代币法,所以这种方法一定要坚持 1 个月或更长时间才能见效。要制定可实现的目标和积极的项目,这样可以让孩子不过于沮丧或抗拒,这将对代币法的成功大有裨益。

如何高效使用惩罚

没有人希望因自己的失当行为招致不良后果,但是平静而又坚定地实施惩罚常是使孩子学会新的行为方式的必要手段之一。首先,决定何时实施处罚可能是困难的,因为很容易将其失当行为归因于她的"ADHD"。如果孩子拒绝服从,特别是 ADHD 的孩子,惩罚疗效将大打折扣。

当家长试图制止或惩罚孩子的不当行为时,他们或许认为(不至于导致身体伤害的)打屁股是一种选择。然而很多研究表明,这种方式比起其他策略如"暂停—停下来反省"、削减特权等更低效,它对孩子的健康成长有不良影响。并且打屁股这种有攻击性的方式更易引起孩子效仿作为矛盾解决的方法,也导致孩子生气及攻击行为、恶化亲子关系。包括美国儿科学会在内的许多专家和组织呼吁禁止对孩子打屁股和羞辱。父母失控的打屁股惩罚被认为是一种身体侵害。

"停下来反省"和削减特权已被证明是行之有效的适合 ADHD 儿童的惩罚方式。它们是应对孩子少数不可容忍或不可接受的少数行为的适当方法。

前者常用于对年幼孩子的惩罚,将孩子带进一个远离您的房间,将她与您分开,这样您就可以忽略她的负面行为。

在建立"停下来反省"制度时,您需要先跟孩子充分讨论,确认这是违反重要家庭规章的后果,并且解释清楚,除了需要及时制止的危险行为外,一般会先给出一个命令要求(例如"把玩具还给弟弟!")和一个警告(例如"如果 1 分钟之内不还回去,你将面临暂停的惩罚!");当您生气或您的孩子不高兴时,或当您的孩子饿了时,或当你们中的任何一方有急事时,这样做都不是一个好主意。帮助她明白,您知道她可以改变自己的行为,以避免以上情况发生。

告诉她您会帮助她,而且惩罚是可以避免的。这样孩子往往会选择改变自己的行为以免受惩罚。告诉您的孩子,您会用一个计时器来测量暂停的长度,并向她演示计时器的工作原理。告诉孩子您会用一个计时器来测量惩罚时间,并展示给孩子计时器的工作原理。

一旦您的孩子理解了"暂停"制度的运作机制,在适当的时机,您就可以启用了。当您的孩子做出了不可接受的行为时,采取以下措施:

- 警告她，如果她不在特定的时间内对您的警告作出反应，就会被"暂停"（Anna，停止欺负妹妹！我数到3，如果你还不停，你将会接受"暂停"处罚）。

- 同时说明选择适当行为的好处是什么。

- 如果她没有听从劝告，及时停止不适当行为，您要平静但坚定地将她带到"暂停"房间。语句越短越好，例如："推搡妹妹的女孩需要暂停"。不要迁就，也不要让她分散您的注意力。要让其意识到这是她自己的选择。否则，您会因为她的负面行为注意到她，而这对她正是一种奖励。

- 告诉她将要暂停的时间，短则2分钟，但不超过5分钟。放置一个计时器，然后留下她一个人在房间。

- 避免基于缩减惩罚时间或取消惩罚的妥协。另一种结束"暂停"的方式是等待孩子自己安静下来2~5秒，通过这种方式，可以使孩子意识到，自己安静下来也可以尽快结束暂停惩罚。如果她在暂停期结束时仍然感到痛苦或哭泣，您可以说："要不要我抱抱你，帮你冷静下来？"通过这种方式告诉她痛苦并不是有害的或可怕的，她就能恢复平静。

- 完成了全部程序后，把注意力放在未来。避免说教，让惩罚"自己说"，并注意表扬她下一个正性行为来结束这次"暂停"处罚。第一次实施"暂停"时，要做好应对多重阻力的准备。"暂停"是通过重复或所谓的条件反射来教人的。很快，您的孩子就认识到您坚持原则不动摇，一切的消极抵抗、辩解、讲条件都不起作用，选择正确行为以避免这种惩罚。同时切记，当孩子不听劝告"选择"了"暂停"时，目标是要引导孩子注意如何避免这种"选择"，而不是如何逃避惩罚。通过对遵守规则进行正面奖励的方式,可以帮助孩子控制自己的行为和尊重您的期望和要求。

削减特权对年龄较大的孩子或青少年是一种更适当的惩罚,是做出不良行为后需要付出的代价。如果孩子违反规则,而且事前屡次无视劝告,根据过失严重程度,削减其在一段时间内的特权。为了更好地发挥这项措施的效用,最好事先让孩子参与深入讨论,了解什么行为,严重到什么程度会招致这一惩罚。重要的是,要尽可能地将惩罚与负面行为联系起来。例如,孩子未完成作业会导致第二天不能看电视,青少年无故未按时回家导致周末不能使用汽车。如果惩罚不合理,或者对您的孩子来说没有意义,那么这种方法就无法奏效。如强制三周不许看电视和开汽车,这样易导致孩子对家长的怨恨,使这一工具的效用打折扣。

不当的行为发生与实施惩罚相隔的时间越长,其学习效果就越小——不当行为被遗忘了,惩罚也就感觉不合理了。长时间地削减特权会助长孩子对父母的怨恨,让惩罚难以执行,影响这种方法的有效性。

如果发现孩子犯了错,但仍强烈抵制上述两种惩罚措施,需要审视您的实施方式是否存在问题。如果孩子在停止期间大吵大闹时您屈服了,允许其离开房间,或者在削减特权时孩子通过讨价还价达到了她希望的目的,她就会知道反抗可以让她得逞。而且您持续的关注与参与实际上是对这种行为的奖励和强化。如果您坚持这些惩罚不彻底、不一贯,每次执行时她都会尝试测试这次的态度。如果您成功实施惩罚过程,但忽视了建立诸如正面鼓励、幽默、友好舒适的家庭氛围这些不被惩罚时享有的好处,则孩子或许会感到永远不会成功而放弃努力。这里强调，一旦孩子犯了错触发了惩罚机制，就要平静、坚定、一贯地贯彻实施这些惩罚，而且完成惩罚后要尽可能地给予安抚性鼓励。

帮助孩子管理在公众场所的举止

由于在家里实施"暂停"的区域很容易确定，通过持续的训练和实践，PTBM 技术相对容易实施，父母容易快速反馈制止不当行为。但父母往往发愁孩子在公共场所的失当行为，因为其他成人并不知道自己的孩子是 ADHD 患儿，不知道自己已经付出了多少努力，以及孩子已经有多大进步，因此他人往往负面评价孩子及孩子的家教。所以有必要建立孩子在外时的行为约束方法。

在家里使用有效的 PTBM 方法同样适用在公共场所。如果她已经熟悉了那些日常的行为规则，在进入新的环境之前，您只需私下提醒她 2~3 条必须注意的行为规范就可以了，提醒怎么做可以得到表扬，怎么做将会招致不利后果。帮助和鼓励她努力保持正确的行为，并表示理解和珍视孩子为此付出的努力。如果她做到了全程表现良好，要明确其取得这样成就的不容易，并给以额外奖励。如果您已经许诺了奖励，就尽快兑现。

如果您事先已经预判了后果是什么，那将会很有帮助。

如果您的孩子行为不当，在最后的警告后仍没能改正，您需要进行适当的惩戒。不要因为他人的存在而延误惩罚的实施，否则可能发展为更严重的失当行为。您可以随时随地使用代币法"罚款"或削减特权，但要私下进行。您需要事先和孩子的治疗师商讨如何在超市、朋友家中、教堂和任何您需要的场所审慎有效地实施这些措施。

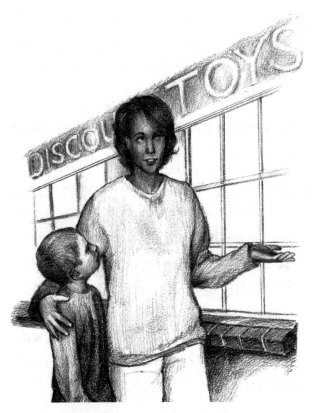

在进入一个新环境时,提醒他2~3条需遵守的规矩,出来时表扬他做得好的地方,并让他知道您多么理解他一直在努力遵守规矩。

　　孩子在公共场所尝试新的行为时,需要您更加有效地进行鼓励与限制。如果您去这些场合前制订周到的计划,将有利于其在那些场合尽力成功地保持良好行为。结合您要去的地方的特点和需要的时间长度,事先计划有助于调动她的各种能力来克服焦躁不安而集中注意力。

　　每当您带上她去做事、去饭店或朋友家,甚至是短期旅游,一定带上能够使她消遣的材料,如活动手册、掌上电子游戏、纸笔等。带孩子出席公共场所时,尽量带她一起做事,如在商店让她帮助挑选物品,在朋友家邀她一起准备食品等。尽可能缩短旅行时间并对孩子友好,可以帮助减少出现不适当行为的可能性。

当父母行为管理课程结束后,如何使课程取得的成果保持下去

在课程将结束时,治疗师会和您讨论一些培训过的方法,通过这些方法,您将会掌握如何判断设定的目标,即最初期待塑造的良好行为何时已经顺利养成,掌握如何在恰当的时候与您的孩子、孩子的老师以及治疗团队的其他人设立新目标。您也可以与治疗师讨论复诊以及如何根据您孩子年龄发展的不同阶段对养育技巧做出适当调整。PTBM 课程花了大篇幅讲解对年幼孩子的养育技巧,但您应当学会随着孩子长大如何从使用"暂停"技术到反应代价法技术的转化。您还可以咨询治疗师如何越来越多地与孩子一起制定行为目标,如何与孩子一起决定奖励、惩罚的方式。

如何使父母行为管理培训学到的技巧发挥最大成效

显然,学习父母行为管理的技巧花费了您大量的精力。改变习惯是困难的,改变您的育儿方式更是一种挑战,因为它往往源于您的出生家庭,这些经验根植于您的孩提记忆中。能参加一个正式的父母行为培训班是最好的方式,在这里,可以学习、运用、验证和反馈本章讨论的技术。如果无法参与这样一种培训班,您也可以按本章讲述的原则与孩子的医生或心理治疗师通过稍微非正式的方式进行合作。虽然学习这些材料可以使您对 PTBM 有个基本了解,但实际参与培训或者与专业人士一起工作,能使您根据具体情境量身定制具体方法,在专家指导下实践这些技术,并定期进行总结,反思哪些做法有效,哪些效果不好,适时调整实施方案,这会增加成功的概率。研究表明,父母行为管理培训和课堂干预能够成功改善ADHD患儿的行为。

如果您想进一步了解父母行为管理培训,请向您的儿科临床医生索取相关介绍。这些育儿培训课程的重点是帮助您更好地理解ADHD孩子的行为,教会您如何改善孩子的行为,例如您将学会如何有效地和孩子沟通她的行为问题以及如何强化正向行为的方法。

还要记住,包括PTBM在内的任何行为治疗,只有正确持续使用才会有效。当您应用学到的方法管理孩子一段时间,这期间发现孩子进步缓慢,甚至几乎没有进步,仍要坚持,这点很重要。当您感到极度疲惫和挫折,甚至怀疑是不是还要坚持下去时,您也要想到孩子也一直在尽其所能努力控制自己的行为。通过尽量注重于正向思维,创造性思维,并在必要时及时请教专家,您会保持一种自己构建的针对孩子的强有力支持系统,最终您会看到明显的成效。多数的培训还包括帮助家长和孩子巩固取得的进步,防止复发的课程。

最后,在顺利进行行为治疗或干预过程的同时,父母也要注意自身的心理健康。干扰成功掌握PTBM技巧最大的不利因素是孕产妇抑郁症和母亲缺乏社会交往。那些存在上述心理问题的父母,自身往往会在这种PTBM培训中获得帮助并明显受益。孩子的医生也会愿意给父母提供帮助。

补充介绍

如前所述,在某些情况下,许多因素会影响父母课程培训的效果。当 ADHD 伴随对立违抗性障碍、品行障碍、情绪和焦虑障碍等，这些共患病加重了 ADHD 儿童和青少年的行为问题，导致了攻击行为、耐挫性差、脆弱、处理问题能力低下等，增加了服从父母要求的难度，更易导致家庭亲子矛盾。在这些情况下，需要一些额外的治疗方法。您或许听说或看过其他有关 ADHD 的行为治疗方法，有些（包括认知行为疗法、社会技能训练、内省取向的心理疗法和玩耍疗法）效果有限或没有显著效果。认知行为疗法对一些并存的疾病有价值，特别是对患有 ADHD 的青少年。

还有一些备选疗法如前庭刺激疗法、生物反馈疗法、放松训练疗法、脑电波生物反馈疗法、感觉统合训练疗法等，费用昂贵，尚缺乏作为有效治疗手段的科学理论支持。记住，行为治疗就像药物管理一样，并不是治疗性的。更大程度上，行为治疗可以看成是通过人工手段重新安排环境，从而增加孩子在生活中主要活动的参与度。

不论您最终选择哪种方法，都要寻求得到经过专门训练的、能够提供专业且有成效的行为治疗的专家的指导。同时，注意 ADHD 孩子还具有高遗传性，也许其父母双方或一方在童年时期也遇到过同样的困难。有这种情况，取得成效将更困难。在父母一方存在抑郁、其他情绪、其他心理健康问题、或者存在过度紧张时，行为治疗技术将更难发挥作用。也就是说照顾好自己，满足自己的基本需要，也是您更好地帮助孩子的一个必要的基本条件。

常见问题

问：我儿子 5 岁，患有 ADHD，医生推荐我们参加 PTBM 课程作为儿子疾病治疗的一部分。我们读了一些 PTBM 介绍的管理办法，觉得与我们养育其他孩子时采用的方法差不多。无论如何，在我们看来,我们的孩子比我们更需要治疗,因为我们已经坚持正确的养育模式很久了,是不是治疗师能更好帮助他控制其行为、让他更好地听话呢?

答:针对有 ADHD 儿童家庭的父母培训课程中教授的育儿技巧,表面上看起来与通常许多家庭的育儿技巧有些相似。但是,参与课程培训,可以使你们有机会系统全面地去思考,设计出一种改变这个不同于其他孩子、更具挑战性的儿子的方法。培训课程直接针对要改善的行为进行设计并提供您需要的工具。目前文献证实针对 ADHD 儿童行为治疗是最有效的措施。

问:我在家里采用了一些行为疗法如暂停、奖励图表、代币法等,但发现第一次用时有效,随着使用次数增加,效力似乎在减弱。有必要采用多种方法轮换使用吗?

答:许多家庭反映行为技术越用效力越低的现象,这是因为您的孩子在长大的缘故,例如孩子大了就不宜采用暂停技术;奖励机制用多了,可能不再对孩子具有大的吸引力,因而效力降低,或存在其他原因。和药物治疗及其他治疗方法一样,确实有必要追踪这些行为治疗手段的有效性,发现某个特定手段对您的孩子不再起作用时,应该及时更换。您越关注自己的方法在孩子功能方面的效果,您就越愿意改变方法以帮助孩子,这不但帮您的家庭工作变得更有效率,也将向孩子证明您关心她的幸福,参与了她的生活。您学到的原则仍然适用,只是可能需要稍微改变一些细节。只要有可能,就要让孩子参与,以确保奖励过程仍然是有趣的,且后果也是公平的。

问:我参加了 ADHD 儿童父母的 PTBM 课程班,也在家里成功地使用着其中的一些方法。我的问题是,我的前夫——孩子的父亲和孩子在一起时拒绝学习和使用这些技术。当孩子轮到周末与他在一起时,我怎么做才能给孩子持续的、系统的影响?

答:离异家庭的 ADHD 孩子行为矫正会面临更大的困难,因为坚持始终如一地训练对孩子的进步太重要了。最好一开始就与您的前夫共同参与实施这一计划,孩子也会更感有趣。鼓励您前夫接受并配合治疗计划,尊重他的意见,解答他的问题,并在计划制订过程中征求他的意见。如果沟通仍然无效,您孩子的儿科医生会推荐一位家庭治疗师,他可以帮助您和前夫解决一些阻碍双方家庭维持一致生活习惯的问题。如果上述方式都无法实现的话,您仍然要坚持应用学到的行为治疗技术,在您可以影响的范围内树立孩子的"标杆"行为。

(李翼瑶　宋文红　译)

第 7 章

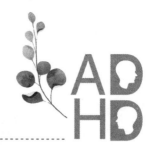

孩子的学校教育

对于注意缺陷多动障碍（ADHD）患儿来说，学校的生活是一种很大的挑战，他们经常表现出学习成绩不佳、行为问题以及社交困难。学习障碍、焦虑、破坏性的行为等一些共患的问题，使孩子更难取得成功。而且，如果没有特有的适用于所有 ADHD 患儿的班级形式，这种情况可能会变得更加复杂。一些 ADHD 孩子的家长可能收到学校反馈，说他们的孩子上学不够努力，而其他人可能会说他们的孩子成绩马马虎虎，总是违反班级纪律。对您而言，要想区分出老师提出的问题，哪些是孩子发育过程中的正常现象，哪些是由于 ADHD 造成的，哪些是共患的问题，是非常困难的。事实上，您孩子的问题可能每年都在发生改变，从主要的行为问题到功课问题，从功课问题到社会问题等。但是，患 ADHD 的孩子及他们的家长经常能发现，学校问题是他们所有问题中的重中之重。

ADHD 可以在许多情况下影响孩子在学校的表现。作为家长，如果能够清楚地了解这些情况，那么在遇到这

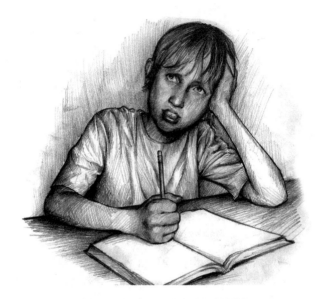

对于 ADHD 孩子,上学尤其具有挑战性。

些问题时,则能够更好地应对,以免难以控制。您可以应用本章学

到的内容来帮助孩子取得学业及社交方面的成功。在接下来的内

容中,您将学到:

● 在学校 ADHD 孩子常面对何种类型的挑战。

● 怎么确定孩子的特殊关注区。

● 哪种班级结构、学校规章、教学风格、住宿方式对孩子的学习最
有益。

● 什么是个体化教育项目,怎样和孩子、老师及学校团队来创建
个体化教育项目。

● 在家庭或其他地方如何促进学校教育的成功。

在学校中 ADHD 孩子主要面对哪种类型的挑战?

因为 ADHD 使孩子在集中注意力、控制冲动行为方面有局限性,所以不难想象,这些方面的问题是怎样影响孩子学校生活的各个方面的,以及如果不提前有效地解决,这些问题是怎样与日俱增的。一般而言,对 ADHD 孩子来说,最大的挑战表现在行为调控、学习、社交等方面。由于教育需求及孩子症状的改变,他可能在某个特定的年龄段,在某一方面表现出明显的困难,而随着年龄的增长,又可能在另外一些方面表现得更为突出。持续地观察孩子在各方面的表现,鼓励他们获得更多的自我调控能力,尽快解决紧急的问题是非常重要的。

行为问题

破坏性行为是多动 / 冲动为主型及混合型 ADHD 最常见的表现,随着孩子进入幼儿园及小学,这种行为表现更为突出。因为学校早期教育涉及许多要求,包括遵守纪律及静下心来学习。无论孩子是否有 ADHD,不能达到这些要求,都可能招致许多问题。老师可能反映说这个孩子老爱说话,老是乱动,或者不听管教,这个孩子的冲动行为使他和其他孩子疏远,或者很难在教室及操场遵守秩序。对于多动 / 冲动为主型或者混合型 ADHD 孩子来说,随着年龄的增长,其表现形式可以发生变化,转变为动得少而说得多,他们可能表现为插嘴或者鲁莽地打断别人的讲话,也可能表现为与权威人物或者同学顶嘴。

其他因素虽不直接归于 ADHD,但也可能增加在学校的行为问题。父母或老师在如何支持以及如何处理 ADHD 孩子问题方面知识的缺乏,或者孩子既往在学前班或托儿所负面的经历,都会伤害他们的自尊心,这可能会导致他放弃试着去遵守规则、尊敬权威人士,至少暂时是这样的。共患病的情况,如抑郁,也会加剧孩子的困境。

即便正常发育阶段的孩子,一些其他活动,如六年级的毕业考核(如拒绝做家庭作业)也能对孩子的行为产生消极的影响。青少年不想让其他同学感觉到他们与别人不一样(如他们会回避吃药),这种心境也会对行为产生消极的影响。家庭方面也会给孩子带来压力,如经济困难,惩戒问题,或者能影响孩子学校行为的其他问题。最后,要重视保持健康在孩子行为问题中的重要作用。包括 ADHD 患儿在内的每个孩子,应该接受常规医疗护理并且进行听觉、视觉测试。

关注学习

在学校,虽然行为管理问题经常是 ADHD 孩子面临的首要问题,但学习进步也常常是关注的焦点。不管孩子的智商高低,随着疾病对学习能力的影响或者由于不能获得必需的学习方面的支持,您可能发现您的孩子在学习上很难达到期望值。因为许多患 ADHD 的孩子很难独立地专注于长时间的学习,所以他们只能完成很少部分的作业,而且经常不能适当地完成老师的指令。学习成果的问题(不能完成工作,做事不认真,不能完成要求)及不能坚持(三天打鱼,两天晒网)可能是在学校中获得成功的主要障碍。60%~80% 的 ADHD 孩子被学校的老师证实有学习障碍,大约 20% 的 ADHD 孩子有特殊的学习障碍,如阅读障碍、数学障碍或语言表达障碍,这些障碍是独立于 ADHD 症状之外的(见第 9 章)。

在一个典型的班级中,很容易观察到 ADHD 的孩子有多少种行为能影响学习。孩子的注意力不集中及缺少毅力可能使他很难理解课堂上所学的内容。他的冲动可能会使他对学习一掠而过或者回答问题不经大脑思考。由于许多 ADHD 孩子的时间感差,所以他们很难完成过长时间的作业,限时任务及考试。由于缺乏有组织、计划、条理性地完成工作的能力,他们常常无法完成工作,缺少做笔记的技巧,不能遵循工作流程或者完成较长时间的任务。缺少好的行动计划使得书写变得困难,这将限制您孩子做笔记的能力,使他们不能完成考试及出现写作困难。短期记忆问题使记东西变得困难。易变性在学习过程中很普遍。ADHD 的孩子可以在这些方面中的一项做得很好但在其他项目中则表现较差。

大约四年级的时候,随着学业的加重(如从学着读书到读书来学习的转变),那些注意缺陷为主型或者混合型 ADHD 的孩子学习成绩开始下降。常常表现为上课不专心听讲及不能按时完成作业,从而使老师们注意到孩子的问题。

随着 ADHD 孩子进入初中及高中,由于他们缺少组织能力,工作丢三落四,或者不能按时交作业,他们可能遇到新的挑战。由于许多上述的行为也可见于没有患 ADHD 的儿童,所以孩子的老师可能觉得这些问题是由于孩子缺乏动力,自尊心不强,或者其他心理问题所导致的。然而,正如下面您将读到的那样,当 ADHD 孩子出现这些问题的时候,他们需要获得学校额外的支持以帮助他们克服或者避免这些障碍。初中的时候如果药物治疗计划不能随着家庭作业时间调整的话(假设之前使用的药物有效),学习成绩也会下降,或者如果孩子的治疗计划不能满足新的需要也会出现这种情况。

当一个孩子成绩远远落后于其他孩子时,那么就要考虑这个孩子存在学习障碍了。那些共患有学习障碍及其他障碍的孩子比那些单独患 ADHD 的孩子可能罹患更长的及更严重的学习困难。当一个孩子在同等智力及教育下，不能学习某项特别的文化技能，就可以诊断为学习障碍。学习障碍的种类在学校界定。学校没有医学诊断，但可以判定孩子是否有明显的需求，如学习困难，这样就可以让孩子根据学习障碍的种类接受特殊的教育，如专门的学习障碍学习教育。美国联邦法律要求每个省建立自己的诊断标准以鉴别学习障碍。这些标准也允许我们根据孩子对教育的反应、教育干预等进行调整，这也就是我们常说的干预反应（response to intervention, RTI）。在美国是这样定义特殊的学习障碍种类的：在理解力、使用语言、说话、写作的过程中出现的一种或几种基本的心理过程紊乱，这些紊乱能导致听、说、读、写、思考、数学计算能力低下。

学习障碍的表现因人而异，一些有学习障碍的孩子可能擅长口语交流及阅读，但数学却很差，其他人则可能相反。需要注意的是，ADHD 孩子并不是本身就患有学习障碍，也不见得在学校就会导致学习困难，学习障碍及 ADHD 都不是低智商的信号。事实上，ADHD 孩子和其他孩子智商是一个水平的。学习障碍只是表现在阅读、数学及写作上，这将在第 9 章进一步讨论。

社会关注

对许多患有 ADHD 的孩子来说，与同学之间的互动常常会变得很困难。患有 ADHD 的儿童可能会被同龄人不喜欢、忽视或拒绝。一些 ADHD 孩子可能在社交关系中会冲动或霸道，动作或言语上可能让别人受不了；还可能表现为不会主动和同学交流；或者觉得建立良好的交往关系没有必要，因此变得社会孤立。注意力不集中或者冲动会使孩子在游戏、运动或者其他团体活动中做得不好，因此得不到大家的喜欢。年龄小的多动／冲动为主型或混合型ADHD 孩子可能频繁地和其他同学有身体冲突，如插队，对其他孩子施加压力等。中学孩子的多动／冲动为主型行为多表现为纪律问题，怪异的想法，或者社交笨拙，这些可能会导致社会排斥。一些患ADHD 的青少年的心智可能比同班同学要落后 1~2 岁，当他们过度看重社交时，将进一步在一定程度上导致复杂化的社交关系。

本章的后面，您将会发现我们为您和您孩子的老师提供改善孩子社交的方法，使得他们在同龄人中更成功。同时，在每一次会议上也应该讨论社会关注的问题，以期评价孩子的进步及需要。

开始确定值得关注的关键领域

帮助一个患有 ADHD 的孩子很好地管理其学校生活，最好的方式是同处理其他方面的功能一样，通过以下方式：

● 确定影响孩子功能发挥的最大障碍。
● 制订治疗计划来解决这些问题。
● 建立一个旨在衡量治疗的成功和失败的审查体系，从而适当地调整计划。

因为 ADHD 孩子的问题迥异，甚至同一个孩子每年的问题都不一样，学习、行为、社交等问题都应该仔细评估。能够给予最大的帮助，以期获得精准评价的人，是您孩子的老师，因为他每天在课堂中观察您的孩子，能比较孩子们之间的表现。一个老师愿意与您、您的孩子及孩子的医生配合，您不遗余力地为孩子挑选教育项目、满足孩子的需要,这在一定程度上可能是您孩子成功或失败的重要因素。

改善您孩子上学体验的第一步是拜访他的老师并了解老师所描述的孩子在学校中的问题。如果可能的话,带您的孩子参加家长会,以使得孩子能知道老师所观察到的问题,从而参与到解决这些问题的过程中。孩子参与功能评价能使他进一步对自己深入了解,是孩子教育项目能够获得成功的必要因素。如果您怀疑自己可能因为情感因素漏掉或误解您听到的老师所提供的重要信息,您可以在家长会中做笔记,先写下老师的所说所言,以后再复审。在您听老师叙述的过程中带一个朋友或亲属让他们做记录也会有帮助。如果您记录会议内容的话,也会使一些老师感觉很舒服。

首次会议的重点应该描述具体的可以被量化的行为问题,而不是孩子的症状、感觉、意图等一般问题。举例来说,如果老师说您的孩子好像不想学习进步,您就要问一问具体的例子,他的作业是部分完成还是根本没有写?是今天完成了,另一天没完成呢,还是总是完不成?是我的孩子忘记了做作业,还是去做了但完成不了?当其他同学学习的时候我的孩子是故意捣乱的么?如果老师关注到您的孩子和其他人交往有问题,问一问是否这是因为孩子体格上有优势,在谈话中插嘴,被孤立还是不参与;或者在玩游戏时因为缺少合作,注意力不能集中或者没有耐心等候而有麻烦。了解一下每种情况的频次,特殊的类型,观察到的次数也是作为监测此后变化的很好的基线,也有助于对孩子的治疗计划进行必要的调整。不要怀疑您的孩子与老师描述的不符,这种情况是常见的,这也是值得讨论的问题,即为什么我们看到孩子的行为在家里和学校不一样呢。

在第一次家长会时,您和您孩子的老师可能无法准确地定义问题或就解决方案达成一致。在早期阶段和老师建立合作的关系是非常重要的,这将有助于系统地收集资料及将来更好地分析。由于越来越多的教育者正学习 ADHD 及在学校里对待 ADHD 孩子的最佳方法,每一位新的老师可能会对导致您孩子的问题有更多的见解,或者提出一些以前您从没尝试过的更实际的处理方法。您越清楚地表现出您的合作意愿,并成为"治疗团队"的一员,您与学校的合作关系就可能会变得越积极和有效。诸如家庭环境之婚姻矛盾、财产问题、纪律问题或者其他问题都能影响孩子在学校的表现,这些应该在会上向老师郑重地提起,从而使你们共同努力,更清楚地了解孩子所面对的挑战。

选择最合适的课堂情景

因为大多数 ADHD 孩子正面对一些学习问题、社交问题、行为问题。学校需要在提供行为及学习支持方面发挥关键作用。除非 ADHD 孩子伴随有特别严重的破坏性行为,或者被诊断为伴有某些共患病或者障碍,否则应尽可能地满足他在常规课堂适当的治疗需要和从您及老师所获得支持的需要。事实上美国联邦法律规定,凡是残障儿童,包括 ADHD 患儿必须和正常儿童一起接受教育,满足他们的需要,安排他们进入正常的班级,并使其学习进步。尽管如此,在常规课堂环境中的许多因素会对孩子的进步产生深远的影响,比如它的物理设置、社区意识、所提供的特殊资源、老师所用的教学方法、学生个性与老师教学风格的兼容性,以及最重要的是老师和其他教员的阅历及奉献。如果您想为您的孩子选择一个学校,或者为其下一学年选择一个新老师,在仔细地研究及比较之后所做出的选择会有很大的不同。

您孩子的班级

一个 ADHD 孩子的父母写道:"我儿子一年级的老师反映孩子的行为有很多问题,他很难静坐及集中精神做功课。老师已经告诉我有助于他改进的方式,但是我好奇的是,如果我的儿子待在一个人数较少的班级,或许就没必要一直静坐,这样或许能有所改善。"许多 ADHD 孩子的父母相信一个活动更自由的班级环境可能有助于孩子学习效率的提高。在许多情况下,如果没有被传统教室所限制的话,学生们往往凭直觉利用自己独特的学习优势和风格,使自己占有一席之地。事实上,研究表明通常情况恰恰相反:如果教室结构安排合理,即有明确的规章制度和限制、立即而合适的执行,可预测的条理化流程等,ADHD 孩子常获得明显的进步。就像小孩自行

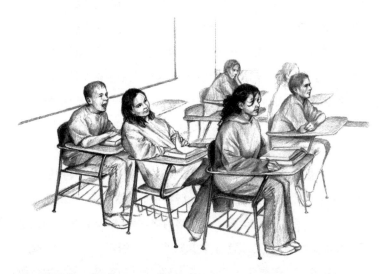

较小的班级规模可能是另一个重要的因素,可以帮助防止感官超负荷,并允许老师提供您的孩子所需要的个人支持。

车的辅助轮一样,它们提供了 ADHD 孩子可能无法独自创造的平衡及稳定性。较小的班级规模是防止感官超负荷的另一个重要因素,因为小班级允许老师提供孩子所需要的个人支持。班级越小,效果越好,大多数情况下,只有少数几个学生需要特殊的教育或行为帮助。去您当地的学区,看看您附近是否有此选项。

班级结构能影响您孩子日常学业与社交成功与否。常规和一致性尤其重要。很少有学生喜欢学校里的惊喜;他们可引起不安或不安全感。如果上课期间频繁地发生社交冲突,如果同学们都面向老师而不是面向彼此的话,冲突是很容易避免的。如果要求您的孩子坐在座位上或保持安静有困难的话,可以制定明确的规定及限制,遵守规定的人会得到表扬,不遵守的人要承担后果。如果您的孩子在坚持一个任务时比较困难,但当他坚持时,不断地表扬与鼓励可以帮助他坚持得更久。当然,就像在第 6 章父母行为治疗培训中提到的那样,一个结构合理的环境是有意地引导与支持孩子走向正常的道路,而不是专注于惩罚与过度限制。积极的赞扬对于建立积极的行为非常有用,特别是对患有 ADHD 的儿童。对某一特定行为的赞美听起来就像是:

- "Josh,你今天做得很好。"
- "Josh,谢谢你的举手。请和全班同学分享你的想法。"
- "我真的很自豪你已经完成了今天全部的清单,所以我要寄一张纸条回家告诉你的父母!"

通过这种方式,您孩子的老师会一直不断地重新引导孩子,直到行为是积极的并能得到赞扬。理想的课堂环境中这些体贴入微的结构化日常可以与一定程度的百花齐放、张弛有度和幽默风趣相平衡。

孩子的老师

孩子的老师是孩子教育团队中最重要的成员。尤其是如果您的孩子的大部分或全部时间都花在一个教室里。对 ADHD 孩子最佳的老师是那些了解 ADHD 相关知识,并了解处理相关行为症状最新方法的人。如果找不到这种老师,那就重点找个您感觉舒服并乐意向您、儿科医生及其他人学习关于 ADHD 相关知识的人。接受过行为治疗技术培训并使用得当的人应作为首选。自然的、条理化的和始终如一的教学风格也是一个优势。最后,那些使用各种不同手段如演讲、课堂讨论、直观的道具和电脑的老师更可能成功吸引 ADHD 孩子的注意力。一位有条理、纪律严格,但也不乏有活力、幽默风趣的老师是任何学生包括 ADHD 学生的最佳选择。如果您有机会挑选老师,可以咨询高年级的学生及他们的父母,这样会有帮助。与将来的老师约谈关于您和孩子所关心的问题,去感受一下这些老师的大致教学风格及了解一下他们对 ADHD 相关知识的了解度也是有帮助的。您与老师能愉快地交流意见及共商策略是很有必要的。

您将花费大量的时间与老师共同度过孩子的学校岁月。如果可能的话,选择一个不仅有能力、有知识,而且感觉能与其顺利交流的老师。正如本部分所概括的那样,在很多情况下,您理想中的学校环境与其他每一位家长所想的一样:

● 小班级。
● 日常活动规律。

● 老师有吸引力、有趣、幽默、兴致高、能提供大量条条框框,但并不拘泥、也愿意用许多方法教学。

在您拜访学校,和老师交流的时候,您要提醒自己,您所找的是适合所有学生的最好的环境,而不是仅仅适合您 ADHD 孩子的环境。

特殊教育服务

对于大多数 ADHD 孩子来说,在一个老师训练有素、擅长行为管理的普通班级里面接受教育是首选。如果您的孩子能在这种环境下得到任何必要的照顾,那就更好了。对于那些在普通班级中用常规方法不能有效改善学习及行为的 ADHD 孩子,可能需要特殊的教育服务。这些服务可能适用于各种情形,包括在上学时偶尔或全天把教室分为常规教室及特殊教室。这些设置取决于入学时孩子的需要。如果符合条件,美国联邦法律《残疾人教育法》(*Individuals With Disabilities Education Act*,IDEA)保证对孩子进行免费评估并得到此类的服务。这些服务应该在他们所说的"限制最少的环境"中提供,也就是说,如果可能的话应该或者主要在普通教室中提供,同时部分时间进行个人或小组教学。

《残疾人教育法》

《残疾人教育法》(IDEA)的目的是保证给严重障碍而影响学习的孩子提供特别的服务。如果孩子有学习障碍、情绪障碍或者其他健康损害就能得到 IDEA 的帮助。您的孩子被诊断为 ADHD 或者他在学校表现为严重而不利于学习的情形可能就适用 IDEA。需要注意的是,只有诊断 ADHD 并同时共患学习障碍的孩子才能受到 IDEA 的保护。大多数情况下,孩子共患学习障碍、破坏性行为障碍、焦虑或情绪障碍、或其他功能问题才符合条件,而不仅仅是患有 ADHD。IDEA 根据障碍的种类提供服务,它包含 13 类"立即适用"的条款。包括:

1. **特殊学习障碍**(specific learning disability,SLD)

涵盖了一组特定的学习问题,会影响孩子的读、写、听、说、推理或算数的能力。在这一群体可能出现的问题包括:

● 阅读障碍。
● 书写障碍。
● 计算障碍。
● 听觉处理障碍。
● 非语言学习障碍。

2. **其他健康损害**

其他健康损害是指限制孩子的力量、精力或警觉性的情况,其中 ADHD 就是注意力问题的例子。

3. **孤独症谱系障碍**(autism spectrum disorder,ASD)

孤独症谱系障碍是一种发育性障碍,它涵盖了广泛的症状和技能,但主要影响儿童的社交和沟通技能,也会影响其行为。

4. **情绪障碍**

情绪障碍包括一系列精神障碍,如焦虑症、精神分裂症、双相障碍、强迫症和抑郁症(其中一些问题也可能涉及其他健康损害)。

5. 言语或语言障碍

言语或语言障碍这一概括性术语涵盖了许多沟通问题,包括口吃、发音障碍、语言障碍和语音障碍。

6. 视力障碍,包括失明

有视力问题的儿童被认为有视力障碍,包括部分视力和失明。如果戴眼镜能纠正视力问题,那么这个孩子就不符合条件了。

7. 耳聋

被诊断为耳聋的儿童有严重的听力障碍,他们不能通过听力来处理语言。

8. 听力障碍

听力障碍是指耳聋以外的听力损失。这种类型的损失可能会随时间而变化或波动。记住,听力困难和听觉处理障碍不是一回事。

9. 聋盲

被诊断为聋盲的儿童有听力和视力障碍。他们的交流和其他需求是如此之大,以至于聋哑人或盲人相关的项目无法满足。

10. 儿童肢体损害

任何对儿童身体的损伤,无论原因是什么,都被认为是一种肢体损害。

11. 智力残疾

患有这种残疾的儿童的智力低于平均水平。他们也可能缺乏沟通能力、自我照顾能力和社交能力。唐氏综合征是智力残疾的一个例子。

12. 创伤性脑损伤

这是一种由事故或某种物理力量造成的脑损伤。

13. 多重残疾

多种情况可致儿童患有多重残疾。有多个问题会产生教育需求，而这些需求在任何一种情况下都是无法满足的。

根据这项法律，学校负责识别和评估被怀疑有残疾和可能需要特殊教育服务的儿童。根据学校的诊断和评估后，您的孩子的残疾可能被分为特定的学习障碍、严重的情绪障碍或其他健康损害。在这些需求被评估和记录下来之后，您的孩子的资格已经确定，可以创建一个 IEP 来详细说明必要的特殊教育服务。

特殊学习障碍

特殊学习障碍的标准在美国各州可能不太一样。在此法规条件下，那些在以下方面具有学习障碍的孩子可适用本法：

- 口语表达。
- 听力理解。
- 写作表达。
- 基本阅读技巧。
- 阅读理解。
- 数学计算。
- 数学推理。

学习障碍一般由学校的心理学家评估。

不只是学习障碍，患 ADHD 的孩子的精神问题也能得到相应的服务。一个孩子的学习被精神或行为影响才能得到此类服务：

- 因为行为问题而不能学习。
- 不能和同学及老师建立和维持良好的关系。
- 不当的行为和感受。
- 持久的不快乐或压抑。
- 有发展为躯体症状的趋势或者面对个人或学校问题时痛哭。

其他健康损害

患有严重 ADHD 的儿童通常属于这一类。为了符合"其他健康损害"的规定,患有 ADHD 的儿童需要被记录为"力量、活力、警觉性有限",限制了教育中聪明才智的发挥,从而对孩子的学习产生不利影响。ADHD 被列为可能导致其他健康损害资格的"慢性或急性健康问题"之一。

个性化教育方案(Individualized Education Program, IEP)

如果您的孩子在学习、行为或社交方面表现不佳,您作为父母需要给孩子转诊治疗。这个请求必须来自您,仅有您孩子的儿科医生的来信无法启动转诊治疗程序。最好的方式是给校长写一封信,说明您关心的问题并要求进行评估,同时抄送给孩子的儿科医生及学校特殊教育部门的负责人。学校将举行一次必须有父母参加的会议讨论转诊事宜。父母必须始终包括在内,并参与对其孩子的识别和评估计划。您有权带着一个朋友或顾问来寻求支持。在您的社区里可能有一个支持组织可以提供建议,也许可以介绍一个知识渊博的人和您一起参加会议。工作组可以在会议上制订广泛评估的综合计划。或者在广泛评估之前,这个小组可能会决定让孩子住校或者调整常规教学班级。有时被称为转诊前干预,这可能包括前面提到的 RTI 方法。

法律规定,来自不同学科的专业人员必须参与评估,并且需要保证评估全面和客观。典型的评估包括:

- 使用可靠、可行、个性化的测试评估孩子,该测试要考虑到孩子所有的障碍和母语(使用的主要语言)。
- 回顾老师和家长的观察结果。
- 与其他同年龄段的孩子比较。
- 同父母、孩子、孩子的老师、了解孩子的人或和孩子一起生活的其他人会谈。

作为家长,在任何评估开始前需要征得您的同意。记住这个团队不需要接受儿科医生及心理医生的诊断,他们可能会发现您的孩子不适合接受服务。这个决定必须通过评估来证明其合理性,而不仅仅是某人的观点。您有权对这个决定提出异议。特别是在初中和高中,让您的孩子参加这些会议并为计划提供意见是很有帮助的。

IEP 能满足孩子特殊的需要

在评估完成后,您会收到一份手写的结果复印件。您也应该会见评估团队,去讨论结果的细节问题。如果评估团队认为您的孩子适用 IDEA 所规定的特殊服务,他们就会把您孩子交给 IEP。IEP 需要在学习、行为、社交等方面制定独一无二的教育项目,一旦您同意这些项目,他们就会执行。如果您不会说英语,则需要以家长的母语提供材

料和会议,而且您有权带一个朋友、亲戚或顾问一起去。IEP 将提供:

- 处理孩子当前的学习成绩与表现,并探究这些障碍是如何在一般课程中影响孩子进步的。
- 声明提供所有支持,包括特殊教育,相关服务,如咨询或职业治疗及一些调整。
- 设立每年可测算的目标。
- 通过测算,描述孩子是怎样朝目标进步的。
- 参与班级及学校其他活动时,给孩子解释一些例外情况。
- 描述一些关于住宿的必要测试。
- 详细描述何时、何地、能提供多少服务。

您的孩子有权获得由 IEP 提供的满足其需要的特殊教育。他的这些项目在常规班级中可能需要调整,如学习环境的构成,个性化的测试,使用录音机或电脑,调整书本,个性化的家庭作业。调整要在非学习期间进行,如午饭时间或者休息时间,或者在宿舍。调整可能需要助教、记录人、训练有素的辅导员的帮助,或者心理、语音和语言服务。如果有这些特殊支持的普通教室仍不能满足您孩子的教育需求,则可以建议在一天的部分或全部时间内使用一个独立的特殊教育教室。在 IEP 确定项目之后,包含父母的特殊教育团队至少要每隔一年和 IEP 会面,来决定是否进行必要的调整。如果这些项目要求基于孩子表现得好或坏来进行调整,则需要见面更频繁。如果学校认为孩子不再需要这些服务,学校团队需再次对孩子进行评估,以查明是否还需要特别的教育服务。在高中,仍可获得 IEP 的帮助,学校团队将创建一个暂时的项目来帮助规划大学、工作及日常生活技巧。

　　如果您和学校在评估请求、评估本身或最终确定所需服务的过程中任何时候存在分歧,那么美国每个州都有各种争议解决方法。作为孩子的父母,您可以随时与您所在州的教育部联系,了解更多详细信息。学校还需要提供有关程序的信息,包括所谓的正当程序和家长权利。

《康复法案》504 节

　　如果您的孩子未能满足 IDEA 的服务要求,他仍可能会满足《康复法案》504 节规定的服务,该法禁止歧视任何有障碍的人。《康复法案》504 节是一项民权法,适用于所有接受联邦财政援助的公立和私立学校,旨在防止歧视有残疾的学生。

　　《康复法案》504 节的一个重要特点是,它强调对有障碍的学生要尽可能安排在常规班级上课。这有助于有障碍的孩子像无障碍的孩子一样受到相同的教育。有障碍的孩子有必要从班级调整中获得益处。根据 504 节,学生可以获得如下调整:

- 减少班级规模。
- 优先挑喜欢的坐位。
- 家庭作业及课堂作业。
- 延长测试时间。
- 对老师的口头说明给予书面补充说明。
- 行为管理策略。
- 帮助其条理化。
- 做笔记。

有障碍的孩子

504 节适用标准

在 504 节中有障碍的孩子是这样定义的：身体或心理损害严重限制一个或多个"主要日常活动"的孩子。因为学习被认为是一个主要的日常活动，那些被诊断为 ADHD 及在学校学习时有特别困难的孩子在本法中被认为是有障碍的。

要求对孩子进行评估以明确是否适用本法。适用本法的孩子可能会得到非障碍孩子不能得到的调整。适用 IDEA 的孩子也适用 504 节，但适用 504 节的孩子未必适用 IDEA。适用 IDEA 的孩子有权获得教育资助，而那些适用 504 节的孩子基于他们的残疾也应当受到保护。他们有权获得和所有孩子一样的教育。

IDEA 或者 504 节：哪个最适合您的孩子？

关于 ADHD 的相关法律与规定有时候会使人混乱，父母经常不确定哪个对孩子更好：根据 IDEA 规定的 IEP 还是 504 节的调整计划。学校的评估决定学生是否有资格获得 IDEA 或 504 节规定的任何此类服务或支持。

为了符合 IDEA，必须确定残疾对孩子的教育表现造成了不利影响，以至于需要特殊教育。如果您的 ADHD 孩子有学习困难，IDEA 有如下优势：

● 提供个性化项目，量体裁衣地满足不同学生的需要。

● 可以得到广泛的项目选择、服务及支持。

● 制定了具体、可衡量的目标,并定期监测进展情况。

● 为项目和服务提供资金(504 节无此项)。

● 在评估、审查频率、家长参与、纪律处罚和其他因素方面提供了更多保护。

504 节能很好地服务更多的学生。符合 504 节的学生会更快、更容易得到调整与支持(可能也包括一些服务)。可能更适合:

● 不需要特殊服务仅轻度损害的学生。

● 那些仅需要在一般课堂及教室进行调整的学生。

在大多数情况下,儿科医生对 ADHD 的诊断足以使学生符合该计划的要求。

改编自 Rief SF. *The ADD/ADHD Checklist: A Practical Reference for Parents and Teachers*. 2nd ed. San Francisco, CA: Jossey-Bass; 2008. 经 Wiley 下属出版社 Jossey-Bass 许可使用。

大多数情况下,您会发现父母其实是评估过程的驱动力。如果孩子需要服务,父母可以积极地为其声援。家长支持协会在说服州政府去遵守联邦法律方面取得了许多进步,但费用及缺少对 ADHD 的了解可能会限制州政府的响应。学习孩子可以享受得到的国家、州、地区的政策,了解当地学校及当地美国多动儿协会(children and adults with attention-deficit/hyperactivity disorder,CHADD) 的相关规定,查询 CHADD 网站和其他 ADHD 相关的网上资源。

学校能做些什么？

一般的教室支持

在这一章节的前面您已经了解到，一些学习环境方面的因素，例如固化的、传统的排座方法，会影响孩子能力的发挥。一些与环境因素有关的方法，例如将孩子的座位与老师离的近一些；与可以集中精神听讲的同学坐在一起；远离容易引起注意力分散的事物，如窗户、过道、削铅笔机等，都对 ADHD 儿童有益。老师们还可以为孩子创造一个 "伙伴系统" 或者将所有的孩子作为一个整体，在这个集体中，孩子们要互相提醒学习、行为及社会目标，也可以使用共同

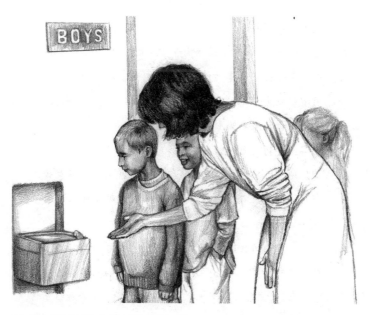

一种简单的方法，在饮水机处接水时让孩子从 1 数到 5，防止孩子注意力分散。

得到的积分或代币来换取权利,例如办学校派对等。老师们为学生创造的环境越不容易使人分心,学生们也就越能专注做他们正在做的事情。这种预防行为问题的发生比发生行为问题后再去纠正要好得多。

老师们对于 ADHD 学生的帮助

把事情变得简单可行

- 将复杂的指令分解为几个可行的步骤。
- 将作业的数量调整到孩子的注意力能完成的范围。
- 因为早上孩子注意力更能集中,将理论性的学科安排在早上。

把事情变得有趣

- 有激情地讲课,鼓励孩子们课堂互动。
- 用亲身体验及肢体动作将课堂多样化。
- 用演习及电脑游戏来教授同一内容作为课堂补充,使其变得新奇刺激有吸引力。

把事情变得有条理性

- 清楚地、反复地说明及张贴学生守则。通过经常表扬遵守纪律的学生来强化大家的纪律性,这对老师来说是很重要的。
- 通过早上的班会时间来预先安排当天的学校生活。
- 对于容易忘记口头指示以及从黑板上抄写指示有困难的学生来说,把东西记下来就可以把事情变得有条理性了。
- 制订简单的日计划,不要让孩子感到过大的压力。

当老师们与孩子相处的时候,将下面几句话谨记在心将获益匪浅:把事情变得简单可行、富有趣味性及条理性,大力褒奖学生们做的好事。

正如您所看到的,老师们所能采用的大部分方法不仅仅对ADHD 孩子有好处,同样也能使全部的孩子受益。基本上大部分的孩子生性都是容易分心的,他们有时不能集中注意力,当老师帮助您的孩子克服这些问题时,其他的孩子也能受益。

学校与行为问题

老师们常常需要在课堂上处理孩子们的行为问题,一般对于他们来说,对所有的学生都应该首先预防其行为问题的出现,其次是奖励一些正面的、积极的行为,而惩戒应该作为最后一种方法。当老师采取这种方法处理学生行为问题时,常常能明显改善课堂纪律,同时也能大大地减少花在惩罚措施上的时间。对于 ADHD 孩子及他们的行为问题,IDEA 委任于 IEP 小组来实行,包括在孩子教育中对积极行为进行鼓励的方法。

功能性行为评估及个体化的行为计划

如果前面所说的通过正面行为来防治行为问题的方法无效,孩子的老师通常会寻求孩子所在学校的特殊教育者的投入和支持。特殊教育顾问可能会被要求在多个学校环境中观察您的孩子,并做推断笔记。这些笔记仅仅是一些观察结果,可能会被分类:

- 学生在一个班上比其他班上更专注于任务吗? 为什么?
- 每天发生的时间?

- 孩子坐在哪里？
- 在哪门课上，有哪些既定的惯例使学生获得成功？

有了这些数据，就可以完成功能行为评估并制订计划。功能性行为评估包括对行为问题的描述、对孩子在不同场合的直接观察以及使用积极的方法来逐渐减少某些行为问题，增加一些其他的正面行为。功能性的评估经常是由一些行为问题专家来完成的，他们会分析特定的行为问题的触发因素，行为问题的发生以及引起的后果。从而通过这些信息来了解导致这些行为的原因。例如，一个学生频繁离开座位来扰乱课堂纪律，功能性的分析就可以帮助我们找到准确的原因：是不是为了逃避问题或不想完成作业，是不是为了引起关注，是不是有所需求，或者只是想在安静的课堂上寻求自身的刺激。不同的原因解决方法是不同的，如果使用相同的方法来解决所有问题，显然是不恰当的。功能分析的价值在于，它可以为孩子的个人需求制订具体的计划。当完成了功能性分析后，就能制订针对孩子个体化需求的方案，典型的解决方案可能会包括制订预防措施、教孩子新的行为方法，以及应用新的行为治疗方法来提高孩子的能力。

预防性措施包括老师们通过改善课堂环境来避免 ADHD 孩子出现特定的行为问题。老师们可以通过改变排座位的规则，提醒课堂纪律，将课堂上最重要的 5 条纪律写在黑板上，以及在长时间上课时多次休息的方法来改善孩子们上课的环境。

当孩子违反纪律时

　　许多 ADHD 孩子的家长觉得，由于老师们缺乏对 ADHD 孩子行为问题的了解，没能对课堂纪律做出相应的调整，从而使得他们的孩子常常受到纪律处分。一些行为问题严重的孩子，例如极度冲动或品行障碍的儿童，如果没有经过治疗，常常会被学校停课。IDEA 计划下的患儿常常能避免这种没有益处的纪律处分，在 IDEA 的规定下，被认为能力缺陷、需要服务的孩子以及被家长或者老师表示担忧的孩子在出现因为其本身能力而导致行为问题时，学校让其休学最多不能超过 10 天且不能被开除。为了判定能力缺陷是不是影响因素，包括学生父母在内的评估小组，必须评判行为问题是不是由能力缺陷造成的，是不是和本身的能力缺陷有直接的关联，或者是不是由于学校没有执行 IEP 计划所导致的。如果是的话，那么这些学生就不能按照相同的标准被任意叫停或被重新分配到另外的项目中。相反的话，这些学生要回到原来的地方，进行功能行为评估以及制订近期的行为计划，防止类似的行为再次发生。

　　504 节所涵盖的儿童没有得到很好的保护，504 节不要求学校在重新评估期间让孩子继续上学或参加正在进行的项目。

　　ADHD 孩子也可以通过新的行为方法来改善他们的行为问题。例如，如果您的孩子在课堂上扰乱课堂纪律，老师可以给他一个"秘密信号"，当他想扰乱课堂纪律时，他通过这个"秘密信号"让老师得知他需要休息,然后老师会让他做一个有起身走动动作的任务。

这个计划还包括让老师用和同家长一样的行为治疗原则,目前认为在教室中最为成功的方法包括:

● 清楚地向孩子解释课堂纪律,并持续地执行下去。

● 给孩子下达清晰可行的命令。

● 给孩子以及整个班集体设定每天的目标。

● 表扬有正面积极行为的学生,忽视那些无伤大雅的负面行为。

● 以给予代币、得分、纸牌等形式鼓励正确恰当的行为,而当他们有错误的行为时,给予扣分(例如扣除代币)。

● 使用恰当的、非体罚性质的惩罚,例如暂停来减少不恰当的行为。

● 使用行为报告卡来激励孩子以及加强父母及老师的沟通。

这些方法的应用不仅能帮助 ADHD 孩子,同时也能帮助到其他的学生。这些作用的发挥需要父母与老师保持规律的沟通,他们之间只有维持良好的关系、互相尊重,才能为团队工作树立一个好的榜样。例如,如果老师、父母沟通良好,那么孩子们在学校里获得的代币在家里一样有效,也可以获得奖赏。

在理想的情况下,您孩子的老师接受过教室行为治疗方法的训练。然而,在一些地区,更多的老师以前从未接触过这种训练,如果您孩子的老师属于后者,尤其是当您已经在 IDEA 或 504 节下为您的孩子寻求服务时,那么您可以让老师去申请培训基金。然而,有限的资金支持意味着老师必须自己去寻求这方面的信息。如果您已经参加了针对父母的培训,那么您以及您的训练人都能帮助老师,您可以与其分享您所学习的方法及所用的资料。儿童及青少年们也可以通过自我控制以及自我评价来减少行为问题。老师们也可以通过 CHADD 网站(www.chadd.org)以及强调讲述教室干预及学校行为治疗计划的书籍来学习。同时也可以向当地支持 ADHD 的群体及其他的团体寻求帮助。

ADHD 与学业

即使 ADHD 孩子并不是学习能力不足,他们仍会觉得有学习困难,在表 7.1 中已经列出一些常见的困扰及实用的建议。

表 7.1　ADHD 儿童的学业

学业方面的困扰	建议
书面表达方面 ● 不协调 ● 不全面 ● 不能按照正确的顺序拼写 ● 不能写作(觉得无聊)	● 中枢神经兴奋剂能明显地帮助提高文笔 ● ADHD 孩子可以在三年级开始学习文字处理,允许 ADHD 孩子通过电脑完成作业 ● 咨询职业治疗师进行有助于改善书写的练习
记笔记 ● 不能同时听讲和记笔记	● 老师可以提供课堂内容的大纲及笔记 ● 可以先听讲,再向同学借笔记学习 ● 将课堂内容录下来,但是这种方法既乏味又浪费时间
死记硬背的任务 ● 需要长时间集中注意力 常常让人觉得枯燥乏味	● 电脑软件可以帮助记忆数学之类的东西
表现的不稳定性 ● 他们的表现每天或者每个阶段的不同	● 可以用代币奖励机制来激励孩子

续表

学业方面的困扰	建议
完不成任务 常发生在 ● 执行多个复杂的指示时 ● 对任务感到厌烦时	● 小隔间学习的应用对集中注意力无效 ● 计算机辅助教学或许可以使任务变得更刺激和有趣，从而调动学生的积极性，尤其是在教育游戏软件的情况下（如"数学解谜之王"） ● 与优秀的同学做同桌可以减少他们分心，取得更好的成绩 ● 同学的教导也可以帮助他们锻炼学习能力 ● 孩子们在学校里会遇到他们根本完成不了课堂作业，应该寻求方法来解决这一问题，同时老师也要避免布置他们能力之外的任务
组织和学习的技能 ● 丢失书本 ● 即使完成了作业也不上交 ● 卷面混乱并且字迹模糊	● 逐步地辅导如何完成每天的作业和长期的计划 ● 在家准备额外的一套书 ● 一份家庭作业时间清单 ● 修改指定的家庭作业
阅读理解 ● 阅读时分心	● 短暂阅读间的休息 ● 孩子听家长阅读实质性的部分 ● 家长和孩子在实质性部分阅读之前、过程中、之后对其进行讨论 ● 年长的学生在阅读前预习章节后的问题，这样他们可以将注意力集中在最重要的观点上

改编自 Hannah JN. The role of schools in attention-deficit/hyperactivity disorder. *Pediatr Ann.* 2002;31(8):507-513. Originally printed in Hannah JN. *Parenting a Child With Attention Deficit Hyperactivity Disorder.* Austin, TX: Pro-ed; 1999. 经许可使用。

学校生活的社交方面

患有 ADHD 的儿童在学校生活中有社交障碍,他们常常因此痛苦。由于他们经常表现出缺乏思考的行为,分裂的性格,以及常常不能制订计划,做出让别人失望的事情,因而 ADHD 患儿很难与同学建立起友谊。以注意力不集中为主要表现的 ADHD 患儿常常被孤立,从而变得沉默寡言。作为家长,如果您担心您孩子在学校的社交能力,您可以与老师就如何建立孩子的社交信心,如何提高孩子的地位以及如何帮助孩子提高社交技巧来进行交流。如果提高社会技巧已经是她 IEP 或者其他教育计划的一部分,那么家长及老师可能已经在关于如何提高强化她社交能力方面仔细考虑过了。健康合理的行为管理及药物治疗对提高 ADHD 孩子的社交能力有很大的作用。作为家长,您也可以建议老师通过在公共场合下赞扬孩子的才能,在其他孩子面前挑选她做值日的方法来帮助提高她的社交能力。这些方法可以使其他孩子以正面的眼光看待她,从而增强她的自尊心及被认可感。当孩子遭遇社交问题时,您也可以建议老师用一些委婉的方式来进行干预,帮助她设定目标,见证她的进步,同时建立奖励制度来鼓励她的进步。老师也可以通过组织一些关于如何控制感情、差异的价值以及尊重的重要性的课堂讨论,来帮助学生们提高社交能力。此外,适当的语言及行为也是非常有效的。

如果学校里面有社交训练的社团,建议让您的孩子加入。尽管治疗社交障碍的有效方法都很难发展,但是每天在学校里与同学相处的治疗方法比在诊所或校外其他环境中的治疗效果更好。成功有效的计划是把老师及家长一体化,来帮助孩子了解社交技能中语言及非语言的暗示,同时运用第 6 章中相同的奖励回报模式。他们可以教授孩子重要的社交技能：例如运动员精神、解决问题及接受结果的能力、自信而不好斗的品质、不受他人挑拨的性格以及如何控制好自己的情绪。在一些更好的计划中，通过老师及教练们模拟实际生活场景的方式提高孩子们的社交能力，然后孩子们通过在实际生活的应用来进一步强化这些能力，这些计划都可以加入 IEP 及行为计划中。随着各地社交媒体使用的增加，教育孩子社交媒体礼仪以及如何应对社交媒体上的欺凌行为也很重要。

加强家庭与学校的联系

日常沟通与报告

不断反馈孩子的情况，老师与家长之间密切的沟通，是保持孩子进步的重要因素，同时也可以使积极的作用更快出现。这些都可以通过老师们填写每日报告卡，或者老师和家长在公共日记本上填写评价的方式实现。有了今天的课堂技术、信息和通信技术，这个过程通常可以很容易地建立起来。有些家庭只希望偶尔给老师发短信或电子邮件。如果选择了这一点，家庭可能会考虑使用安全的文本和电子邮件平台。有些学校可能提供新的信息共享软件，以方便学校到家庭和家庭到学校的通信。

对于有幸为每个学生配备电子平板电脑的学校来说，作业很容易列出。一些学生会通过电子邮件发送作业，并使用谷歌文档等系统。现在，每一个孩子，不仅仅是那些 ADHD 孩子，都拥有始终随身携带任务的便利和支持。我们再也不会听到"狗吃了我的作业"。过去，由老师填写的成绩单和 / 或供老师和家长评论的日记是常见的书面沟通方式。患有 ADHD 的孩子把这个放在学校的背包里。不幸的是，论文和期刊仍然丢失,孩子们经常为这些感到尴尬。在老师繁忙的一天里有许多这样的需求,老师在课堂上也很难跟进每天的笔记。

这样的日常交流尤其有效,因为它可以帮孩子确定目标,让孩子几乎可以立刻感受到她正在一步一步地实现目标,当她得到奖赏时,更能激励她努力实现这个目标。当然这种奖赏由家长来提供最合适,因为老师提供奖赏会浪费宝贵的课堂时间,而且最有效的奖励(如玩手机、看电视的时间)及惩罚(如限制特权)在学校很难实现。作为家长,您在家里适当配合能减轻老师们的工作负担,也使得老师更乐意与您的孩子亲近。以家庭为基础的强化措施还可以为孩子增强学校和家庭行为之间的联系。

在理想状态下,通过不断进行交流,老师及家长之间可以建立起良好的关系,从而帮助孩子达到自己的目标。然而,在现实中,您往往会发现,您可能会不赞同老师的一些做法,或者在某些方面会有冲突。如果您已经努力但是仍不能成功地与老师组成一个团队,那么您可以咨询一下您的搭档、学校的校长或者顾问、甚至儿科医生或者治疗师来调解这种关系。一些当地的家长团体可以安排工作人员陪同家长去学校要求服务,但是,做这些事情之前,您要权衡利弊,因为这样可能使老师开始将您看作一个敌人,而不是一个队友,从而减少您所能为孩子做的事情。为了避免这种冲突的出现,您一定要表现出对老师的支持,同时用所有的方式来帮助他,如果您满意他工作的某些方面,记得要告诉他和校长。您对老师的关注越积极,老师也就会越积极地关注您的孩子。

家庭作业

一位七年级孩子的妈妈写到:"我迫不及待地期盼夏天的到来,

夏天的时候突然忧郁一扫而空,争吵也停止了,我们开始放松了,我们全家在一起度过了一段开心的时光。"对于 ADHD 孩子的家庭来说,养育压力最大及最为耗时的是处理家庭作业,成功地处理作业包括培养时间管理和组织能力、养成良好的学习习惯以及成功运用行为管理的方法,同时也要了解孩子的忍耐极限。另外,在关于家庭作业问题的建议中还包括运用暗示的方法。

关于家庭作业的技巧

● 制订做作业的程序计划(一个特定的时间及地点),尽可能坚持计划,不要让您的孩子等到晚上才开始。如果他正在服用中枢神经兴奋剂,最好安排在仍有药物效果的时候。

● 做作业期间减少家里的干扰(减少不必要的噪音、活动及电话,关掉电视机)。

● 帮助您的孩子将作业分解成更容易完成的部分,使其不至于难以承受。

● 帮助您的孩子开始做作业(可以一起读要求,一起开始做第一部分,当您的孩子做下一题时观察她),一旦她开始做作业,可以起身离开。

● 不要一起做所有的事情,您可以监督及提供反馈,您要试着让孩子们尽可能独立地完成。

● 当孩子付出努力完成任务时,用一种支持性的、非批评的方式来表扬及赞美她。

● 适当地协助指出和纠正一些作业中的错误。

- 您的责任并不是让他完成一份完美的作业，所以不要改正孩子作业中所有的错误。

- 提醒孩子做作业并提供奖励："当你做完作业，你可以……"。

- 制订更多奖励的协议，也许可以鼓励您的孩子坚持完成作业："如果你在下周按时完成了作业，那么你将获得……"。

- 让老师了解孩子在晚上做作业时的忍耐极限，同时让老师了解孩子需要多长时间完成作业以及您在家里所付出的努力。

- 帮助孩子进行学习测试，一起学习，并以各种方式来测验孩子。

- 如果您的孩子有阅读障碍，那么帮助一起阅读材料。

- 学习一段时间后要注意休息，不要强迫您的孩子花费大量不恰当的时间在作业上，如果您觉得您的孩子已经在晚上花费了足够的时间，那么在作业上贴一个纸条来提醒老师。

- ADHD 孩子经常不能按时交上已经完成的作业，当看到您的孩子已经努力完成作业，但仍没有交上作业而从未获得学分时，作为父母，您会感到很沮丧。监督孩子，确保孩子将已经完成的作业带在身上，同时您可能要和老师制订一个在孩子到达学校后就立即收集作业的工作制度。选择邮件来发送作业也是很有效的方法。

- 很多父母觉得辅导孩子做作业是非常困难的事情，有些人雇佣了家教。根据孩子的年龄及需求,通常初中生或高中生是最合适的人选。

● 确保孩子有一个学习伙伴的电话号码,或者至少有一个有责任心的同学的电话来说明作业内容。

● 对于父母来说,最大的困难就是持续做那些可怕的长时程任务(例如报告、计划)。这些都是您需要注意的。找一个计划要求的复印件,将列表贴在家里,和孩子一起完成它。在日历上标注截止日期,然后将计划分解成一些容易完成的部分,有步骤地完成它。马上开始去图书馆,收集资源,开始阅读,等等。

改编自 Rief S. *The ADD/ADHD Checklist: A Practical Reference for Parents and Teachers*. 2nd ed. San Francisco, CA: Jossey-Bass; 2008. 经 Wiley 下属出版社 Jossey-Bass 许可使用。

暑期班及夏令营

许多家庭发现,对于 ADHD 孩子及家长来说,特别设计的儿童夏令营对以家庭、学校为主的行为训练起到了非常有效的补充作用。好的夏令营项目旨在提高孩子的学习及学业成就,提高孩子们遵守指令的能力,完成平时完不成的任务,以及遵从家长的要求。同时也能帮助孩子提高解决问题的能力、社交能力以及需要同其他孩子友好相处的社会意识。同时,家长也要学习怎样发展、强化及维持这些积极正面的改变。暑期班还能提供一个很好的环境来仔细观察和调整中枢神经兴奋剂的剂量。然而,这些项目花费都很高,而且在普通学校环境中推广和维护这些福利可能性有限。

用药管理

老师除了能通过实施行为训练方法来帮助孩子在学校里履行职责,同时也是能否成功管理用药的重要因素。老师们可以提供信息来帮助治疗小组决定孩子是否需要服药、是否需要调整药物剂量等等。孩子的医生需要和老师保持紧密的联系,在每次随访时告诉医生,同时要回顾老师目前反映孩子在学校的行为和社会功能的书面表达或等级量表。老师们要知道药物的效果是什么,并了解所给药物的不良反应。孩子的医生可以给老师普及一下药物管理的方法、药物的效果及不良反应。作为父母,您要大力支持促进老师及儿科医生这种沟通,确保他们能获得所需要的信息。

在美国大多数州,因为中枢神经兴奋剂是法律规定的限制性药物(见第4章),所以必须由已被授权的医疗提供者将药物发给学生,通常由学校的护士来完成这个工作。因为很多中枢神经兴奋剂都有"黑市价",所以即使一些学校在这方面政策宽松,由家长自己管理药物或者由儿童或青少年将它们带进学校仍是不合法及不正确的行为。如果在上学期间将药物带入学校里,必须要确保您已经填写了恰当的药物管理同意书,同时要告知学校人员药物剂量的变化或在这个时间内的药物剂量。孩子可以应用一些长效药物,这样就可以避免在上学时将药物带入学校(见第4章),这样既能消除孩子服用药物时的尴尬,也能避免在学校使用药物的依从性问题。

私人老师

如果家长及老师在对待 ADHD 孩子方面目标一致的话，那么这将帮助他们管理自己的行为和学习生活，使他们可以享受一个独立、快乐的成年期。起初，由于大多数 ADHD 孩子没有自制能力，他们需要大量的外部监督。在支持和鼓励下，渐渐地他们将开始自我管理。"教练"的概念在过去的这些年中慢慢发展扩大，一般来说，它包括挑选一个人来监督孩子的日常生活，每天和孩子简单聊天，询问他某日最重要的任务是什么以及他打算怎么来完成这项任务，并赞美他朝着自己的目标努力。虽然家长也经常和孩子有这样的谈话，但是一个外人，如学校员工、邻居、朋友的父母、有责任感的同学甚至是雇佣的大学生或退休人员，有时仅仅是因为他们是局外人而能产生更大的作用。孩子及教练之间的谈话很简短，可以在电话里进行，它可能发生在上午上课之前，可能发生在晚上孩子开始做作业之前，或在孩子觉得合适的任何其他时间里。其有效性似乎源自它不但将实际帮助及情感支持联系在一起，而且它在孩子的生活中持续并可靠地存在。虽然教练这种简短的日常的辅导形式并不能取代父母、心理学家、儿科医生、或者药物的作用，但它或许能在实质上提高孩子在学校的能力。如果有一个相对中立的团体来帮助解决问题，例如繁重的家庭作业，这将能缓解父母与孩子之间紧张的关系。见到老师时可以让老师推荐学校里愿意担当您孩子教练的人选。

家庭支持

不可否认，有时 ADHD 孩子会让教学甚至游戏都变得更加困

难。但是,ADHD 孩子异常充沛的精力及热情可以提高每个人日常
生活的体验。在孩子的学业选择方面,您可以充分利用孩子的这些
特点,同时要求其他人也学会利用。您的孩子对他的班级及学校有
很大的贡献,您可以在这个充满挑战性但有潜在回报的环境中为您
的孩子做些有助于他成功的事情。

当 ADHD 孩子进入大学后,他们已经习惯于在必要时寻求外
部支持,例如特殊的辅导、教练、改变测试环境或学习环境等,并根
据每学期的学习进度调整用药计划。正如这些学生所表现的那样,
ADHD 孩子并不是不能取得学业的成功,但是他们可能会需要以良
好的、积极的方式来仔细规划。

常见问题

问:我的孩子 6 岁了,最近被诊断为多动 / 冲动为主型的
ADHD。他在幼儿园里有很严重的行为问题,现在一年级老师建议
他留级一年后再升二年级,目前为止,我的儿子似乎还没有任何学
业方面的问题,那么应不应该让他因为行为问题而留级呢?

答:年龄小的 ADHD 孩子,尤其是幼儿园或者小学一年级的孩
子,经常被建议留级来等待心智成熟。但研究并不支持这样的观点,
大多数儿童 ADHD 的行为问题并没有因为留级而得到明显的改善。
事实上,留级有时会让孩子感到更为厌倦,从而使行为问题进一步
恶化,不要因为他表现得跟年龄不符,而特殊对待他们,这样反而会
伤害孩子的自尊心。由于这些原因,大多数专家不建议孩子留级,
但是要提供他所需要的服务。这些服务可能包括在学校建立行为
矫正方法,提供家教服务,进行社交训练或者是将孩子安排在一个
小教室里面上课。把幼儿园和一年级综合起来建立一个幼儿园到

一年级的过渡计划,对幼儿园的孩子也有很大的益处。

问:如果确定我的孩子符合 504 节的要求,那么她是不是同时也会获得 IDEA 的服务。

答:不是。这两个计划在资格要求、评估及实现过程中有很多的不同。您最好能提前确定哪个是最适合您孩子的项目,然后优先请求这个项目的评估。一般来说,对于在学校有能力缺陷或有严重及频发的行为问题的 ADHD 孩子来说,他们需要特殊的教育服务,就更适合 IEDA 计划。而对于那些没有那么严重的 ADHD 孩子,较为轻松及包容的 504 节则更适合他们。

问:我的孩子一定不符合特殊教育吗?

答:不是。成绩不及格是寻求额外帮助或特殊教育服务的一个危险信号,但它不是获得特殊服务的先决条件。本章讨论的 RTI 服务可能是获得有价值的教育服务的一种方法。

(李冠男　孙静　杨健　译)

第8章

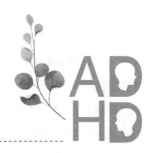

做您孩子和其他人的发言人

发言人可以广义地定义为"能够站出来发言以改善现状的人",可为自己也可以为他人发言。每次您跟老师、医生、护士、护工、社工或其他人交流都是在表明您的主张。事实上,您是您孩子最重要的发言人。当您很有见解地讲述您家人的经历时,您也是在为注意缺陷多动障碍（ADHD）患者发言。当您把对孩子的承诺以及您发言的技巧结合起来,您的孩子会变得独立且有创造性。

掌握成为一名高效的发言人的技巧,可以赋予您帮助孩子排解生活中负面影响的能力。在坚持让孩子受到应有服务和支持的时候,要记住您是孩子身后的专家;虽然专业人员在某个特殊领域拥有非凡的知识和专长,但您和孩子长期生活在一起,是了解孩子的人,专业人员在孩子的生活中只是短暂地接触,但您永远都是孩子的家长,您的知识可以用来改善孩子甚至其他家庭及其孩子的生活。

作为一个发言人,您可以努力改变"制度"以及影响您孩子的其他各种问题。受 ADHD 困扰的家庭和孩子们每天都被各种制度和制度的运行方式所影响着：学校制度、卫生保健、政府以及其他体系制度。大多数情况下，这些系统是有益的，但有些时候它们或许不能完全满足您孩子和他人孩子的需求。您可能觉得应该倡导对制度进行改变。

本章概述了如何成为您孩子的有效发言人，还提供了系统性信息。您将在下文中学到：

● 6 种有效的发言技巧。
● 如何在学校和卫生保健系统坚持自己的主张。
● 如何倡导制度变革。

6 种有效的发言人技巧

发言人、支持者、信任的人、推动者——当为您的孩子坚持主张的时候，您同时兼有以上所有身份。利用 6 种发言技巧，您可以更加有效地保护孩子的利益。

1. 了解您孩子的症状

了解所有关于您孩子 ADHD 的诊断细节，掌握更多的知识，您能够向孩子的老师和儿科医生提出有效并有深度的问题。阅读本书的同时，您可以考虑加入 ADHD 的支持小组或特定的专注于 ADHD 的组织，如 CHADD：ADHD 国际资源（www.chadd.org）。结识其他患有 ADHD 的成年人也有帮助，他们过去的经验和目前的生活可以让您了解您孩子"未来可能的生活"。您越了解您孩子具体的诊断，您就越能知道所提供的服务是否符合孩子的需要，您掌握的知识也将让您问出有针对性的好问题。

2. 知道关键人员

为了能够让对孩子产生影响的人为孩子做出一些改变,您需要知道相应的决策者是谁。谁有权做出改变现状的决定?是个性化教育方案(Individualized Education Program,IEP)或社会服务管理员,学校的管理者,一个患者代表或议员?如果一个人不能或者不愿意帮助您,那就去找一个更权威的人交流。想找到关键人员可以通过询问的方式,检索互联网、图书馆或电话簿,询问您当地的家长中心工作人员也是可以的。

3. 了解您的权利和责任

仅知道谁是负责人是不够的,您还需要知道"规则",并从一位有经验者的角度尽可能多地参与其中。每个机构或学校都有如何运作的指导手册。每个组织都有一定的程序、形式、政策,有时甚至包括需要您了解的法律和法规。询问在哪里可以找到这些信息的纸质版,看看是否能通过浏览机构或服务商的网站学习了解更多,因为机构或服务的资金来源与您的具体权利和责任之间存在直接联系,所以找到资金来源也很重要。如果服务是由政府资助的,它必须遵循一定的法律,而不只是政策。公募的系统是由税收、公立学校和各级政府支持。

4. 养成良好的组织性

大多数机构和服务要求文件、数据和其他记录,按照下列要求整理相关信息和文件以备使用是非常重要的:

● 按照服务商和机构分开文档。

● 保存好信函,包括打印出来的与学校、县级服务、医疗专业人员或任何其他系统往来的电子邮件。

● 列出联络过的组织名称和号码。

● 参加会议时带上相关的文件夹和文件。

● 按照日期为文档排序，这样您可以轻松地找到您所需要的资料。

书面文件保存得越多越好，包括任何您自己发送的信件或电子邮件的副本。有经验的发言人有一句谚语："如果不是书面形式，它就不存在。"

如果有人在电话里或走廊谈话中告诉您一些您认为重要的事情，把它记下来。您可以写信或发电子邮件说："谢谢您今天能跟我对话，我想您说_____，您将会_____。如果下周之前没有收到书面回复，我会认为您和我对我们会话的理解是一样的。"

保留电话记录和会议笔记也是很有用的，记录包括日期、谈话人的名字、谈话和最终决定摘要，以及所讨论问题的简短说明。如果您或其他人同意做任何特定的事情，在您的日志中标注出来，以便随后查看进展。在您的计划中安排跟进和其他行动步骤。如果整理不是您的强项，不妨请您的家庭成员或朋友来帮助您整理这些记录。

5. 用明确和有效的沟通方式

您对别人说话的方式直接关系到他们如何与您沟通，可能还会关系到您的孩子将得到什么样的服务，这就是为什么您要确保您的沟通方式能够有效地帮助您，而不是阻碍您。保持积极的态度和语调很重要，即使这很难做到。如果您有表达愤怒的习惯，别人可能只会记得您生气了，不会记得您有好的观点或有合理的诉求，您的孩子可能因此得不到您希望得到的帮助。

您怎样定义您的沟通态度呢?

● 您是被动的么? 如果您是,您可能觉得"专业人士知道的比我多,他们不会听我的,所以没有必要说出来;我感到无助并被别人控制着"。

● 您是激进的么? 要注意,认为"我知道的比其他任何人多,我必使人敬畏我,以便能实现我的目标;我不在乎我是否侵犯他人的权利"是很危险的。

● 您是自信的么? 尝试这样做,"我将分享我所知道的,我会明确表达我孩子的需求;我会听取别人的分享"。

努力成为一个自信的沟通者。首先,您必须确定自己的目标、关注奖励:为孩子提供有效的服务,尽管您和您的家庭还有其他需要,但重点应该主要放在您的孩子和您孩子需要什么。其次,倾听和提出问题,倾听可以得到您需要的信息,鼓励其他人加入您孩子的团队中。无论您赞同与否,在倾听时试着去理解别人说的话,为使您准确理解对方的话,您可以这样问:"我想我听您说_____,对吗?"或者,"告诉我更多的,以便我确定已经理解您的观点。"提出问题也很重要。如果有人说"您的孩子有破坏倾向",要详细询问他们表达的是什么意思。特别注意孩子的破坏倾向有哪些? 什么时候,持续多长时间? 破坏性行为发生的时间是否有规律? 是什么促成了这些破坏? 了解这些问题的答案有助于确定解决问题的方法。

尽可能明确和直接地进行有效沟通,这样可以把消极转化为积极,这种技巧可以让您把对孩子的负面评论转变成积极的评论。例如,"他总是打架"可能意味着"看起来我的孩子需要学习一些社交技巧"。

在结束谈话时,总结一下您和其他人说的话很重要,询问您有没有曲解或误解什么,如果有请给予纠正。若对方已经记录交谈内容,询问并索取一份。记住,良好的交流者专注于一个目标,尊重别人也期望得到他人的尊重。提问题,要把所说的复述并澄清,记得说"谢谢"。

6. 知道如何解决分歧

作为家长,您会同意或不同意由一个机构或服务者做出的决定。正因如此,懂得如何在一个特定的组织内解决不同意见是很重要的,每个机构或服务者都有正式或非正式的工作指引手册介绍他们是如何工作的,都有程序、形式、政策,有时是法律和法规,询问一个机构是否有争端解决程序,以及在哪里可以找到。

有许多方法来解决分歧,尽可能使用非正式的方法,从与问题最近的人开始,例如与老师、案例经理或服务者谈一谈,关于您的不同意见,并明确表达您为什么不同意,这往往是解决问题最简单的方式,通常可以达成一个妥协或"试解"方案,有时有必要采取更正式的方法以澄清异议,可参考的选项有:

- **调解:** 机构和服务提供者有时会提供调解。持不同意见的双方共同会见一个中立的调解员,由调解员引导讨论,这样双方都可以听到对方的声音。
- **投诉:** 一些机构和服务提供者有正式提起申诉或投诉的机制。
- **上诉:** 一些机构和服务提供者提供书面上诉的机制,所有政府机构必须有上诉机制。此外,如果索赔或程序被拒绝,保险公司也有上诉程序。

有时,您可能需要做"吱吱响的轮子",那些坚持的人通常都会收到他们孩子或家庭需要的服务。

在学校个人宣传

在学校为孩子提供支持通常涉及参加会议,发言人要为这些会议认真准备,在会议期间要进行有效沟通,试着以积极的方式结束会议。

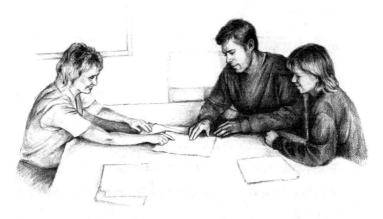

参加会议时,一定要带上重要的文件记录。为了更好地准备,在会议前列出一个问题清单。

会议准备

要想做好准备,仔细阅读您孩子目前的评估报告、IEP 和 IEP 目标进展报告。如果您觉得很难理解 IEP 报告,可以找老师、顾问或其他了解的家长来帮助您看报告。考虑问题是什么,并准备详细的陈述说明。考虑潜在的解决方法,并找到具体的事实来支持您的观点,在会议前您要列出优先考虑的事以及您的疑虑,并确保被列在会议的议程中。记住,您需要缩短清单,因为您可能无法在一个会议上表达所有的问题。您需要和您孩子的案例负责人分享您的优选表。为了更好地准备,您可写下您的问题和疑虑,记住谁将要出席会议,他们的角色是什么,确保您会议的议题清楚,考虑邀请某些人和您一起参加会议,并帮助您准确记录会议讨论的细节,最好能够告诉负责人您邀请了朋友、同行。

会议开始

为一次高效率会议打好基础。

- 知晓谁将担任会议主席或主持人。与他进行简短的通话,了解他认为会议可能最有效的方式,这可能会有所帮助。
- 早一点到,坐在您觉得最舒适自然的位置,考虑带孩子参加会议是否明智,应该鼓励有兴趣的大一点的孩子参加会议。
- 建立良好的关系,可以从简短地介绍您的孩子和他的优点开始。
- 确保您的项目包含在会议的议程中。
- 确定会议持续的时间有多久,是否足够?

会议期间

- 随身携带纸张或笔记本电脑。
- 确定并专注于自己的目标。您将如何对自己负责?
- 表示出对他人的尊重,保持冷静。

- 表述要明确和具体，不要说"他在家里遵守规矩"，而是说"在家里，当我将指令分为两步指示和一个提醒时，他能够更好地听从。"
- 坦诚您了解老师工作的繁复性。
- 如果遇到不熟悉的术语或是不熟悉的地区政策，记得提出问题。
- 不要打断别人，让发言人把话说完，不要自以为您知道发言者将要说什么，仔细听。如果您也患有 ADHD，试着通过记笔记、打字或重复您听到的内容来控制自己打断别人的冲动。
- 您可以要求暂停，以便记录您的想法。
- 复述一下您所听到的信息以确保您理解正确。
- 尽可能使用表扬和感谢的词语。

结束会议

以小结来结束会议，这样做可以确保您正确理解，并能明确什么时候做什么事。以积极肯定的态度结束会议，即使您不同意，您也可以说"我认为我们更加了解彼此的观点了"。

其他参加学校会议的提示

用"这将……"而不是"我想……"

例如："Jimmy 坐在前排，远离窗口将帮助他专注于自己的工作"和"我想 Jimmy 需要坐在别的地方"，第一句为您的意见提供了一个具体的理由，而第二句只是您的一种想法。

用"您可以……"而不是"您应该……"

例如："与其把 Tara 送去办公室，您不如打电话给社工"与"您不应该送 Tara 去办公室";"Jon 在阅读学习方面进步较慢,我们可以看看有其他可行的方法吗?" 与 "您应该用其他的方法教 Jon 阅读"。第一种表达方式打开了讨论的话题且富有弹性,而二种表达方式暗示您是在命令某人做某事。

询问 "还有其他有帮助的选择吗?"

● 这是一个希望您的孩子成功的会议,提供了一个一起解决问题的机会。

● 作为一个团队,系统地分析每个建议的利弊,让每个人都觉得他们的参与是值得的。

选择合适的名词

● 用 "我" 的陈述。这里有一些例子:"我想谈谈我女儿的学习","我觉得我没有被听到","我不明白,我想停下来,回过头重新来"。

● 不要使用 "您 / 你"。在句中用 "您 / 你" 这个词可以导致其他人产生提防心理,提防别人的人不会倾听,因为他们在忙着思考如何保护自己,这样不会给孩子带来任何好的结果。例如:"您 / 你没有在帮助我的女儿" 和 "我的女儿没有得到她需要的帮助"。

可以提高交流效率的词语

● "告诉我更多关于……"

● "这个词(或缩写)是我不熟悉的,您能重新介绍它的定义么?"

● "请解释……"

● "请您重新复述一下以便我能更好地理解"

● "我怎么知道这个计划是有效的呢?"

● "这所学校的建议是……"

- "针对……您建议我们怎么做？"
- "我想我听到您说……对吗？"
- "您提到的进步如何测量？"
- "这很有趣。请告诉我更多，以便我能确定我理解您的观点。"
- "我们需要多久才能知道使用这种干预方法是否成功？"

团队合作

在会议上沟通

团队会议，有时被称为关照协调会议，通常是一个有效的共享信息、记录优势、解决问题、规划进度和回答问题的过程。这些会议可能由您的儿科临床医生、学校特殊教育者或您作为家长召集开展。但由于对大多数关照提供者和老师的时间要求，通常很难组织起来。

您可以利用下面的步骤与专业人士一起解决问题：

- 把问题描述清楚，准备好您的想法的大纲。
- 鼓励团队的所有成员投入。
- 集思广益不做评比。
- 选择达成共识的方案。
- 制订一个计划，确定谁是行动的负责人，何时完成。
- 把计划写下来。
- 确保计划的每一步都是明确的、可衡量的，这样方便您跟进日后进展。
- 创建时间表和评价成功的标准。
- 随访跟踪以确保该计划执行。

书面沟通

明确的书面交流也是一个达到有效主张的重要工具,信件或电子邮件可能是出于某种原因发出的,如提出请求,要求澄清,阐明您所说的,要求一个决策,记录口头的探讨。您甚至可以只写一句"谢谢!"

当您写一封信或电子邮件时,用下面的检查清单检查,同时记得要保留一份副本。信件应该:

- 发送给一个可以做出改变的人。
- 包含日期和签名。
- 有1个或2个重点问题。
- 不超过1页。
- 如果请求答复,应该设定期限。
- 留下您的联系信息。

在卫生保健系统内宣传个人主张

在卫生保健系统中为孩子争取权益的第一步是确保您与富有同情心且合格的儿科临床医生包括高级执业注册护士、医生助理、家庭医生或心理医生建立积极的关系。您要评估孩子的医生是否符合以下这些基本要求:

- 医生是否对您和您的孩子表示尊重?
- 是否愿意耐心聆听?
- 是否重视您所关切的问题?
- 办公人员是否有礼貌?

● 是否支持您的孩子?

在您与医生的交流中,您应该留意这些基本的期望是否得到满足。作为父母,您必须做您的本职工作,确保与医生之间保持良好的关系和沟通顺畅,当您与您孩子的医生交流时,记住以下事项:

● 对于医生工作保持现实的态度,记住,一个医生不能解决所有问题或回答您所有的问题。
● 在家庭医疗模式中,您是医疗小组的一部分,参与关于孩子的治疗决策。这意味着您有责任保持与医生的有效沟通,保管好记录并跟进。

如果您进行充分的准备和组织,会使孩子得到良好的医疗保健以及和医生沟通更容易。

赴约前

● 写下您观察到的行为,对药物的反应,睡眠情况,饮食习惯,或其他任何医生可能需要知道的信息。
● 保管好医疗记录,您有权获得孩子的医疗记录副本,保管好您自己的记录和孩子的检查结果,您可按照如下方法进行分类,如目前的护理计划、供应商的名称、健康史、当前和过去使用的药物,地址和电话号码、票据,介绍人、保险信息、预约日志,可以选择已经准备好的医疗记录系统以及在线医疗网站。
● 写出问题。当您不理解儿科医生所说的话时,提问题,不要犹豫,向医生询问清楚没有什么值得尴尬的。

● 帮孩子做准备。告诉您的孩子会发生什么,要去看哪位医生以及为什么,有些检测要做,如果可以的话,告诉您的孩子抽血和注射不属于这次看医生的一部分,带一些能令他平静的东西一起赴约。

在医院时

努力理解医生所说的,倾听并记笔记。请医生解释治疗计划中您不理解的任何内容,您可以请医生写下治疗计划,并复述治疗计划让医生确定您理解了。记得问问题。

赴约后

您孩子的儿科临床医生通常会在孩子开始服用新药后2~4周内安排复查。如果您的孩子刚开始服用中枢神经兴奋剂,临床医生可能会要求您在一周后回电话,因为这些药物的效果会很快地显现出来。如果没有这样做的话,ADHD儿童需要接受年度健康监督检查,您和您的儿科临床医生还需要共同决定其他的ADHD复查检查。

如果有关诊断和治疗有让您不确定或感到不舒服的地方,您可以征询另外一位医生的意见,凭您对孩子的直觉与医生多谈谈您的担忧。您可能会觉得有必要更换医生,选择另一个医生的理由,包括不回应您所关切的问题,不能耐心倾听您和孩子的述说,不与专家进行沟通,或没有帮您协调孩子的治疗。

保险覆盖和申诉医保裁决

想要在医疗计划指南范围内争取孩子所需的权益,您需要充分理解医疗计划。

　　仔细阅读医疗计划策略,包括覆盖范围、手册以及其他相关文档,特别留意对您有益的政策的解释以及覆盖范围的限制。注意,当您评估一份计划时,注意对某项服务是否覆盖,并且留意"阅读"定义部分以便您能更好地理解条款。如果您有医疗保险覆盖方面的问题,致电医保客服的热线电话进行询问,这可以在会员卡背面和受益手册中找到。也可以提问题:

● 我是否需要从我孩子的初级保健医生转至专科医生那里?
● 我必须用联网供应商提供的优先列表么?
● 如果我想要找互联网供应商以外的医生怎么办?
● 是否有年度扣除额度? 如果有,是什么?
● 是否有访问次数的限制?
● 计划是否排除某些具体诊断或是否有预设条件?
● 一生中是否有总额?
● 我的处方覆盖范围怎样? 尤其是中枢神经兴奋剂,较新的缓释中枢神经兴奋剂每天的有效时间和成本各不相同。确定哪些新药在您的保险范围内,以及您的共同支付金额。

　　像在其他方面争取权益一样,保持良好的资料记录是很重要的。记录日期、时间和任何与您通过电话的人名,记下对话的内容和您了解到的信息。通过电话验证您得到的保险政策是获得同意的。
　　与医生保持良好的关系对日后正确处理医疗保险和申诉是有益的。如果您需要介绍或申诉方面的协助,与孩子的主治医生取得联系,尽量让您的儿科医生全程参与配合您孩子的治疗,这会保证孩子的转介平稳,沟通顺畅。记得要求医生提供转诊证明,其他心理医生或者理疗师的证明可能是无效的。

拒绝保险索赔

如果保险公司拒绝负担孩子的保险,首先确保否决是合法的,比较一下拒绝信中陈述的原因与您的证书上的覆盖范围是否一致,您应该确认任何否决都是书面的、正式的,不是当面或通过电话否决。

如果您认定这个否决决定和医疗保险中的条款匹配,考虑一下否决的原因,如果是因为您的保险覆盖面不全,研究一下相关保险的例外条款是不是清晰,以及是否存在可以允许的特例。如果做出否决的决定是因为保险公司认为这不属于医疗范畴内,可以考虑提供必要的医疗证据以证明这些服务对孩子都是必须的。不要犹豫对任何否决的决定提出质疑。您孩子的儿科医生和主要的护理提供者可以帮助您提供相关的信息。

针对一项医保决定进行申诉

您的保险公司会给您一份书面文件,详细解释他们的否决决定。仔细阅读原因,这样您就可以准备一份强有力的申诉书。如果您决定针对一项医疗保险决定进行申诉,您首先要了解申诉的流程,并给医保部门尽可能多的信息以支持您的诉求。

法律规定所有的医保申诉都需要经过相应的流程,您可以通过阅读保险手册或联系保险公司索取相关纸质的流程说明,来找到关于您的申诉程序的信息。在美国,许多州要求将申诉程序包括在否决函中。

大多数情况下,启动申诉程序,必须提交书面申诉书。使用如下方法来整理您的资料:

- **目的:**陈述您的目的。
- **诊断:**解释您孩子的诊断以及它是如何影响您孩子的。
- **原因:**给出您孩子需要相关治疗的具体原因。
- **文档:**囊括您所需要的支持性文件。
- **行动:**要求一份书面的答复。

加入孩子医生的书面证明,以强化您申诉的说服力,来解释您孩子为什么需要所要求的服务。可以向一位或多位熟悉您孩子情况的医生寻求相关的证明信,创建一份相关的档案也是很有帮助的,其中可以包括保险政策、否决信的副本、其他相关文件复印件、与他人对话的详细注释(通话时间,通话人的姓名,和谁讨论及讨论的内容)以及每一份同医生和保险公司之间有关问题的来往信件。最后,把每一位可能与此事有关的人都加入到"抄送人"的地址栏。例如:可抄送副本给您的医生和您接触了解您处境的人,确认您已经抄送文件、人名是正确的等。如果您的申诉被驳回,请请求更高级别的审查。如果向保险公司提出的所有申诉均告失败,请考虑联系您所在州的保险专员,寻求帮助或进行额外上诉。

倡导体制变革

强化您的发言技巧可以让您的孩子在当下及今后受益匪浅,并且帮助您和孩子获得所需的支持和服务;有些家长运用发言技巧与个人的故事、能力和知识以推动 ADHD 儿童的生活能变得更好。

很多父母在遇到了支付限额和限制服务等问题后便加入了争取改变体制的行列,因为他们有养育 ADHD 孩子的切身经历,他们知道在体制内什么是有效的,什么是无用的。他们看到体制有待改革的迫切性,特别是那些决定 ADHD 孩子们能享受怎样服务的政策、法律以及规定。

因为对现有医疗体制和公立学校的服务感到不满,一些家长可能会寻找新的途径来改变体制,不仅满足自己孩子的需求,也满足所有 ADHD 儿童、青少年和成年人的诉求。他们开始与其他组织合作包括国家级的互助组织和团体,以达到更大程度的变革和进步。所谓一个体制变革的支持者,您可以通过自己的发言来改善所有受 ADHD 困扰的孩子和他们家庭的状况。这样有意义的行动可以影响您的社区、州、甚至整个国家。

很多制度影响着残疾儿童家庭。每一个体制有着自己独特的运转方式,不管是学校、组织、医院、医疗保险公司、社区或是城市、州以及联邦政府,想改变一个体制,家长们需要了解他们的工作方式。这并不简单,特别是公共政策方面。与联邦政府和州政府打交道是很艰巨的,这也是为什么推动体制改革的人通常会团结起来,这些人有着同样的经历和相似的问题,例如对医疗保险制度、公立学校对待残疾学生的政策不满。

尽管充满挑战,很多人仍然勇往直前,加入到推进体制改革的队伍中,为有残疾的人争取基本的教育和人权,如果您选择跟随他们的足迹并致力于体制改革,遵循以下几个重要的步骤:

● **与他人沟通并建立联系**:那些在学校、家庭、邻里或者社区中面临类似问题或者受挫折的人是谁?找到他们,通过联系那些有健康、教育、残疾等类似经历的家庭是非常有效的,他们可以教您。

- **与做公共策略的相关组织取得联系**:多元社会的美国有多元化的组织,有很多专注于残疾人并立志推进有利于儿童和残疾人的公共政策。在 ADHD 方面,CHADD(www.chadd.org)是类似的组织,美国各地都有家长培训和信息中心以及社区家长资源中心,它们都在为有残疾儿童的家庭提供相关的信息和支持及宣传。如果您有任何问题,请与您孩子的儿科医生联系。

- **学习公共政策方面的常识**:公共政策是一个艰巨和繁复的领域,但您可以涉足其中,一些组织可以提供大量的信息资源。除了这些组织,专业人士和行业协会也是很好的信息来源。还有,您可能不认同他们的理念,但他们有着充足的信息资源。

推进立法改革

美国法律是由立法机构撰写的,主张法律的变化,您必须学会和这些人一并工作,这包括美国国会、州一级别的立法者、郡议会、市议会以及学校管理层,大部分立法机构有他们自己的网站,您可以做一些医疗保健、公共教育和残疾的现行法律研究,之前所提及的组织也会有很多与立法相关的信息。

想要推进变革,您需要将讯息传达给相应的立法者,因为美国的立法委员仅代表某一个地理区域,他们对该地区选民的反应最快,他们对自己选取的诉求回应也是最快的,您的首要任务是确定哪些立法者代表您所在的地区。

一旦您知道谁是负责您的立法者,请与他们或一名高级工作人

员会面,给他们讲您的故事,立法者需要知道某个项目对您家庭的
影响是什么。如果可以的话,把您和其他人的故事联合在一起,发
言要简短。当您发言的时候,记得问您自己:我想要说服谁? 他们
重视什么? 我如何让自己的故事与我要说服的人建立起联系? 试
着给立法者传授关于健康,教育和残疾方面的知识。

在和立法者沟通时该做和不该做的

该做的

- 简洁而清晰,立法者很忙,他会听到很多人说的很多事
  情,您能在 5 分钟内讲完您要说的吗?

- 专注于一个问题。他们应该记住的是什么?

- 提供一个一页的宣传页以便更好地传达信息,尽量限制
  在不超过一张纸(正反面)。

- 写一封感谢信并保持与他们的联系。

- 加入一个联盟。许多其他人经常会就同一问题联系他们
  的立法者。作为组织的一分子,让您的组织在联盟中工
  作可以获得大量信息。信息的一致性更有可能赢得立法
  者的支持。向立法者提及与您合作的其他组织、联盟和
  成员,让立法者知道您不是一个人——其他人也关心同
  样的问题,有同样的主张立场。

不该做的

- 目的不清晰,不要过多的表达您对很多事情的观点。

- 威胁、冒犯或者说别人坏话,您可能会遇到不感兴趣或
  者没有正面回应您的立法者,表明您的立场并保持礼

貌,做一个好的倾听者。

● 迟到。这对 ADHD 患者来说非常具有挑战性。

● 揣测别人的想法。如果您不了解某件事,记得要问,要告
  诉他们您不明白,会因此再来找他们的。

倡导医疗保险体系的变革

2015 年,美国的医疗体系占美国经济的比重接近 17.5%,这一
体系极其复杂。想要搞清楚谁来付账是很难的,很多美国人都参加
了多个医保计划,每个计划都有独立的规则和监管要求及限制,美
国最大的、最重要的医疗保险支付计划包括:

● 雇主支付的医疗保险:1.65 亿美国人,占美国总人口的 51.6%。

● 联邦雇员医疗福利计划:800 万联邦雇员、前雇员、退休人员以
  及他们的家庭成员;占美国总人口的 2.5%。

● 其他私人保险(非雇主支付):2 260 万美国人,占美国总人口的
  7.1%。

● 医疗保险:5 700 万美国人,占美国总人口的 17.5%。

● 医疗补助:6 700 万美国人,占美国总人口的 20.5%。

● 儿童健康保险计划(CHIP):650 万美国人,占美国总人口的
  2.0%。

● 退伍军人管理局的医疗保险体系:900 万美国人,占美国总人口
  的 2.8%。

> **注意**：覆盖类型不是相互排斥的；个人可能有多种类型的保险。数据来源包括医疗保险和医疗补助服务中心、州健康访问数据援助中心、美国人事管理办公室、美国退伍军人事务部和美国人口普查局。

此外，还有针对现役军人和他们家庭的专门的卫生保健服务项目如 Tricare（www.Tricare.mil），联邦健康中心为符合要求、缺医少药的人群服务，和国家精神卫生机构为最严重的精神疾病和残疾儿童提供心理健康方面的服务，这不像私营部门容易受到政府公共部门提供的保健方案的影响。

公共医保是由联邦和州法律授权的，有时县政府会予以辅助，政府机构颁布法令以规范这些项目。一般来说，新颁布的法规都会有公示期，以供他人提出意见。政府机构与医保机构之间的合同越来越透明，大多数州都有消费者保护和消费者权益相关的法律法规，这使得内部或者外部申诉变得可行并且有据可循。

想要得到所需的医疗服务最大的障碍便是如何定义"必要性"，医疗上的必要性总是对医疗保险制定者保密，但是代表消费者及其家属的专业人士是可以提出挑战的。另一个障碍是处方药，这可通过代表消费者和家庭治疗的专业人士提出质疑。

在私营领域，您可以通过很多州提供相关法律保护消费者在私人医保领域的申诉流程。在这方面，一个有用的组织是美国精神疾病联盟（www.nami.org）。

一个主要的有组织性的宣传机构就是美国儿科学会（AAP）支持的医疗之家，他们受到 CHADD 的积极支持。医疗之家全权负责协调有特殊需求儿童的干预措施。第5章详细地讨论了医疗之家。

一个成功案例

2008年的《心理健康平等和成瘾公平法》要求医疗保险公司在治疗精神疾病和精神障碍时与治疗身体疾病和障碍时同等对待,而这项立法之前,美国的大多数医疗保险计划都是分别对待精神疾病和生理疾病的。例如,在该法案出台之前,保险计划通常对于身体疾病不限制住院治疗,但将精神健康疾病住院治疗限制在30天。然后,保险公司批准了一系列针对身体状况的门诊服务,但对精神健康的门诊服务进行了限制,并且精神健康问题的自付费用要比身体健康问题高得多。大多数医疗保险计划都废除了这些形式的歧视。

这一立法成功是许多国家组织多年来本着相同的公共政策目标共同努力的结果。如果家庭团结一致并坚持努力,他们可以改变制度和法律。

作为一个代言人可以引领实质的变化

您可以在为一个组织发出声音的同时担当您家庭的代言人。不管您是为了孩子还是为了一个组织发声,记住,发言是一种艺术,是一种说服别人的艺术。

保持博学、诚实、有礼以及坚持不懈是非常重要的。体制变革需要耐心,与他人合作实现共同目标也需要耐心。记住,您并不是唯一一个渴望为孩子和他人做出积极改变的人。对有些人来说,在公共政策领域发声是一个令人沮丧的经历,但是许多人觉得它是一个令人兴奋的活动。当您从事系统性宣传,您会遇到与您有着共同志向的人,残疾儿童今天接受的服务,得益于像您一样的前人不断地努力争取权益,今天和明天,通过您的努力可以为无数孩子和他们的家庭提供更好的服务。

(任永颖　金春华　译)

第 9 章

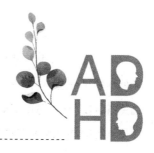

注意存在的共患病

注意缺陷多动障碍（ADHD）常常存在共患病。有50%~60%的 ADHD 患儿至少有一种共患病。超过10%的 ADHD 患儿有3种以上共患病。破坏性行为障碍（包括行为障碍和执行问题）、焦虑、抑郁、学习障碍、语言障碍是其最常见的表现。

ADHD 的共患病可能有相同或相似的表现。ADHD 患儿的共患病很难被鉴别出来，因为孩子行为改变迅速，只有随着时间的推移，在一定条件下才能够诊断。例如，一个4岁孩子的发育性情绪障碍最后可能被证明只是 ADHD 的某方面表现。

除了可能共患某种疾病，许多 ADHD 患儿也存在其他问题，即功能障碍，虽然尚未被正式定义为能力障碍，但是仍需要特殊注意。例如，高达60%的 ADHD 患儿曾存在某种形式的教育问题，这些问题包括在校所学课程（阅读、数学、社会科学等），技能（如书写），效率（准确按时地完成任务）方面，而他们中的大部分人没有学习障碍。

很多情况下,由于患有学习障碍会影响在校表现——共患病或其他问题可能会影响您孩子的活动,因此需要对他的教育和治疗计划进行调整。例如重度抑郁症,其症状可能比 ADHD 的表现更严重,即使 ADHD 是您的孩子前来就诊的最初原因,也必须首先治疗抑郁症。此外,孩子的生活环境也是非常重要的因素。有时,ADHD 患儿的行为可能导致家庭内部的压力,或者能反映出家庭中的压力,结果会导致孩子的症状加重。有些情况下,例如行为失常,包括对规则的极端蔑视和炫耀,物质滥用风险上升,犯罪行为,或者生活中将面临的其他困难,如果可以被早期诊断和治疗,这些风险将被减小或者避免。由于以上原因,当您的孩子进行 ADHD 评估时,考虑是否为共患病中的某些表现是必要的。对于发现伴随 ADHD 的情况和问题,全面性评估和持续性监测是必要的,因为有些共患病可能在首先出现的 ADHD 被诊断之后才出现,其他一些可能会随时间而消失。在这一章中您将了解到如何更好地识别和治疗各种类型的常常伴随 ADHD 出现的共患病,包括:

- **破坏性行为障碍**(disruptive behavior disorders),包括对立违抗性障碍(oppositional defiant disorder,ODD)和品行障碍(conduct disorder,CD)。

- **焦虑症**(anxiety disorders),例如广泛性焦虑性障碍(generalized anxiety disorder),特发性焦虑性障碍(separation anxiety disorder),恐惧症(phobias),创伤后应激障碍(post-traumatic stress disorders)。

- **情感障碍**(mood disorders),包括重度抑郁症(major depression,MD),精神抑郁(dysthymia),破坏性情绪失调障碍(disruptive mood dysregulation，DMD），毒物 / 药物诱发的抑郁症，双相障碍（bipolar disorders）及相关疾病。

- **运动障碍**（motor disorders），如抽动症（tics），抽动秽语综合征（Tourette disorders），强迫症（obsessive compulsive disorders，OCD）。

- **学习技能**（learning）、运动技能（motor skils）、交流障碍（communication disorders），包括发展性协调障碍。

- **智力残疾**（intellectual disability）[通常称为智能缺陷（mental retardation）]，包括孤独症谱系障碍（autism spectrum disorders，ASD）。

- **与创伤及压力相关的疾病**（trauma and stress-related disorders），如创伤后应激障碍（PTSD）。

- **睡眠障碍**（sleep disorders），如不宁腿综合征（restless legs syndrome）和阻塞性睡眠呼吸暂停（obstructive apnea）。

- **其他共存的问题**，虽然没有达到需要专门去诊断的程度，但是会严重妨碍您孩子的成长。

还有一些其他的问题看起来可能和 ADHD 很相似，或者使 ADHD 的症状更加明显。这些包括：

- 感觉缺失（sensory deficits），例如听力和视力障碍。
- 睡眠剥夺（sleep deprivation）。
- 丧亲（bereavement）。
- 某些特殊身体疾病（甲状腺疾病、低血糖、高血糖、药物不良反应、内分泌肿瘤）。

● 用药或停药。

● 童年时期不好的经历。

回顾以上问题，这一系列的障碍性疾病可能令人胆战心惊。然而，请牢记尽管大多数患有 ADHD 的孩子和青少年身上都存在共患病，但是没有人能同时患有所有的共患病，并且共患病几乎都是可以治愈的。早期诊断、科学系统的治疗，您和孩子也许可以避免或者降低许多已出现的问题对你们造成的影响。并且孩子自己和家庭的力量是促进他恢复正常的重要因素。

鉴别和诊断共患病，还要继续做什么？

鉴别一种共患病是困难的，因为许多行为使人联想到下列情况，如忧伤、焦虑，经常违反规定，这些也可以由 ADHD 所引起，或属于在家里或学校中应对冲突的反应，或仅仅是成长过程中的一个正常部分。您的孩子也许由于各种原因常常看上去很叛逆或不合作。和 ADHD 一样，没有实验室检查能明确他的行为是否是由共患病引起的。一个准确的诊断可能是很多条件的综合，如您通过认真观察孩子行为而得出的总结，对孩子的采访，与孩子的医生和老师们的定期讨论，家族史的回顾，使用其他的测试或者适当的标准化评定量表。

尽管有这些辅助手段，将您孩子的一系列行为归类为仅患有 ADHD，还是患有其他共患病，或者除外 ADHD 的其他疾病，仍然需要多视角的全面眼光和定期复查。如果您的孩子已经被诊断为 ADHD，但是系统性的用药试验以及行为治疗方法没有效果，或者出现越来越多本节后面描述的症状，那么他在患有 ADHD 的同时很可能患有其他的共患病。如果您的孩子在很小的时候被诊断为

ADHD,最后的结果可能是患有其他的疾病,而不是 ADHD。如果您担心孩子患有共患病,而不仅仅是与 ADHD 直接相关的压力或者挫折所致的功能缺陷,那么您需要问自己如下问题:

● **这些令人苦恼的行为持续多久了?** 叛逆行为持续时间是否在 6 个月以上?尤其是年幼的孩子,这种讨厌的行为来得快消失得也快——但如果这些问题持续超过半年,他可能需要进行一个关于共患病的评估。其中出现抑郁或焦虑症状的时候,这些孩子应该进行短期观察。

● **她的行为是否与她所处年龄段相符?** 这些令人苦恼的行为可以出现在孩子的各种发育阶段。然而,如果在孩子的年龄段本应该消失的问题持续存在或者不断进展,那么很有必要对孩子进行评估。

● **这些令人苦恼的行为的异常程度如何?** 所有的孩子试探底线,经历过恐惧或者抑郁,但是符合疾病诊断条件的孩子的状况要比同龄孩子表现得更持久也更严重。

● **给孩子的日常生活带来了多少影响?** 这些行为是否严重地影响孩子的学习进步、社会交往,或者日常生活的其他重要方面?如果是这样,那么共患病可能是罪魁祸首。

● **注意是否有发育延迟?** 尤其是在学龄前和低年级阶段,留意他是否达到了孩子发育量表的标准身高或在该年龄所规定的正常范围内。您孩子的儿科医生将在您带着孩子去保健门诊时检查这些项目,而且这些量表几乎能在所有的育儿书上找到。您需要特别留意是否存在语言发育、社交能力、运动技能、学业方面的延迟(表 9.1)。

表 9.1　用于健康发展监测的发育里程碑

年龄	社会性语言及自理能力	口头语言（表达和接受）	大运动	精细运动
3 岁	进入卫生间自行排尿 在合作和分享中发挥作用 自己穿外套、夹克或衬衫 可进行想象性的游戏 单独吃东西	可说 3 个字的句子 可说能让陌生人听懂75%的语言 理解简单的介词(如上，下)	骑脚踏三轮车 爬上爬下沙发或椅子 向前跳跃	画一个圆 画头像或一个身体的其他部位 用儿童剪刀剪东西
4 岁	进入卫生间自行排便 自己刷牙 不用太多帮助就能穿脱衣服 可参与具有较高想象力的游戏	可说 4 个字句子 可说能让陌生人100%听懂的语言	在没有外界帮助的情况下两脚交替爬梯子 单脚跳	画至少拥有3个身体部位的人 绘制简单的叉号 解开和扣上中等大小的纽扣 用拇指和其他手指握持铅笔，而不是用拳头

摘自：American Academy of Pediatrics. *Bright Futures：Guidelines for Health Supervision of Infants，Children，and Adolescents*. Hagan JF，Shaw JS，Duncan PM，eds. 4th ed. Elk Grove Village，IL：American Academy of Pediatrics；2017：86‐87.

● **您的家人是否曾经患过 ADHD 或前述共患病中的一项或几项？** 许多共患病是存在家族史的。如果一个 ADHD 患儿的近亲曾患有焦虑症、抑郁症、学习障碍、反抗行为或者更为严重的行为障碍,患儿则具有更大的机会患上 ADHD 和 / 或共患病。

如果您对于这些问题的答案已经使您怀疑孩子的行为存在问题,那么您务必与儿科医生和其他专家多交流。如果 ADHD 已被确诊,那么医生就应该对孩子的共患病进行评估,包括那些可能需要增加或调整治疗方案的疾病。

对于伴有情绪障碍或焦虑症的 ADHD 患儿,儿科医生可能建议您带孩子去找专科专家来诊断并管理他的病情。所以如果您的孩子共患有 ADHD 和品行障碍,您最好请一位认知行为疗法(cognitive behavioral approach)专家来对他进行照顾,儿科医生则负责 ADHD 的治疗。如果您孩子的情况非常严重,例如轻度抑郁,这就需要立即治疗,甚至要在儿科医生治疗 ADHD 之前开始进行。

以下是可能标志着某种共患病的各种行为,以及因此需要对治疗方法进行的相应调整。在某些情况下,针对 ADHD 的治疗也能解决共患病的问题。

破坏性行为障碍

破坏性行为障碍是所有共患病中最容易被诊断出来的,因为它的表现很容易被发现,例如发脾气、身体攻击(如袭击其他小朋友)、爱争辩、小偷小摸、对权威的各种挑战或叛逆。破坏性行为障碍包括对立违抗性障碍和品行障碍,其通常在孩子的在校表现、家庭或同伴之间关系受到影响时首先被注意到。

破坏性行为障碍的典型行为表现与 ADHD 十分相似——特别是易冲动和多动——但是 ADHD、对立违抗性障碍以及品行障碍被认为是可以独立发生的。约 1/3 的 ADHD 共患有对立违抗性障碍,多达 1/4 的 ADHD 患儿共患品行障碍。共患两种疾病的孩子比仅患有 ADHD 的孩子面临更困难的生活,因为他们的叛逆行为会导致他们与成人及其他与之交往者产生冲突。然而,早诊断、早治疗也许可以增加孩子学会控制自己的机会。

对立违抗性障碍

许多 ADHD 患儿表现出对立违抗性障碍,根据美国精神医学学会(American Psychiatric Association)出版的第 5 版《精神疾病诊断与统计手册》(DSM-5)中的定义,对立违抗性障碍包括以下持续性表现:"消极、对立、不服从、对于权威人士的敌对行为"。对立违抗性障碍患儿可能与大人争吵,发脾气,拒绝服从规则,自己犯错却责怪他人,故意找茬或以生气、埋怨、报复性的方式表现出来。他们可能频繁遇到社会矛盾和在校违纪。在有些情况下,尤其是没有早期诊断和治疗的情况下,这些症状将随着时间的进展变得更糟糕——当症状足够严重时,可被诊断为品行障碍。

品行障碍

品行障碍是一种比对立违抗性障碍更为极端的情况,美国精神医学学会出版的第 5 版《精神疾病诊断与统计手册》中将其定义为:"这是一种侵犯他人基本权利,并违反与其年龄相适应的社会规则的反复的、持续的行为模式"。此外,还可能包括严重的对他人的侵袭和对动物的虐待,故意损坏财产,偷窃,离家出走,逃学,偷偷摸摸地违反规矩。许多品行障碍患儿可能在很小的时候就被诊断为对立违抗性障碍,尤其是那些小时候就有人身攻击行为的孩子。随着品行障碍症状的逐渐加重,这些孩子通常会同时表现出对立违抗性障碍的症状(争吵、抵抗等)。这一系列行为,与 ADHD 的易冲动和好动结合在一起,有时会导致这些孩子被视为捣蛋者,他们可能会因此被停学,并且比单纯 ADHD 患儿、共患有对立违抗性障碍和 ADHD 的孩子有更多的概率进派出所。

很小就表现出品行障碍症状的 ADHD 患儿,比仅患有 ADHD、共患对立违抗性障碍和 ADHD 的孩子更容易表现出不正常,尤其是在犯罪、违法行为和物质滥用方面。然而尽早进行有效治疗可以阻止上述情况的发生。

如何发现

一个共患品行障碍和 ADHD 的孩子与仅患有 ADHD 的孩子在智力、病史、神经发育方面相似。他可能不比仅患 ADHD 的孩子冲动,但如果他患有品行障碍,他的老师和其他成年人可能会将其攻击性行为误解为是 ADHD 的冲动行为。然而,ADHD 患儿的行为没有典型地涉及这种水平的好斗性。共患 ADHD 和品行障碍的孩子有很大的概率患学习障碍,例如阅读障碍和语言功能缺陷。但是最大限度地将患有对立违抗性障碍和品行障碍的孩子与仅患有 ADHD 的孩子区分出来的依据是他们的挑衅、反抗,甚至(品行障碍患儿)好斗、残酷或者懈怠等行为。其他要寻找的指标包括:

● **家族中患有 ADHD/ 对立违抗性障碍(ODD)、ADHD/ 品行障碍(CD)、抑郁症及焦虑症。** 有 ADHD/ 对立违抗性障碍或者 ADHD/ 品行障碍家族史的孩子同样应该警惕 ADHD/ 品行障碍。如果家庭成员患有抑郁、焦虑或学习障碍,则孩子患有品行障碍的风险就会增大。
● **家庭中的压力或冲突。** 离婚、家庭成员的分离、物质滥用、父母的犯罪行为,或者家庭内部的严重冲突在共患 ADHD 和对立违抗性障碍或品行障碍的孩子中是常见的。

● **对于在家庭和学校的行为治疗技术反应差或者不积极。** 如果您的孩子违抗您的命令,拒绝执行治疗方案,拒绝治疗方面的合作,好斗行为持续不断,他应该进行是否共患对立违抗性障碍或品行障碍的评估。

破坏性情绪失调

破坏性情绪失调障碍是一种新定义的精神障碍,以严重的言语愤怒和暴怒、身体攻击和持续性易怒为特征。在 6~10 岁的儿童中可出现,尽管该病的愤怒和攻击等行为也可在对立违抗性障碍或品行障碍的儿童中出现,但这些行为仍被认为是一种情绪调节障碍并且对立违抗性障碍患者不会出现这种症状。

治疗

ADHD 和行为障碍患儿常常可以从家庭和学校开展的特殊行为治疗中获益。典型的方法包括:教育孩子使他更能意识到自己的发怒暗示,然后使用这些暗示作为信号去启动各种应对策略("五次深呼吸,在挖苦老师前想三种更好的应答选择"),为成功地自我控制提供积极地鼓励(告诉自己"干得漂亮,你靠自己捕获到了信号")。同时,您和孩子的老师学习去管理对立违抗性障碍或品行障碍的典型行为,通过商议、和解、与孩子解决问题,预先处理和避免潜在情况的发生,达到预定目标,不是那么重要的问题可以忽略,直到成功探讨有压力的问题。这些高度专业的技术可以由专业的行为治疗师或其他心理专家提供，这些专业的行为治疗师和心理专家由孩子的儿科医生或者学校的心理学家或者您家庭中的其他专业人员推荐。

如果您的孩子被确诊共患有对立违抗性障碍或品行障碍，如果可能的话，学校可以在主流班级中教育孩子。特殊教育者将定期审查您孩子的教育计划，并重新评估其安置的适当性。使您的孩子待在一个适当行为被日复一日塑造的环境，而不是一个不适当行为频繁发生的班级，是非常明智的。如果常规班级中的精心规划的课堂行为技巧没有效果，那么可以考虑将其安排到学校为加强行为管理而设立的特殊班级中去。

有越来越多的证据表明，改善ADHD主要症状的中枢神经兴奋剂治疗可能也对共患的对立违抗性障碍和品行障碍有帮助。中枢神经兴奋剂已经被证明有助于减少言语上和身体上的攻击（如负面的活动，偷窃，破坏等行为）。尽管中枢神经兴奋剂没有教给孩子新的技能，例如帮助他们识别并适当回应他人的社会信号，但它们可能会减少阻碍与同龄人建立关系的攻击性。因此，中枢神经兴奋剂常常是共患行为障碍的ADHD患儿药物治疗的首选。

越早采用中枢神经兴奋剂治疗对立违抗性障碍和品行障碍，效果就会越好。进入青春期后，孩子可能抗拒那些帮助改变他行为的治疗，因为这些治疗会使他变得在朋友们中不受欢迎。他将对于挑衅的自我变得习惯，也将会在中枢神经兴奋剂治疗他行为的时候感到不舒服和不真实。通过在小学甚至更早对这些行为进行治疗，您将有更好的机会避免您的孩子产生一个消极的自我。

如果您的孩子经过两种或两种以上的中枢神经兴奋剂治疗后，他好斗的症状和治疗前一样甚至更糟糕，他的儿科医生可能会选择再次评估他的情况,并且以其他药物替代中枢神经兴奋剂。如果单独的中枢神经兴奋剂可以产生效果,但没有明显的改善,他的儿科医生可能会继续使用中枢神经兴奋剂并联合其他药物。然而,发现并学习有效的行为管理方式通常是一个全面的治疗计划的核心方法。包括儿童精神病学家和儿童心理学家在内的更进一步的服务可能是需要的。如果行为干预不够,破坏性情绪失调障碍可能需要使用用于治疗焦虑或抑郁的药物。

父母对于儿童的对立违抗性障碍和品行障碍可以采取的措施

每天给您的孩子提供积极向上的信息

■ 表扬顺从的行为——"抓住他们表现好的时候"。

■ 鼓励表扬和奖励特定的、约定的、期望的或目标行为。

注意预防以下几方面

■ 有可能的话,重新安排孩子的一天,避免他遇到无法控制自己的麻烦。如请邻居在您去购物的时候照顾您的孩子,确保长途旅行时可参加的活动,以及为容易打架的兄弟姐妹安排单独的房间参加活动。

■ 监控青少年的行踪。打电话给他们说要拜访的朋友的父母。想办法限制与有行为问题的朋友的联系,促进与有积极影响的朋友的联系。

■ 和学校谈谈,要求应用类似的原则。如果您怀疑这是可能的,请求学校关注学习问题。有学习问题的孩子所经历的挫折对他来说可能是无法忍受的。

保持平静并一致

■ 制定明确的家规,对想要的行为给出简短而具体的命令,而不是对不想要的行为提出禁令。"请慢慢走"比"不要跑"更有效。

■ 为糟糕的行为选择提供一致的、适当的、平静的后果。尽量保持平静的语调。

■ 在执行规则时,避免争论或解释,因为这只会为不恰当的行为提供额外的关注。

制订安全和应急计划

■ 制作一份电话号码清单,当孩子的行为对自己或他人的安全造成威胁时,可以拨打电话。

■ 在出现任何问题之前,移走家中的危险工具。

■ 注意那些可能引发情绪爆发的情况,如果可能的话,尽量避免。

■ 收集热线电话号码,儿科医生的电话号码,或者社区心理健康应急团队的联系方式。

改编自 American Academy of Pediatrics Task Force on Mental Health. *Addressing Mental Health Concerns in Primary Care: A Clinician's Toolkit* [CD-ROM]. Elk Grove Village, IL: American Academy of Pediatrics; 2010.

焦虑症

正如行为障碍一样,在焦虑症和 ADHD 之间也有大量的重叠。大约 1/4 的 ADHD 患儿患有焦虑症。同样,约有 1/4 的焦虑症患儿也患有 ADHD。这包括所有类型的焦虑症:广泛性焦虑性障碍,品行障碍,特发性焦虑性障碍,恐惧症(包括社会性的焦虑)。患有过度焦虑或特发性焦虑性障碍的年幼孩子特别易患 ADHD。

焦虑症通常比行为障碍更难识别,因为前者的症状是内在化的,他们通常存在于孩子的头脑中而不是表现为外在的行为,例如口头的爆发或把其他人推到最前面。一个焦虑症患儿可能正在经历内疚、恐惧,甚至是易怒的,并且逃避父母、老师或儿科医生的注意。只有当他的症状表现为实际的行为时,例如失眠、拒绝上学,他才会被注意。如果您怀疑他除了患有 ADHD 外还存在持续的焦虑,那么请孩子的儿科医生或心理医生去和孩子直接谈谈是很重要的。

如何发现

焦虑症的鉴别是困难的,这不仅仅是因为其症状是内在的,还因为确诊焦虑症的标志,特别是心神不定和注意力差可能被错误地解释为 ADHD 的症状。然而,焦虑症患儿经受的要比一般的注意力缺乏或者由于厌烦而产生的不安多得多。他们的焦虑和担心是明确的,常常集中在特定的情况或想法上。他们可能看起来紧张、易怒、疲劳或者筋疲力尽。他们可能没有睡好,甚至经历短暂的恐慌,包括心惊、心跳加速、呼吸困难、作呕、恶心、发抖、强烈的恐惧,这些都在没有明显原因的情况下发生。

虽然他们在学校的表现可能和那些仅患有 ADHD 的孩子相似,但与仅患有 ADHD 的孩子相比,他们往往会经历更广泛多变的社会困难,在学校有更多的问题。同时,他们的行事方式与仅患有 ADHD 的孩子相比可能不那么具有破坏性,因为他们的焦虑可能抑制自发的或易冲动的行为。相反,他们可能趋向看起来是效率低下的或者易分心的,对于记清事实或处理观念、想法有很大的困难。

即使有些症状很明显,一些孩子却不愿意承认这些症状,尽管这样,您的孩子仍可以成为信息的重要来源,这些信息能帮助诊断焦虑症。如果焦虑症的可能性是您所担心的,那么去和他讨论所有的恐惧或担心,并且认真地聆听他的回答。向他的医生和／或心理学家报告谈话内容,并且鼓励他向专业人士直接述说。同时,问自己如下问题:

● **在他早前的生活中是否发生过令他害怕或者有压力的事?** 这样的经历(如失去喜爱的东西,暴露于暴力)可以在以后导致情感障碍,例如创伤后应激障碍,症状可能与 ADHD 的症状相似。

● **他是否过度担心或焦虑一些情况或事件(例如与同伴的关系或者在校的表现)?** 他的担心或忧虑是否是不合理的,是否是过度夸张或不真实的,而不是对负面行为惩罚的担心? 他是否难以控制自己的忧虑?

● **焦虑是否导致他心神不定、疲乏、注意力困难、易怒、肌肉紧张和／或睡眠紊乱?**

● **焦虑或外在的症状是否明显地损害他的社会交往、学习或其他功能?**

● **焦虑是否已经出现很多天并且持续很长时间?** 焦虑是否持续超过 6 个月? 焦虑是否每周至少发生 3~5 次,并且持续至少一个小时?

● **焦虑是否由其他障碍、物质滥用或其他可识别的原因引起?** 一个因为生活事件伤心的孩子,正物质滥用的孩子,生活在家庭冲突中的孩子都有可能表现出焦虑症的症状。重要的是要将这些其他原因视为焦虑的起因。焦虑症状可能是对生活事件的反应，而不是由实际的焦虑障碍引起的。

● **小时候他是否因与父母分离而经历发育迟滞或严重焦虑，经常或多次表达恐惧，或经历异常压力？** 共患 ADHD 和焦虑症的孩子更容易在童年早期经历发育迟滞和有压力的生活事件，例如父母的离婚或分居。

● **家族中的其他人是否曾被诊断为焦虑症？** 焦虑症的发病有家族性趋势。对您家族病史的认真回顾能为观察孩子的情况提供帮助。

这些是焦虑症的部分症状，它们的存在可能表明需要让儿科或心理医生对您的孩子进行评估。正确有效地治疗焦虑可以让孩子改善功能和平衡日常生活。

治疗

对于共患 ADHD 和焦虑症的孩子，需要针对每个孩子的具体情况联合使用多种方法进行治疗。全面的焦虑治疗从教育孩子及其家人开始。开始行为治疗后，使用包括认知行为疗法的技巧，家庭治疗有时也是有必要的。可以考虑使用抗焦虑药物。学校工作人员的持续投入也是有价值的。

行为治疗已被验证是焦虑症非药物治疗的有效方法（传统心理疗法的有效性较少被很好地研究）。行为治疗的目标是改变孩子由于焦虑而出现的行为，而不是关注孩子内在的抵触。认知行为疗法帮助孩子将他们的思维重塑成更积极地构架，他们因此可以变得更自信，并且提高他们积极功能的水平。例如，一个孩子可以学习鉴别焦虑的感觉和思维，认识到他的身体对于焦虑的感觉如何，设计一个当症状出现时在精神上减少这些症状的计划。可以用来治疗焦虑的其他行为治疗包括塑造合适的行为、角色扮演、放松技术和针对导致孩子焦虑的特定经历逐渐脱敏。

对共患 ADHD 和焦虑症的孩子进行药物治疗的决定,很大程度上取决于每种疾病的相对难度。在对大量 ADHD 患儿和各种共患病进行的综合治疗的研究中,行为治疗和药物治疗对于父母报告焦虑症状的 ADHD 患儿同等有效。然而,这些孩子有多少是真正患有焦虑症则不得而知。

一般来说,如果您孩子的 ADHD 症状比焦虑对其功能的影响更大,并且需要药物治疗,那么儿科医生可能会首选兴奋剂。当孩子的医生调整药物剂量来达到最大疗效时,他将监测药物对孩子的副作用,如神经过敏或注意力过度集中,这是 ADHD 和焦虑症患儿对兴奋剂的不良反应。如果您的孩子服用兴奋剂后,其共患的焦虑症状得到缓解,同时 ADHD 症状也有改善,那么焦虑症状实际上可能源于 ADHD 的相关行为,而并非焦虑症的征兆。另一方面,如果 ADHD 的症状改善,但是孩子的焦虑仍然存在,医生可能会决定增加另一种药物。这些药物通常在药物分类中被称为选择性 5- 羟色胺再摄取抑制剂(selective serotonin reuptake inhibitor,SSRI)。

焦虑症患儿父母可以采用的办法

● 鉴别孩子的担心和恐惧,并且设定缓解症状的目标。

■ 应用学习策略去提高应对的技能(例如深呼吸,肌肉放松,积极的自我暗示,想着停下来,想一个安全的地方)。

- ■ 请心理医生推荐可能会有帮助的药物或网站。
- 解决焦虑和恐惧的最好方式是逐渐增加对恐惧对象和经历的暴露。最终目标是控制而不是避免恐惧的事物。
  - ■ 以对恐惧对象或活动的短暂暴露开始,并且逐渐延长暴露时间。
- 想象或谈论恐惧对象或活动,或者观看其图片。
- 学着去忍耐短暂的暴露。
- 在小组中或者在教练的陪同下忍耐一次更长时间的暴露。
- 独自忍受恐惧的活动,但是有机会在需要时获得帮助。
  - ■ 在这些实验中您需要尽可能保持冷静和自信。否则,它将变成一种使孩子沮丧的暗示。
  - ■ 对于那些易患焦虑症的孩子,有必要立即让他们回到产生焦虑的状态。学校恐惧症就是一个例子。
- 确定这种逃避不是由于威胁、损伤、学习障碍,或者可以导致压力和恐惧的疾病。
- 与学校工作人员合作设法使孩子回到学校。
- 温柔并坚定地坚持让孩子上学,并结合积极地反馈和冷静地支持。
- 如果您对于这些建议中的任何一项感到不舒服,向您的医生或心理健康专家寻求帮助。
- 和您的孩子一起给恐惧重新命名(如"讨厌的烦恼"),并且成为它的"老板"。
- 奖励勇敢的行为。
  - ■ 对于展现的"勇敢行为"给予积极地反馈或小奖励。

- 注意您自己的育儿方式。
  - 不必总是提醒焦虑的孩子在玩耍时要小心。
  - 确保您或其他家长控制自己的焦虑,帮助焦虑的孩子时保持冷静。
  - 如果父母对于规则和期望的事物总是反复无常,孩子会变得焦虑。
  - 试着去排除增加焦虑的因素,如"我知道如果我成绩不好,爸爸会生气"。
  - 注意并纠正孩子不切实际的想法,如"我知道爸爸和妈妈努力工作的唯一原因是我可以去一个更好的学校,所以我担心如果我做不好……"。

改编自 American Academy of Pediatrics Task Force on Mental Health. *Addressing Mental Health Concerns in Primary Care: A Clinician's Toolkit* [CD-ROM]. Elk Grove Village, IL: American Academy of Pediatrics; 2010.

情感障碍

情感障碍,如抑郁和双相障碍,同焦虑症一样,常常涉及微妙的、内在的症状。这些症状很难被意识到直到他们表现为外在的行为。情感障碍发生在 15%~20% 的 ADHD 患儿中。ADHD 患儿常常有易怒,喜怒无常,情绪不稳定和对失望或挫折反应过度。如果这些问题严重或者涉及功能,将会被建议进行一个情感障碍的评估。

情感障碍的类型

许多 ADHD 患儿存在情感障碍,包括心境障碍、重度抑郁症、双相障碍。心境障碍以长期的轻度抑郁、持续的易怒、自暴自弃为特征,常伴有低自尊心。重度抑郁症是一种更极端的抑郁,常表现为突然发病,可见于 ADHD 患儿,在 ADHD 成年人中更为常见。心境障碍和重度抑郁症在孩子被确诊为 ADHD 后,可以典型地表现出来,并持续数年,如果没有采取治疗措施,随着时间的推移可能变得更糟糕。

双相障碍是一种不太常见且严重的疾病,通常在青春期后期或成年后才会出现。破坏性行为障碍在之前的章节中已有过讨论,也被认为是一种情绪障碍。许多双相障碍患儿也符合 ADHD 诊断标准。

如何发现

每一个孩子都曾有过气馁的感觉或曾容易发怒。而 ADHD 患儿由于经常需要面对在学校以及与同龄人相处带来的额外挑战,可能会有更多上述表现。如果您的孩子感到沮丧,或者每天都有相当长的时间看起来很容易被激怒或心情不好,那么他可能共患情感障碍。诊断情感障碍,一个孩子必须表现出以下症状中的至少两点:

- 食欲差或过度饱食。
- 失眠或嗜睡。
- 不活跃或疲乏。
- 缺乏自尊心。
- 注意力低下或难以做决定。
- 有绝望的感觉。

在被诊断为情感障碍之前，这些症状应该已经持续了一年或更长时间，即使在这一年内连续两个月症状持续减轻。此外，这些症状必须不能由以下情况引起：其他情感障碍如重度抑郁症或双相障碍；医疗状况；物质滥用；ADHD本身导致（如学习困难导致缺乏自尊心）。最后，这些症状必须明显地损害了孩子的社会交往、学业或其他日常生活所需的功能。

重度抑郁症的标志是几乎不间断的抑郁或易怒情绪，或者对全部或几乎全部日常活动的兴趣或愉悦度丧失。除了先前已经列举过的重度抑郁症的症状，重度抑郁症的孩子可能每天都会哭，躲避他人，极端的律己严格，提及死亡，计划或尝试自杀。

与对立违抗性障碍孩子情绪的短暂爆发不同，抑郁症孩子的易怒表现可能几乎是不间断的或没有任何清楚的诱因。此外，抑郁症孩子无法集中注意力的特点与ADHD患儿不同，他们伴随着其他的抑郁症状，如食欲下降或对曾经喜欢的活动丧失兴趣。最后一点，抑郁症本身是没有明显诱因的，这点与因父母离异或其他有压力的情况导致的情绪沮丧截然相反（事实上，已有研究表明家庭的完整性以及社会经济地位对一个孩子是否会发展为重度抑郁症的影响可忽略不计）。无共患病的ADHD/品行障碍孩子的自杀风险相对来说并不比正常孩子高，然而ADHD/品行障碍共患重度抑郁症同时存在物质滥用情况的孩子很可能有自杀行为，因此需要留意观察。谈到自杀（即使您不确定这是否严重）、一次自杀的尝试、自残、任何暴力行为或严重的回避社会，应该被视为一种紧急情况并需要您孩子的儿科医生、心理医生或当地医院的立刻关注。

抑郁症孩子可能会承认感到内疚或难过，或者可能会承认自己有问题。许多抑郁的孩子拒绝承认自己的感受，家长很容易忽略那些暗示情绪障碍的微妙行为。通过与孩子的老师和治疗师保持密切联系,带他和他的儿科临床医生一起进行每次治疗回访,让孩子参与到适龄的治疗讨论中,可以提高儿科医生或心理专家发现抑郁症发展迹象,以及孩子向别人讲述他的感觉的概率。

共患双相障碍和 ADHD 的孩子容易出现情感爆发,极端的情绪波动(情绪高涨,低落或混合)以及严重的行为问题。慢性的易怒可能是最显著的特点之一。患有双相障碍的孩子时常极度冲动并且好斗,同时伴有"不知道从哪冒出来的",或者由一点点小挫折引起的情感爆发。他可能有过焦虑的经历,他也可能处于极高的兴奋水平,可能思维活跃,可能自尊心膨胀或自大,过分健谈,身心烦乱,过度性行为和 / 或睡眠需求减少。这些症状可随抑郁或易怒的时间段交替出现,而在此期间他的行为与重度抑郁症孩子的表现相似。典型的共患双相障碍和 ADHD 的孩子社会技能低下。由于这些孩子极其不可预知的、好斗的或挑衅的行为表现,他们的家庭关系往往非常紧张。这些症状在早期可能只会在家里出现,但随着孩子年龄的增长往往也会出现在其他情况下。

双相障碍是一种严重的精神障碍,有时可以包括精神方面的症状(错觉 / 幻觉)或自残行为,例如割伤自己或自杀的想法或冲动以及物质滥用。很多患有双相障碍的孩子可能有双相障碍、情绪障碍、ADHD 和 / 或物质滥用的家族史。共患双相障碍和 ADHD 的孩子比单独患有 ADHD 的孩子在青少年时期出现物质滥用及其他严重问题的风险要高。

如果您的孩子共患双相障碍和 ADHD,他的儿科医生可能会建议您带他找精神科医生做进一步的评估、诊断以及获取治疗意见。

治疗

正如 ADHD 共患焦虑症,对于 ADHD 共患抑郁症的治疗通常包括很多种途径。这些治疗途径可能包括认知行为疗法、人际交往疗法(主要集中在悲伤、人际关系、辩论、生活转变以及个人困难几个方面)、传统的心理疗法(有助于自我理解、感觉识别、提升自尊心、改变行为组合、提高人际交往和应对冲突的能力)和家庭疗法。

同 ADHD 共患其他障碍一样,应该先药物治疗对孩子功能影响最严重的障碍。如果您的孩子出现的功能问题大部分由 ADHD 相关症状引起,或者抑郁症的迹象并不完全清楚,那么您孩子的儿科医生很可能首先选用中枢神经兴奋剂治疗 ADHD。如果抑郁症状是 ADHD 导致的功能损害,而不是抑郁症所引起,它们可能会随 ADHD 症状的改善而减轻。如果 ADHD 和抑郁症状都得到改善,您孩子的儿科医生可能会继续选择中枢神经兴奋剂单药治疗。

如果孩子的 ADHD 症状得到了改善但抑郁症状没有改善,即使已经经历了一系列如前所述的合理的心理疗法,他的儿科医生可能会增加抗抑郁药物,最常见的是选择性 5- 羟色胺再摄取抑制剂(SSRI)。这类药物包括:氟西汀(百忧解)(fluoxetine,Prozac),舍曲林(左洛复)(sertraline,Zoloft)等。如果这些治疗方法效果欠佳,建议您带孩子看一下小儿发育科 / 行为儿科医生或精神科医生,他们会尝试其他种类的药物治疗。

治疗儿童和青少年抑郁症的最新经验还包括生活方式。经常锻炼、注意睡眠习惯、保持健康、健康饮食、关注自身优势、正念冥想都有助于缓解症状。酒精和毒品(尤其是大麻)会加重抑郁症状。使抑郁症患者认识到他们可以照顾好自己有助于缓解抑郁症状。

有抑郁表现的孩子的家长可以采取的措施

多考虑一下外界环境

● **注意您的孩子和／或其他家庭成员是否存在悲伤或失落的问题。** 几乎全世界的孩子都曾经历过悲伤和失落。在对待这些问题的反应上不同的孩子表现不一样,这取决于他们的发育水平、脾气、精神健康状况、处理技巧、父母的反应以及平台。如果这些问题看起来不能被合理地解决,请寻求咨询服务支持。

● **减小压力。** 您的家庭可以尝试去减小压力并加大对您孩子的支持。这可能包括需求和责任方面合理、短期的变化:协商范围的扩大或其他在学校中减少压力的方法;寻求家庭中其他忧郁成员的帮助。

如果身为家长的您也很失落或表现出了抑郁症的症状,那么为您的孩子和其他家庭成员表达出您的需求并寻求额外的支持就显得特别重要。

● 勿将枪支存放于家中,其他武器、药品(非处方药和对乙酰氨基酚)、酒精应该远离家中或者销毁或者保管好。

加强家庭的教育

● 您的孩子并没有在装病。

● 看上去像懒惰或坏脾气,有可能是抑郁症的表现。

● 一般都有抑郁表现的家族史;讨论该家族史可能会减少耻辱感并能增加其他家庭成员的同情心。

● 抑郁症很常见,不是由于缺乏应对能力或个人能力造成的。

● 对抑郁表现的绝望是一种症状,并不是真实的准确反映。然而,这种对外界和未来消极的态度很难被正常人所理解。

- 治疗起效可能需要几周,而且孩子可能是最后一个意识到起效的人。

帮助孩子提高认知和应对能力

- 试着从其他角度去理解孩子的消极想法。

- 放松,比如在愉快的记忆中练习放松或想象在一个愉快的地方,这些有助于睡眠和缓解焦虑。

- 充分利用孩子已经做过的事情,让他们感觉更放松。鼓励他们更多地这样做(行为激活)。鼓励关注优点而不是缺点。鼓励做更多青少年擅长的事情。

帮助您的孩子培养解决问题的能力

- 找到能够帮助孩子克服其问题的可实现的小步骤。

有抑郁表现的孩子的家长可以采取的措施

- 建议您的孩子从现在开始把遇到的困难罗列出来,把事情按优先顺序排好,并每次一小步,把精力集中在单独一个问题上。

排练行为与社会技巧

- 对特殊情况或人的反应经常会引起或维持情绪低落。如果可以确定这些触发因素,要试着帮助您的孩子培养并练习回避技巧或随机应变的能力,以避免悲伤的情绪反应。

- 鼓励您的孩子练习改善情绪的方法。

制订安全和应急计划

- 制作一个在紧急情况下可能需要的电话号码清单。

- 让武器或者具有潜在致命危险的物品远离家中。

- 留意自杀的危险因素,例如忧虑加重、压力、紧张、失去理性、表达死亡意愿。

- 如果您的孩子正开始接受对抑郁症的治疗,那么您要与他的医生共同制订一个监护计划。

- 获取自杀或抑郁症的热线电话号码,您孩子医生的随叫随到的电话号码,或者当地精神健康应急处理小组的联系电话。

改编自 American Academy of Pediatrics Task Force on Mental Health. *Addressing Mental Health Concerns in Primary Care: A Clinician's Toolkit* [CD-ROM]. Elk Grove Village, IL: American Academy of Pediatrics; 2010.

运动障碍:抽动症、抽动秽语综合征以及强迫症

抽动症(tics)是快速的、重复的活动或发声,可能是动作(如过度眨眼)或发声(如习惯性咳嗽或长期反复清嗓的声音)。慢性抽动症可持续整个童年,短暂性抽动症持续少于 1~2 年。在最终发展为共患抽动障碍和 ADHD 的孩子中,ADHD 往往比抽动障碍早出现 2~3 年。

抽动秽语综合征(tourete disorder)比较少见,它比抽动障碍更严重,并且动作和发声要每天重复很多次。其平均发病年龄为 7 岁,通常青春期后会减少。虽然大多数抽动秽语综合征有可能发展为 ADHD,但它们是两种独立的疾病。ADHD 既不是抽动秽语综合征的一个变异,抽动秽语综合征也不是 ADHD 的一种类型。已有研究表明抽动障碍、抽动秽语综合征以及强迫症可能起源于某些共同的

因素。此外,患有其中任一疾病的孩子都有可能同时患有 ADHD。

强迫症(obsessive-compulsive disorder)包括强迫思维(如洁癖)以及强迫行为(如因洁癖而过度频繁地洗手),而这些都是无法被自我控制住的。从这个角度来讲,强迫症与抽动障碍和抽动秽语综合征很相似,并且给 ADHD 孩子带来了其他的功能问题。许多强迫症儿童和青少年虽然觉得他们的强迫行为和强迫思维是奇怪的或愚蠢的,但仍不能自我控制。

如何发现

抽动障碍与 ADHD 的某些症状相似,特别是烦躁以及胡乱发声——这些表现偶尔被误认为是 ADHD 的症状。而真正的抽动障碍有别于 ADHD 的烦躁或活动过度,因为抽动障碍的表现几乎都是面部或肩部快速、反复、相同的动作,或者发出声响,或者发表一些导致孩子被其他人孤立的言辞。只有当运动性抽动和发声性抽动于 18 岁之前出现,每天发作多次并且持续至少 1 年,才可诊断为抽动秽语综合征。虽然抽动表现的严重程度可能周期性加重或减轻,抽动秽语综合征患儿很少有超过 3 个月无抽动发作。抽动秽语综合征也可能毫无原因自动消退。

抽动障碍和抽动秽语综合征有简单动作或发声的爆发性出现,而强迫症包含强迫思维和行为。与孩子对电脑游戏或电视节目"痴迷"不同,强迫症所表现出的强迫思维与行为无法提供愉悦感,也并非起因于理性的愿望或动机。当然,强迫症状之所以出现是因为孩子无法控制它,甚至孩子也意识到这些表现是不正常的,并且他们每天都在与其抗争。

治疗

轻度或一过性的抽动症可能不需要药物治疗。在过去,ADHD 共患抽动症的孩子不推荐使用中枢神经兴奋剂,因为中枢神经兴奋剂被认为可能会引起抽动秽语综合征。但目前普遍认为使用中枢神经兴奋剂不会引起抽动秽语综合征或加重 ADHD 孩子的抽动症状。在很多病例中中枢神经兴奋剂可能确实会导致抽动症状的缓解。然而,大剂量应用中枢神经兴奋剂可能会导致那些即使没有应用中枢神经兴奋剂最终也会出现抽动症状的 ADHD 患儿抽动症状的出现或加重。但中枢神经兴奋剂在治疗 ADHD 方面的优势往往要大于缓慢加重抽动症状的潜在缺点。同时,减小中枢神经兴奋剂的剂量或更换另一种药物有时可以减少或消除抽动症状。如果您孩子的抽动症状特别严重或影响生活,这时您需要考虑应用中枢神经兴奋剂及可乐宁(clonidine)、胍法辛(guanfacine)或其他药物,如利培酮(risperidone)。使用以上任何药物时,必须慎重考虑其不良反应。

学习、运动技能以及交流障碍

大部分 ADHD 患儿遇到的学习问题并非由学习能力差导致。大约 40% 的 ADHD 患儿经历过学习困难,例如学习效率问题以及计划安排问题,而这些都被归纳为"问题"而不属于能力差。学习能力差被普遍认为是不管智力水平如何及所受教育是否足够,孩子没有能够达到所期望的学习技巧水平。ADHD 本身并非一种学习障碍,只要受到合理的治疗以及支持,很多患儿是可以拥有与同龄人相同的学习能力的。由于共患学习能力差的定义及判断差异变化很大,因此其真正的发生率并不明确。

尽管对如何定义学习障碍存在持续的争论，但根据以前的定义，通过标准智商测试得出的认知能力，与通过对阅读、数学以及写作表达等测试得出的学习能力之间有明显的差异。这种"差异"模式存在问题。在那些阅读能力较差者中，与其智商测试所期望的学习能力相符与不符，二者之间并无差异。此外，智商与阅读测试得分之间的差异与学习能力差之间不一定相关，且该差异并不能预示孩子能从阅读干预中受益，也不能反映一段时间的阅读水平或孩子如何应对某种阅读项目。低智商水平以及有同样差表现的孩子虽然也能够从中获益，但是他们没有资格享受到相关治疗性服务。

通常非言语型学习障碍并没有被包括在学习障碍的标准定义中，但当孩子并存注意力问题时需要被着重考虑。非言语型学习障碍的特点是，在学习技巧方面有相对优势和劣势的特定组合，包括单词阅读与拼写相对于力学、数学有优势，也包括社会技能有缺陷。非言语型学习障碍孩子能更有效地利用言语型信息，因此他们在理解社会信息方面会存在困难。其他已被认可能影响到学习功能的功能缺陷包括运动技能障碍（motor skills disorder）、发展性协调障碍（developmental coordination disorder）以及交流障碍（communication disorder）。

2004 年以后，教育机构不再要求必须应用这种差异模式来判断一个学生是否存在学习障碍。学校现在在课堂上使用更容易被学生接受的方式教学。目前，教育机构可以决定是否按照一个学生对有科学根据的干预的反应来作为评估程序的一部分。反映干预法就是这种流程的一个例子。在这种方法中，有学习障碍的学生会被着重提供一系列针对其个人的指导或行为干预。

影响学习功能的学习障碍

学习障碍

1. 阅读障碍(如不准确、速度慢、费劲)。

2. 难以理解所读内容的含义。

3. 拼写困难。

4. 书面表达困难(如语法、标点符号或组织方面的问题)。

5. 难以理解数字概念、数字事实或计算。

6. 数学推理困难(如应用数学概念或解决数学问题)。

特定学习障碍的严重程度可能不同。

影响学习功能的学习障碍

■ **轻度：**在 1 或 2 个学术领域学习有一些困难，但可能能够弥补。

■ **中度：**学习有明显困难，需要一些专业技能教学和一些调解或鼓励服务。

■ **严重：**严重的学习困难，影响多个学术领域和需要持续强化的专门教学。

运动技能障碍

发展协调障碍。

沟通障碍

■ 表达性语言障碍，如难以使用语言表达自己，包括说话量有限、词汇量有限、难以获得新词、使用适当的语法等。

■ 混合性接受 - 表达性语言障碍，如难以理解和使用语言、单词、句子或特定类型的单词。

■ 语音障碍，如发音或语音清晰度有障碍。

■ 口吃。

疾病

● 听力损害。

● 视力损害。

● 慢性疾病。

改编自 American Psychiatric Association. *Diagnostic and Statistical Manual of Mental Disorders*. 5th ed. Washington, DC: American Psychiatric Association; 2013.

学习障碍

阅读障碍

阅读障碍是最常见的学习障碍,也是其中研究最多的,大约占被诊断为学习障碍的孩子的80%。患有阅读障碍的孩子能够看清字母和单词,但是在辨认字母和单词方面有困难。大部分阅读障碍表现为辨认单词有困难,而不是阅读理解有困难。原因一般在于孩子的"音韵意识"方面,即在感知如何将语音整理成话语方面有困难。阅读障碍,甚至包括将单词倒置,这与视力没有丝毫关系。这些问题使孩子将新的单词添加到其阅读词汇储备库中变得非常艰难,也很难正常阅读。虽然他们的听力和阅读能力可能正常,但他们在给物品命名方面可能会有困难(例如快速想出"电脑"或"背包")和/或记住词语的顺序(例如"这个男孩看到了那个开红色轿车的人")。小部分孩子还存在包含有理解问题的阅读障碍,而且这些孩子还存在接受语言能力差的问题,即有人跟他们说话时,他们很难理解别人所说的内容。是否为阅读障碍取决于它是如何被定义的,阅读障碍并不一定会持续一生,但这些孩子中至少有40%会将这种问题持续到成年。

与所有其他学习障碍相同,阅读障碍无法通过神经病学测试检测出来,例如一些特别的检查,脑电图或脑波测试、计算机断层扫描和磁共振成像等头部扫描技术。而只有当孩子的阅读水平或语言成绩显著低于其他同学时才可能被发现。在评估阅读障碍时,正确识别孩子所存在问题的每一个部分都非常重要,因为只有这样才能决定需要采取哪种治疗措施。此外,ADHD 的注意力和行为表现对于孩子能够在学校中有所进步也很重要。

计算障碍

计算障碍可以被认为是学习障碍的一种,表现为语言表达能力没有问题而数学计算能力却受到了影响。患有计算障碍的孩子在运动技能、空间能力、组织能力和社交能力方面也可能有困难。共患 ADHD 或仅患有 ADHD 的孩子,也可能存在数学能力方面的问题。ADHD 可能导致在将数学事实提交到记忆中去会有延迟,因此犯冲动或粗心的数学错误,粗心大意仓促得出错误答案或急于展示结果,或者因没有对准列而导致在加法或较长的除法运算中出错。尽管数学能力与阅读能力一样都很普通,但却没有被较充分地研究。数学能力是否源自孩子那种理解大小或数量以及比较数字大小的与生俱来的能力,或者是否源于负责语言、视觉空间或者注意力以及记忆的脑区,这些问题都不得而知。目前普遍认为患有计算障碍的孩子在回想数学事实能力的方面有损害。对个位数的数学事实准确并流畅的回忆,对于为学习及实施复杂任务腾出更高层脑区是十分重要的。同时存在阅读与计算障碍的孩子在解决单词问题方面特别有困难。

写作表达障碍

患有写作表达障碍的孩子可能会出现组句及组成段落方面的困难,组织段落的困难,正确使用语法、标点符号以及拼写的困难,书写工整的困难。患有语言表达障碍问题的孩子可能会存在写作表达障碍以及计算障碍。

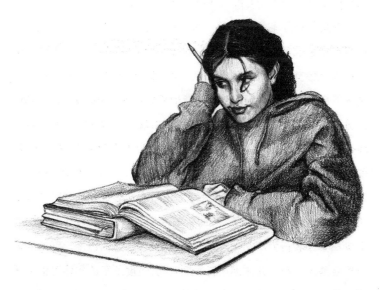

您需要时刻关注您孩子的学习障碍问题,这样有助于为孩子有较好在校表现提供所需的支持。

ADHD 患儿可能不愿意花时间来规划他们的写作,而且他们的笔迹可能会很潦草,甚至有时即使不一定非有写作表达障碍也会难以辨认。书写问题更多是一种 ADHD 的功能损害问题,而不是写作表达或运动技能障碍问题,因此在适当的中枢神经兴奋剂治疗下有时能够快速缓解。

非言语型学习障碍

非言语型学习障碍目前还没有被正式归类为一种障碍性疾病，但正在引起越来越多人的关注。非言语型学习障碍对于 ADHD 患儿来说尤为重要，因为它与注意力损害是有关联的。有时辨认一个 ADHD 患儿是否共患非言语型学习障碍，或者他仅仅是一个很像 ADHD 的非言语型学习障碍的孩子是比较有困难的。

非言语型学习障碍包括一系列的损害：视觉空间能力低下，社会技能损害以及数学能力损害。不善于组织的问题、学校表现不稳定以及社会交往问题可能会被认为是 ADHD 的表现。有时在很多情况下将非言语型学习障碍与阿斯伯格综合征（asperger disorder）区分开来比较有难度。组织混乱、学校表现不一致和社会问题可能会导致 ADHD 的评估。4 岁以下非言语型学习障碍患儿的一般功能损害又可能相对典型或比较轻微，而 4 岁以后这种孩子可能会有行为异常，或有活动过度以及注意力不集中的表现。而这时常被认为是一种发泄或过度活跃，也时常被他们的老师认为是过于健谈、调皮捣蛋或者行为不端。随着他们渐渐长大，他们过度活跃的表现可能会消失。在幼儿末期或青春期之初，过度活跃的问题可能会埋藏得很深，而表现为躲避、焦虑、抑郁、举止古怪和社会交往问题。这时在与其他小朋友交往方面会变得更加困难，而且他们的面部会比较缺少表情，同时还可伴随应变社会环境、做判断以及人际交往技巧的损害。非言语型学习障碍孩子在成长过程中很可能面临情绪问题，这点与其他学习障碍孩子完全不同。非言语型学习障碍不如言语型学习障碍普遍，有 4%~20% 的人群存在能被识别的学习障碍问题，而这些人中只有 1%~10% 能被发现患有非言语型学习障碍。

在孩子出现与同龄人交往的问题，学业任务开始加重的小学末

期和中学阶段之前,非言语型学习障碍很难被发现,且往往会出现
抑郁与焦虑的症状。

学习问题

如在先前章节中所提到的,ADHD 患儿经常会遭遇到学业上
或其他方面的巨大挑战,而且尚未被正式归入残疾或失调。例如,
40% 达不到学习障碍诊断标准的 ADHD 患儿,仍然会经历学习问
题,而这种问题会导致学业表现不够好。这些学习问题可能包括:

- 粗心或注意力不集中。
- 缺乏毅力不能持之以恒。
- 缺乏耐心或急躁冒进,做事毛糙。
- 容易冲动或因大意而犯错。
- 不善于自我纠正错误。
- 很难坐着保持不动或认真听讲。
- 完成有期限的任务以及考试存在困难。
- 做计划、完成作业以及任务有困难。
- 记笔记或完成其他形式的多重任务有困难。
- 记忆困难。
- 组织语言以及书写有困难。
- 书写潦草、速度慢。
- 阅读理解有困难。

中枢神经兴奋剂能够缓解 ADHD 的症状,这有可能帮助孩子说
出自己存在的问题。旨在增加或减少在家和学校期间某些特殊行
为表现的行为治疗被证明也是有效的,如第 5 章和第 7 章所述,特

定行为学方面的目标。通过掌握孩子的个人优点和缺点并与学校的老师合作，通过其积极的援助、合理的行为学技术、每日报告卡以及不间断的监护，从而提高孩子完成作业的质量。

运动技能障碍

运动技能障碍，也被称为发展性协调障碍，当运动技能问题显著影响了学业表现或日常生活时即可被确诊。由于运动技能障碍的非特异性表现，其在 ADHD 患儿往往容易被忽视。运动技能障碍可以通过干扰孩子的书写以及其他学习活动，或者阻止孩子达到同龄人的运动和娱乐水平而影响其生活。患有 ADHD 以及其他学习问题的孩子往往也存在运动技能障碍。运动技能障碍包括运动发育迟缓，这会令其运动协调能力大幅度低于相同智力水平的同龄孩子。由于这些孩子看上去比较笨拙，以至于他们很少能够入选学校的体育队。随着年龄增长，在运动技能方面他们会越来越落后，自信心也会因此消失。在青春期之前，运动技能有缺陷的孩子不仅会在体育课上表现不佳，而且体形会比较差，学业上的表现也会不尽如人意。

当学龄前孩子出现不能做出与年龄相符的行为，例如系扣子或捡球运动，或者小学生书写或运动有困难时，运动技能障碍有可能被首次发现。运动技能障碍的孩子在书写技能、设计运动技能或牢记动作组合方面有缺陷。虽然很多无共患运动技能障碍的 ADHD 孩子也会看起来比较笨拙，但这种笨拙多与注意力不集中或易冲动相关而不是运动控制能力差，且其笨拙很明显。共患运动技能障碍的 ADHD 孩子可能与前者相反。

如果您的孩子被诊断为发展性协调障碍，建议您带着孩子去咨询儿科专家以获取个性化的治疗方法。此外,如果这种缺陷严重影响到了他的学业表现或者日常生活,建议让孩子在学校里做一些特殊的训练以提高手眼协调能力以及运动技能和某些特殊技能。这也有助于指导他进行一些竞争性较小的个人体育活动,如武术、游泳、跑步或骑自行车。

交流障碍

交流障碍是一系列影响到日常生活中与他人交流的问题,不仅包括鉴别语言音调的能力低下,也包括获取、回想和使用词汇(语义)以及正确选择词序、格式和理解句义(语法)方面的能力有问题。交流障碍已经被划分为若干子范畴,包括语言表达障碍、复杂性语言接收与表达障碍、语音障碍、构语(读音)障碍以及口吃。由于交流与人际关系之间密不可分,因此有交流障碍的孩子往往伴随着社会交往的困难。没有共患交流障碍的 ADHD 孩子也可能存在社会环境下交流困难的问题。这时您会注意到孩子有讲话过多,经常打断别人讲话,不听别人说什么,在问题说完之前即将答案随口而出,以及说话没有条理的现象。

治疗

在学习障碍的治疗上要想取得好的疗效需要学习策略,包括认知疗法(cognitive approach),转换学习行为[认知行为疗法(cognitive behavioral approach)]以及把任务分解成便于讲授的小单元[任务分解疗法(task analytic methods)]。认知疗法的目标是与学习技能直接联系的过程,并且能作为学习策略的支持。认知模式的目标是信息加工处理能力,如使用记忆,同时也是培养与学习直接相关的技能,如意识到话语是如何被组织出来的(音韵意识)。认知行为疗法将以上途径与老师直接的指导所应用的行为准则结合起来。认知行为疗法的策略是帮助孩子养成自律的习惯,并建立起积极的态度以及提升学习能力,同时为达到良好的学习表现打下基础。有效的直接指导方法将提供学生事先指定好的目标以及指导步骤的详细结果作为重点。然而,如果将过多的课堂时间用于处理行为及自律问题,那么最终几乎不会有任何学习的成果出现,因为这样会没有时间来教学。如果为了让学生"渡过难关"而去专门进行学习技能指导,这样的话重返学校并跟上课程进度就会成为问题。因此,慎重权衡"渡过难关"与在课堂上课的利弊非常重要。

存在学习障碍、运动技能障碍或者交流障碍的孩子,他们可能需要接受辅导。安排在课堂中的帮助或者其他课堂支持,调整课程,特殊教育课程,渡过难关的时间,语言疗法,职业疗法或身体适应性培训。很多 ADHD 患儿最后都得益于一个积极的行为治疗计划。如本书第 7 章所述,如果您孩子的表现在失能人群行为标准覆盖范围之内或达到了 504 节的标准,很多教育机构提供的治疗性服务必须免费。您孩子的儿科医生也可能会建议您带他去一些私立机构来寻求评估或帮助。

虽然中枢神经兴奋剂无法改善仅患有学习障碍孩子的学习表现,但它能够通过改善共患有学习障碍和 ADHD 的孩子的注意力,以提高他们的阅读水平及课堂作业的完成质量。其原因很可能是中枢神经兴奋剂对孩子的注意力有积极作用,从而更能使他们从特殊训练和其他疗法中获益。因此,对于治疗 ADHD/ 学习障碍来说,使用中枢神经兴奋剂被认为是很重要的一种方法。

智力残疾（intellectual disability）

大部分形式的智力残疾（以前被称为弱智），出现于年幼时期，表现为这个孩子没有能够达到该年龄所应该达到的发育标准水平。然而，发育迟缓在年幼时期并不一定预示着到了学龄期会存在智力残疾。孩子到了学龄期即可测量其智商高低，这阶段的正常孩子的智商在 100 左右，而 2%~3% 被诊断为智力残疾的孩子的智商会低于正常标准，并且在如自理、自我向导以及学习技巧的利用方面也会有相同程度的落后。智力残疾的孩子中有 85% 的孩子，他们的智商处于轻微低下范畴，即 55~70 之间。当孩子的童年早期阶段在社交、自助、运动技能和语言发育方面出现落后情况时，需要考虑是否存在智力残疾。在学龄期之前，轻微的智力残疾可能不容易被发现，直到家长或老师开始怀疑孩子学习不好是否是因为 ADHD 或者学习障碍，并把孩子带到医院检查时才有可能发现。在过去，内科医生认为智力残疾的孩子不会患有 ADHD，这就导致对于 ADHD 的治疗，包括中枢神经兴奋剂治疗，极少被应用到治疗实际上患有 ADHD 的智力残疾孩子。但是最近的研究表明多达 25%~40% 的智力残疾孩子共患有 ADHD，这明显多于正常人群。

智力残疾儿童的治疗包括：

● 家庭支持
● 家庭教育和咨询
● 特殊教育项目
● 关注过渡性需求和教育权利
● 确定社区支持和支持小组

● 密切关注孩子的长处和能力

孤独症谱系障碍

孤独症谱系障碍(autism spectrum disorders),也被称为广泛性发育障碍,有以下特点:①社会认知方面的显著损害;②交流延缓以及语言使用异常;③有限并反复的兴趣或行为。最近几年有报道的孤独症谱系障碍例数出现了明显增加,最近估计的该病发病率约为 1/59。学校可以指定符合孤独症谱系障碍标准的孩子接受治疗性服务。尽管相当一部分孩子即使未严格达标也接受了该治疗性服务。其中大约一半的孤独症谱系障碍孩子同时患有智力残疾。这种孤独症谱系障碍发病率显著增长的趋势目前尚不清楚。然而,并没有科学证据支持孤独症谱系障碍由预防接种或汞引起这两种假说。而若第一种理论被承认,可能会导致已经挽救了无数人生命的预防接种被废除。

孤独症谱系障碍和 ADHD 患儿的数目很难被确定,因为孤独症谱系障碍孩子往往也存在注意力、易冲动和多动的问题。孤独症谱系障碍可能会同时患有智力残疾,但即使他没有,他所遇到的与孤独症谱系障碍相关的挑战也可能会给他较好地融入家庭、学校和社会带来很大的困难。孤独症谱系障碍中最严重的类型是孤独症,它表现为严重的语言和社会功能损害以及重复、怪异的异常行为模式。孤独症在 2~3 岁时会表现得越来越明显。孤独症孩子与他人是无法建立社会关系的。孤独症谱系障碍孩子共患 ADHD 时,会有明显的攻击性、易冲动,或者过度活跃的表现,尽管这些表现并不是很容易区分是源自孤独症谱系障碍还是孤独症本身。

阿斯伯格综合征孩子的智商大都在一般水准之上,并且他们都能够处理日常生活的大部分事情。他们没有语言迟缓的病史,但在交谈和礼貌方面有困难,并且语调不正常。他们在与同龄人的社会交往中经历了一些障碍,也会表现得异常紧张、兴趣刻板或者强迫症。在这点上很难将阿斯伯格综合征与前面提到的非言语型学习障碍区分开来。阿斯伯格综合征患儿可能同时共患 ADHD,并且有更高的进展为焦虑症或抑郁症的风险。在未来,对阿斯伯格综合征的诊断很可能会被废除,取而代之的则可能是高功能孤独障碍。

治疗

个性化的培训项目,行为治疗以及家庭的支持是治疗孤独症谱系障碍的必要元素。及早发现孤独症谱系障碍非常重要,因为集中加强的早期干预治疗(每周 20 小时或更多)对社会交往以及语言、交流和认知技能的培养都会非常有益。此外,药物治疗对某些特殊症状也会有帮助。尽管不良反应发生率要比将中枢神经兴奋剂用于仅患有 ADHD 孩子的高,但这类药还是通常被用来治疗共患孤独症谱系障碍和 ADHD 孩子的由 ADHD 所引起的症状。很多患有孤独症谱系障碍/ADHD 的孩子可能会需要与特殊培训相关的治疗性服务,例如语言疗法和行为管理项目(见第 7 章)。

其他同时存在的问题

ADHD 患儿在前面提到的很多方面可能会面临问题,尽管在这些方面可能未达到确诊的标准。这时您必须要与孩子的临床医生、老师、心理健康专家以及社区保障组织协商以寻求帮助。没有被正式确诊并不意味着不需要接受外界帮助。

识别出同时存在的优点

最后,同时也是最重要的,不要忘记多留心孩子的优点。重心一定要放在孩子身上,而不是他所面临的挑战、能力问题以及其他同时存在的缺陷。ADHD 患儿时常会遇到被别人指责、被拒绝以及其他形式的挫折。然而,如果能够在孩子成长的过程中鼓励他们发现并发挥自己的天分、特长、正能量和成就,他们就很可能健康、一步一个脚印地慢慢长大,并在奔往实现人生价值、实现成功的未来生活的道路上充满自信,昂首向前。

(刘钊　苗硕　杨健　译)

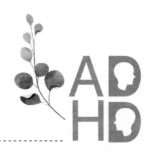

第 10 章

注意缺陷多动障碍的补充和替代治疗

在本书中,您已经了解到了那些被证明是治疗注意缺陷多动障碍(ADHD)最有效的治疗方法。您可能也读过或者听说过补充和替代治疗,在本章节我们将详细说明和讨论这些治疗方法。

补充治疗(complementary treatments)方法被添加到常用的有效药物治疗或者社会心理行为治疗中,意味着它们将被用作我们在书中曾经讨论过的多种治疗模式的结合点。它们也常常被一些家长用来治疗那些尽管经过标准的治疗,但是仍未达到有效改善或改善那些对主要治疗不起作用的症状,例如易激惹或情绪波动。那些正在接受治疗的 ADHD 患儿父母也使用这些治疗方法,来提高孩子整体的健康水平。

替代治疗(alternative treatments)主要指与处方药物、科学的社会心理及行为治疗在 ADHD 核心症状方面具有同等疗效,甚至更优疗效的治疗方法。那些经过标准治疗疗效不佳,或不愿意每天服用药物,或想要寻找更多治疗方法的患儿家长常常选择这种治疗方法。在这些治疗方法中,有一些拥有额外的吸引力,例如被认为是可以"治愈"ADHD 或是"自然的疗法"。这些治疗方法的理论基础往往基于一些感性认识,例如关注患儿的饮食来治疗多动,或是改善听力来增加注意力。这些治疗方法中存在的问题与更多的传统的治疗一样,即是否能够对大多数 ADHD 患儿产生积极、持续的疗效。其中一些被证明是没有效果甚至有害的,其他的治疗方法最终可能会也可能不会产生积极的效果,所以这些治疗是否应该被推荐目前还没有充分的研究来支持。

因为对 ADHD 治疗的要求如此之多,内容如此容易变化,因此当您需要做出影响您家庭的任何重大决定时,能够对任何新报道的或是非传统的治疗方法进行考察和斟酌是非常重要的:要考虑信息的来源,要求的合理性,科学的证据支持,同该领域的专家,如儿科医生或心理学家讨论治疗方法。在本章中,您可以学习判断 ADHD 治疗有效性的要求:

● 知道所提出的治疗方法针对的目标行为是什么。

● 理解所采用的治疗方法怎样被科学地评估并且知道哪些方法可以证明治疗是有效的。

● 回顾那些对 ADHD 治疗方法支持或反对的证据,如饮食改变疗法;视觉、听觉感觉统合方法(visual, auditory, and sensory integration approaches),催眠疗法(hypnotherapy),生物反馈疗法(biofeedback),运动疗法(applied kinesiology),顺势疗法(homeopathy),以及各种各样其他的疗法。

● 不管新的治疗方法看起来多有希望,在决定付出努力、时间、金钱之前,想想您该提出哪种类型的问题,您将采取怎样的步骤。

● 作为您所考虑的方法的一部分,您应该去看一下国家健康机构是否提供了这种补充或替代治疗的依据。这些信息一般可以在他们的网站(https://nccih.nih.gov)上找到,您也应该询问您的健康保险是否能支付这种特殊的治疗方法。

怎样证明治疗方法有效

您也许已经注意到了,媒体似乎经常会报道一种新的 ADHD 治疗方法。如果是这样,您或许想知道为什么会有如此之多的 ADHD 替代治疗方法存在,为什么这些治疗方法能够轻易获得公众的信赖。一个原因是,与一般医学状况,如糖尿病相反,一种选定的治疗方法对 ADHD 的治疗结果难于客观地测量到,没有血液、尿液和其他实验室指标来最终证明治疗的效果。取而代之,您将会看到疗效的判断是通过严谨地研究比较治疗组及对照组。由于这些治疗的影响因素都取决于一些相对主观的方法,例如老师和家长观察到的改变,以及随着时间推移的行为变化来评定,而不是通过客观的血液、尿液、磁共振成像的变化。尽管经过仔细的统计学分析,要清楚地确立任何关于 ADHD 的标准或是替代治疗都是非常困难的。如果一种治疗方法不能快速、客观地被证明有效,那这种治疗方法的发起者就更容易声明它是有作用的。因此,一种特殊治疗的主张能在它还远没有被充分研究之前,在很大程度上会被夸张并且广泛地传播出去。

美国儿科学会(AAP)以及您的儿科主管医生是如何确定哪些是真正的研究? 又有那些研究能够提供有用的信息的呢? 在这里,

有一套标准的、可信赖的方法来判定一种新的治疗方法是否有效。这种方法被称作是科学方法（scientific method），研究者可通过一系列的测试或者研究来判定治疗方法的有效性。最近有大量关于循证医学（evidence-based medicine，EBM）的著作，它作为一种可以整合程序、资源、信息来评估科学证据可靠性的工具，能够辅助研究者把研究结果应用到个体患者的治疗及护理过程中。医学团体现在期望那些被强烈推荐的 ADHD 治疗方法能够符合循证医学的标准。ADHD 治疗的研究基于科学方法，使用了研究工具，包括随时随地进行系统地观察，应用评定量表和儿童功能的客观测试。由于研究是系统性的，所以那些可能影响研究结果的外部因素都被考虑到并被排除，因此其他的研究者也可以重复这些研究，并能得出类似的结果。

循证医学的可用方法之一为荟萃分析（meta-analysis）。荟萃分析通过检索所有已有的通过严格研究方法进行的研究，如设置安慰剂组，研究过程中对孩子进行随访（前瞻性），以及调查者及父母都不知道孩子接受的是研究治疗还是安慰剂（双盲）等。

根据科学的研究方法及循证医学，关于某种特殊的治疗，我们可以信赖其研究结果，如果该研究满足以下条件：

● **提出一个清晰的假设理论**。研究者必须明确他想要什么，贯穿于整个研究的始终。比如，研究者可以提出假设"由于饮食和营养会影响大脑的发育，富含多种额外维生素的饮食将会对 ADHD 症状产生积极的影响"，这种假设将会被一个良好实施的研究证明是对还是错。

● **创建一个详细的计划来验证假设**。研究者必须定义治疗的本质（例如，指出哪种维生素将会被额外添加，以及添加的剂量和频率），具体的执行方法（例如由家长，医生还是孩子自己执行），药物监测方法（如研究结束时核实留在药瓶里的药片），疗效衡量方法（例如通过每天核对药物剂量，父母的报告，临床医生的记录，老师的观察等）。用这种方法，能够系统地解释得到的研究结果（例如，如果维生素并没有起作用，可能是由于孩子声称自己服用了维生素，但是实际上并没有这样做），并且其他研究者可以使用同样的方法在不同的孩子中验证。

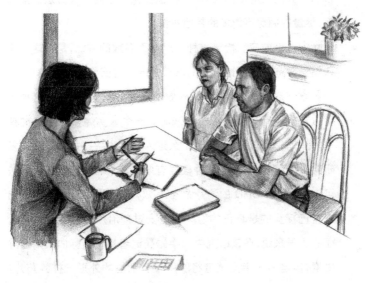

如果您对补充或替代治疗感兴趣，请首先与孩子的医生讨论您的计划。

● **确定入组的标准**。对于进行一项高可信度的研究，这部分是非常重要的，而且难度较大。如果仅仅因为研究者的主观偏见认为这个孩子看起来多动，就让这个孩子加入这个研究吗？他必须曾经被儿科医生诊断过吗？或者研究者是否未基于严格的入组标准,自己做出了诊断？研究组的样本量也必须足够大,以保证治疗结果适用于整个人群,根据研究问题的不同,1 个、6 个或者甚至 100 个样本可能都不够。治疗组的样本量必须与未治疗组或接受其他治疗组的样本量具有可比性。纳入研究的所有样本在其他方面都应该尽可能相似,而对于容易受到外界影响的儿童,如生存条件,智力极高或者极低的极端情况,以及异常的家庭环境等都应该在研究初期被筛选出来并排除。根据研究问题的不同,研究者应该在保证不同治疗方法的前提下,尽量控制尽可能多的其他变量。

● **消除安慰剂效应**。检测一种治疗是否有效的方法,是把这种疗法同安慰剂进行对比。人们常常倾向于对安慰剂,即没有活性的药物,或是人们认为可能有效的治疗方法有反应,但这种治疗方法是否有效还要从长远来看。一个人头痛,给他一粒"糖丸",让他相信这是止痛药,不久这人就会说头不痛了。在许多研究中,安慰剂都会在某种程度有效或非常有效。有一种方法可以检测对 ADHD 的治疗是否有效,那就是保证受试者不知道自己接受的是真正的治疗还是安慰剂治疗。就拿维生素治疗的例子来说,在该研究中一半的受试者接受实际的大剂量维生素,但是另一半受试者将服用没有活性的外形一样的药片。基于调查的类型,研究设计如能使用双盲试验可能会起到更好的效果,也就是说在试验结束之前,受试者、他的家人、老师和研究者都不知道他服用了真正的药物还是服用了安慰剂治疗。即使研究者没注意把信息告诉了受试者,或他的家人和老师,或是受试者根据自己的判断造成误解,也不会出现什么危险。当然,如果该治疗有某种特殊效应,例如有某种特殊味道而安慰剂难于模仿,这样要让每个人对入组试验的人不知情就几乎不可能了。当治疗涉及一个过程,比如心理治疗,而不是一个药片的时候,安慰剂的治疗就很难被设计出来。另外,研究者必须尽力去做真正的治疗,而安慰剂治疗也想证明同样的问题。研究中有对治疗方法毫不知情的独立评估者,称为盲法,例如不知道到底是大剂量的维生素还是安慰剂,这样可以提高研究的准确性。

● **监测和报告不良事件**。有些治疗可能无效,甚至更糟,会产生不良反应。重要的是要指导在研究中如何进行不良事件的监测和报告,研究中是否有参与者退出或脱落及其原因?

● **提供一种有效的工具来评估结果**。有一些治疗的结果比其他治疗更容易评估。正如您已经了解到的,例如 ADHD,结果非常难以判断,因为他们不能通过某种精确的实验室检测来测量,也没有一种完全客观的工具。尽管如此,研究者仍可以通过一些技术来标准化试验结果,比如量化行为(让老师报告孩子每天打断谈话的次数,或没有经过允许离开座位,或没有注意听别人对他讲话),使用标准的评定量表,比较接受不同治疗方法小组的受试者的表现,在整个研究过程中测量规定时间内接受预定干预的受试者的行为变化。可以通过标准化测验来评估治疗效果(如标准的数学测验的表现),以及孩子们在现实世界中的表现(测量教室中的行为表现或是家庭关系的改善)。严谨的统计分析方法可以用来探索研究中每组结果间存在的任何显著性差异。任何研究的方法和结果都会被该领域的其他专家进行审查,这个过程称为同行评议,在该研究发表在有声望的科学杂志之前,这个过程是必须要求的。如果一种治疗被证明有效,那么对接受这种治疗方法的儿童进行比研究期更长时期的随访,确定能够持久的获益或不会产生一些长期的不良反应也是很有意义的。

哪种治疗已经证实有效果?

对 ADHD 的疗效最有力的证据支持是中枢神经兴奋剂及行为治疗技术,这两种治疗方法常常一起使用。既往有较多的科学研究也已经通过严谨的方法证实了这些形式的治疗方法的有效性。由于这个原因,儿科医生可以很放心地推荐这些治疗方法,这些方法是被证明的、安全的、有效的、有证据支持的 ADHD 治疗的首选。

许多关于 ADHD 的其他形式的疗法,也已经被使用科学方法的研究验证。另外一些,例如传统的心理治疗和认知治疗,已经出现在很有说服力的研究中,并证实能够改善 ADHD 的核心症状。还有一组潜在的 ADHD 治疗方法也在某种程度上得到了验证,但是这些研究往往数量较少或是研究设计及实施中存在一些缺陷,或是研究结果模棱两可不能证明治疗有效。如果出现以下情况,表明关于治疗有效的证据是不充分的:

● 研究纳入的受试者过少,以至于研究结果不能推广到 ADHD 人群中。

● 那些没有经过对照的证据,比如来自父母的观察或者医生对自己患者的经验,而不是来自经过严格设计的科学研究的一部分。

● 研究的结果在公开发表之前还没有经过专家的审核,可能在研究设计及结果方面存在一些缺陷。同行评议是衡量质量的重要指标。

接下来的部分,您将会发现对一些当前最流行的 ADHD 替代疗法有效性证据的争论,或是支持,或是驳斥(表 10.1)。其中一些治疗方法,直到目前仍没有被研究。另外一些,则基于对 ADHD 本质或原因不准确的假设,因此也不能成为一种有效的治疗手段。再有一些,确实表现出明显的阳性作用,但是支持这些治疗的证据不足,并且关于安全性的信息有限。在检验理论背后的事实的过程中,不仅能了解这些特别的治疗方法,而且能让您自己对评估未来 ADHD 治疗方法更加熟练。

表 10.1 医学研究及循证医学家长指南

术语	定义	注解
研究假设	研究试图解决什么问题	注意那些不属于研究假设的结论
安慰剂	与研究药物看起来非常相似的一种无活性药物	对患者来说需要与实验药物看起来和感觉上是一样的
样本量	研究对象或者患者的数量样本	样本量越大,研究越好。当研究样本量较小时,需要引起注意
随机对照试验	研究中的患者被随机分配到治疗组和安慰剂组	样本量较大的随机对照试验更能够证明治疗的价值
证据质量(quality of evidence,QOE)	对实验数据价值的评估	详情见美国预防工作小组的证据质量表格

术语	定义	注解
疗效证据	研究有效性及价值的证据	这些都是经过验证的治疗方法
有害性证据	研究危害性的证据	这些都是应该避免的治疗方法
推荐证据不足	研究要么不存在,要么不能说明一种治疗是否有效	只有在没有其他选择的情况下才应该考虑这些治疗,同时要仔细考虑

您孩子的饮食:病因和治疗方法?

将 ADHD 样行为归因于某些饮食原因,或者认为在饮食中的某些特殊的改变能够减轻相关症状是很容易理解的。再加上人们对儿童饮食中糖分、食品添加剂和其他元素的作用的广泛关注,特殊饮食无疑会成为最受欢迎的、可以替代药物及行为治疗的方法。事实上,最近的科学研究支持适当的饮食可以降低心脏疾病及其他慢性病风险。

对于孩子营养的考虑当然是有意义的,也不应该被摒弃。实际上,某些形式的饮食管理,配合通过特殊的补充疗法增加关键的微量元素,可能会改善某些健康或行为相关的问题,因此是一种有意义的补充治疗方法。然而,正如您所了解的,目前仍然没有设计出针对治疗大多数 ADHD 症状的特殊的饮食疗法。对于 ADHD 有两种饮食疗法受到关注,一种是补充孩子饮食中不足或者缺乏的营养要素,另一种是减少一种或多种食物。

补充饮食

充足的饮食对孩子的健康成长是必要的。适当的营养,包括一系列的维生素、矿物质、氨基酸、必需脂肪酸在生命的最初几年里特别重要,可以促进大脑的发育及预防神经系统障碍。甚至在大一点的孩子中,缺乏特定的营养成分,例如蛋白质,或者热量(卡路里)不足,对孩子的学习及行为能力会产生不利的影响,同时维生素及矿物质的缺乏则会影响到孩子的整个学龄期。到目前为止,仍然缺乏有说服力的证据能够证明,饮食不合理导致 ADHD,或者饮食补充治疗可以被用来成功治疗 ADHD。尽管如此,美国儿科学会仍然提倡健康的饮食及家庭膳食作为一种生活方式。

大剂量的维生素疗法

在 20 世纪 50 年代,Abram Hofer 医生和 Humphry Osmond 医生使用复合维生素包括大剂量的维生素 B$_3$、维生素 C,以及后来加入的吡哆醇(维生素 B$_6$)来治疗精神分裂症。这种治疗方法的理论基础是:精神分裂症和一些其他形式的精神疾病是由于遗传学上的异常引起的,这种异常又增加了机体对维生素及微量元素的需求。两位医生认为,为患者提供大剂量的维生素能够提供"大脑的最适分子环境",在这种环境中精神症状将会减轻或消失。

在 20 世纪 60 年代,药剂师及诺贝尔奖得主 Linus Pauling 支持这种理论,并将其命名为分子行为精神病学,这大大地提高了专家及公众对这种理论的认识水平。在 20 世纪 70 年代,Alan Cot 医生指出多动及学习困难是维生素缺乏的结果,可以使用大剂量的维生素及矿物质来减轻症状。使用营养补充疗法来治疗儿童 ADHD

症状时,应补充至少 10 倍于推荐的每日剂量的维生素、矿物质及其他必需元素,这正逐渐成为一种越来越流行的可以取代中枢神经兴奋剂的替代疗法,特别是在那些认为大剂量维生素疗法是一种更加"自然"的治疗方法的家庭中。

　　然而那些想证明使用大剂量维生素疗法可以治疗儿童 ADHD 症状,试图得出明显阳性结果的研究最终还是失败了。一些早期的研究得出研究对象服用大量维生素后上课时注意力水平改善的结果,这些研究结果可能被夸大,因为患儿、父母、老师、研究者都知道受试者正在使用一种新的治疗方法。早前我们讨论的这些研究采用双盲的研究方法,也就是没人知道患儿到底服用了大剂量的维生素还是安慰剂时,就看不到任何行为上的改善了。事实上,研究发现,当使用大剂量的维生素后,有一定数量的患儿的破坏性行为反而增加。研究也发现患儿服用大剂量维生素治疗时肝功能表现出一定的异常,这表明高剂量的维生素摄入后可能表现出一些毒性反应,强烈警示人们被认为"天然"的物质不总是安全的,特别是在这种高剂量的"非天然"物质摄入。因此,专家建议大剂量维生素疗法治疗儿童 ADHD 不但对几乎所有的儿童没有益处,而且有潜在的危害性。1976 年美国儿科学会营养委员会发表正式声明来阐明这种效应。没有后续的研究能够提供证据来改变这种见解。这并不是说 ADHD 患儿不能服用维生素,只是说服用常规剂量,甚至较高剂量的维生素无论如何都不能说是一种治疗 ADHD 的有效手段。

其他维生素和矿物质的补充

　　随着人们对大剂量维生素疗法热情的减退,研究者开始聚焦于一些其他特殊营养元素,探讨它们在 ADHD 发病中可能发挥的作用,及可能存在的潜在治疗作用。这些元素包括铁、镁、吡哆醇(维生素 B_6)及锌。

所有这些物质都是促进大脑发育及功能发展所必需的。然而,到目前为止还没有发现 ADHD 患儿和正常儿童体内铁、镁、锌及维生素 B_6 水平的差异,也没有发现这些元素水平较低时与 ADHD 行为存在某种联系。当补充这些物质时,也没有发现 ADHD 患儿的行为出现明显的改善。对所有儿童来说,任何营养元素的缺乏,都可以通过标准的补充或是日常饮食的改变来纠正。但是补充剂量不应该超过日常推荐所允许的剂量,因为某些元素的高水平(特别是锌元素)被证明是有毒的。

额外的营养素补充来改善行为表现

一些其他膳食补充剂被认为可以取代中枢神经兴奋剂用于 ADHD 的治疗。这其中主要包括:促智药、抗氧化剂和草药。促智药物,特别是一种名为吡拉西坦(piracetam)的药物,被认为可以提高唐氏综合征(down syndrome)、阅读障碍、ADHD 患儿的认知水平。然而,关于唐氏综合征目前还没有科学证据得出阳性结果,一项有说服力的研究表明在服用吡拉西坦补充治疗的儿童中,阅读能力及理解能力确实得到了改善。虽然有一个合理的理论基础,即吡拉西坦也可能会改善 ADHD 样行为,因为人们认为吡拉西坦同中枢神经兴奋剂类似,可以通过提高大脑化学物质,如多巴胺(dopamine)和去甲肾上腺素(noradrenaline)的传送来改善 ADHD 行为,但目前还没有对照研究发表,因此该治疗方法尚不能被推荐。

ADHD 患儿和其他美国人一样可能存在较低水平的某些必需脂肪酸[包括二十碳五烯酸(EPA)和二十二碳六烯酸(DHA)]。在将近 100 个男孩参与的研究中，那些 omega-3 脂肪酸水平较低的孩子较正常水平孩子在学习及行为方面有更多的问题。那些验证 omega-3 脂肪酸是否能改善 ADHD 症状的研究，所得出的结果较为复杂。有很少一部分研究发现 omega-3 脂肪酸能改善行为症状，但这些研究大部分试验设计不佳。一项研究用 DHA 辅助中枢神经兴奋剂治疗，结果表明无效。因此在将 omega-3 补充治疗推荐给 ADHD 患儿之前还需要更多科学严谨的研究来证明其有效性。二甲基乙醇胺（DMAE）、卵磷脂、磷脂酰丝氨酸是其他的改善认知功能的物质（促智药），经常作为治疗 ADHD 的非处方疗法出现在健康食物商店或是在网上。还没有足够的研究能够证实卵磷脂、磷脂酰丝氨酸在治疗 ADHD 方面的作用。

在传统医学中抗氧化剂和草药已经使用了很多个世纪，但也就是最近才进入到科学研究之中。这些物质当中有一些已经作为 ADHD 的治疗方法进入市场，包括碧萝芷，一种抗氧化剂，来自松树皮；褪黑素，另一种抗氧化剂，可以成功治疗某些儿童的睡眠节律障碍；银杏叶提取物，在欧洲经常被用来治疗循环系统疾病及记忆障碍；这些类型的草药还包括甘菊、缬草、柠檬香脂、卡瓦、啤酒花和西番莲。褪黑素对于改善 ADHD 患儿的睡眠问题是有用的，刚才提到的其他草药也可以轻度地辅助睡眠，但是到目前为止，关于抗氧化剂及草药治疗 ADHD 核心症状所得出的阳性结果大多都是单一的、缺乏对照的研究，没有足够的科学的证据来支持它们的使用。

如果您决定让孩子使用这些物质中的任何一种，您应该立即告知孩子的儿科医生，然后认真地观察使用后的情况，因为它们如果和其他药物合用有可能会出现有伤害的不良反应。就银杏叶提取物来说，不能同阿司匹林、抗凝血药物及抗抑郁药物合用。而所列举的草药,因为可能会加强镇静作用,而不能同镇静药物一起服用。值得注意的是,这些物质的效价在不同的制剂中会有很大的差异,并且它们还没有被美国食品药品管理局(US Food and Drug Administration,FDA)标准化和规范。

减少进食

其他关于 ADHD 成因或是治疗的理论,涉及一种假说,就是某种物质出现在孩子的饮食中,而不是缺少,会导致或加重这种疾病。可疑的有害物质包括人工食品添加剂、防腐剂、糖类,或是其他可能引起过敏反应或真菌感染的元素,可能会导致 ADHD 病情的进展。基于这些理论,消除这些元素就会消除或减轻 ADHD 的症状。

Feingold 饮食

在 20 世纪 70 年代中期,出现关注美国人饮食中食品添加剂、人工调味剂和食用色素作用的风潮,这至少在某种程度上,使得 Feingold 饮食治疗 ADHD 引起巨大的流行。Benjamin Feingold 医生,从过敏反应理论的实践中得出,食品添加剂,以及一种称为水杨酸(许多的蔬菜及水果中都含有)的物质,可以引起很多孩子多动及学习困难的症状。在《为什么您的孩子多动》一书中,Feingold 医生指出,当这些孩子接受一种特殊的"消除饮食"疗法,也就是去除这些物质时,半数的孩子在行为方面表现出巨大改善。而当这些元素又添加到饮食之中时,症状又出现了。而大多数的对照研究不能支持减少某种物质摄入会对 ADHD 患儿产生更好的结果。只有仅仅 2% 的 ADHD 患儿接受 Feingold 饮食治疗后,即当食物中去除几种特定的食用色素后,会表现出持续的行为改善。然而,减少含有食用色素的加工后食品,替换为健康的食物,可能会提高长期综合的健康水平。另外,行为管理策略方面的父母培训旨在改变孩子的饮食行为,从频繁使用糖果和加工食品转变为更健康的食品,同改善孩子的注意力及提高工作效率一样是一种技术手段。但是,如果没有良好的行为管理策略来改变孩子的饮食习惯,可能会导致更多的冲突和挫折,而不能专注地改善孩子因 ADHD 而出现的行为问题。

消除致敏物质的饮食

在 Feingold 饮食被推广的十年间,关于食物可对行为障碍产生影响的研究,已经变得越来越成熟及可信赖。较新的研究发现,通过消除饮食疗法达到行为改善,更容易发生在那些已经摄入过敏物质,或对食物过敏,或是有偏头痛家族史和有食物反应的患儿中。对年纪较小的孩子似乎最有效。很多天然食物如牛奶、坚果、小麦、鱼肉和黄豆中都含有添加剂。消除饮食疗法有时能影响睡眠及情绪障碍和 ADHD 症状。也有相关研究针对环境中某些物质过敏原,如药物、衣服、水、我们的房子、空气等,因为它们与孩子的健康及行为有关。结果表明在一小部分的 ADHD 患儿中,致敏食物同健康和某些行为问题存在一定的联系。但是没有证据证实这种联系。在大多数情况下,患儿除了多动的症状外,往往同时存在健康问题和行为障碍,特别是睡眠相关问题和神经系统的问题。他们也经常有食物敏感或是偏头痛的家族史。

与此同时,重要的是应该要明白,对于大多数没有食物过敏的 ADHD 患儿(以及一些有食物过敏的患儿)来说,消除饮食本身并不是治疗 ADHD 的有效方法。如果您的孩子正在进行一项特殊饮食,您应该明白这不能代替对 ADHD 症状治疗更有效的治疗方法。在大多数情况下,中枢神经兴奋剂、行为治疗和前面章节中已经描述的其他治疗方法将对您孩子的 ADHD 相关行为问题的改善更加明显,而均衡的饮食,减少加工食品的摄入可能会改善孩子的整体健康状况。

无糖饮食

人们很自然地被糖类食物所吸引,因为他们吃起来感觉确实很好,还有我们的身体需要摄入在天然食物中含有的各种形式的糖来进行新陈代谢。同许多孩子一样,ADHD患儿常常对糖类食物有强烈的渴望,这也造就了糖和糖果的摄入能引起多动行为的观点。然而大量的客观证据表明,不管是否患有ADHD,这种假设对于大部分孩子是错误的。曾有一项早期的研究确实揭示了高糖饮食同多动行为之间存在某种联系,但是没有证据能够证明前者引起了后者,而不是由于不同的养育方式或其他因素造成的。一些后续的科学严谨的研究也不能证明糖类会对儿童行为产生不良的影响。对于ADHD的患儿来说,糖类的摄入既不会引起,也不会增加ADHD

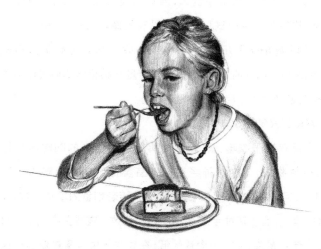

糖消耗不会导致或者增加ADHD相关行为,当然对所有孩子来说,仅允许适度进食糖类是有意义的。

相关的行为。

当然,对所有孩子来说,仅允许适度进食糖类是有意义的。另外,作为一个家庭的领导者,对所要提供给孩子的东西做出健康的选择,通过行为管理来教育孩子减少糖类及加工食品的摄入,将会带来巨大的益处。如果孩子表现出对糖类或碳水化合物难以控制的渴望,那您就应该把这种情况告诉他的儿科医生了。除了整体健康状况涉及的问题,特别是对肥胖和龋齿的影响,无糖饮食对治疗ADHD并没有作用。研究者一次又一次地发现,仅仅靠消除糖或糖果的摄入,几乎毫无例外的对治疗 ADHD 没有作用。

无阿司帕坦饮食

阿司帕坦(asprtame),一种人工的甜味剂,在 20 世纪 80 年代批准使用,由氨基酸组成,可以通过血流进入大脑,影响大脑功能(有趣的是,它曾经被某些糖类影响行为的研究用作安慰剂)。人们认为,对这种物质敏感的人,阿司帕坦可能会导致癫痫发作或ADHD 样行为。目前这种效应还没有被阐明,然而无阿司帕坦饮食治疗对 ADHD 患儿是没有疗效的,除了那些患有苯丙酮尿症(phenylketonuria)的儿童,苯丙酮尿症是一种化学物质代谢障碍疾病,抑制患者分解或代谢阿司帕坦。

咖啡因及能量饮料

广泛存在于咖啡、茶、软饮料和能量饮料中的咖啡因也是一种兴奋性物质,与中枢神经兴奋剂有类似的作用能够用于治疗ADHD。但是,它的效能要小得多,而且随着剂量的增加,常常会引起神经紧张,而使其对治疗 ADHD 症状无效。咖啡因在能量饮料和咖啡中含量最高,在茶中含量较低,在软饮料中含量最低。在这些饮料中往往同时含有高糖和高能量,所以这也是家长不让孩子喝的另外一个原因。

视觉、内耳、听觉统合及感觉的统合问题

关于 ADHD 成因的理论及有效治疗的一整套理论都集中在感觉系统工作上。涉及视觉、听觉及内耳的平衡控制、感觉的统合等被认为是导致 ADHD 及伴随的相关问题及障碍潜在的因素。每种理论均同一种治疗方法相联系,每种治疗方法均受到来自大量言语治疗师的支持。感觉统合治疗一般是由专业的治疗师来完成的,其理论基础是,通过结构化和持续的运动,孩子的大脑能够学会整合并对感觉信息做出更好的反应。目前还没有证据表明这种方法可以帮助 ADHD 患儿。循证医学中可应用的工具之一为荟萃分析。针对多种致残性疾病的荟萃分析并没有发现感觉统合训练有显著的帮助。这些研究没有纳入 ADHD 患儿,目前也没有证据支持确诊为 ADHD 的孩子可以使用这种方法。

视觉训练

视觉训练是一种针对学习障碍儿童的眼部训练。其理论基础为错误的眼球运动及视觉观感方面的问题,会引起 ADHD 患儿伴发的诵读困难、语言障碍和其他学习方面的问题。这种治疗方法由开发此种治疗形式的验光师命名为行为验光,这种治疗通过教给孩子特殊的视觉技巧来提高学习能力。这些技术包括跟踪移动物体,快速地准确地打转和定位对象,鼓励双眼一起配合工作,高效地改变注意焦点。通过使用眼球训练和特殊颜色或棱柱镜头来教授这些技术。视觉训练也经常配合着学习技能、营养、人际关系方面的训练一起实施。这种治疗方法通常费用很高。

　　几乎没有研究支持阅读困难或其他学习方面的缺陷是由于视觉缺陷或这方面问题所引起的,因此视觉训练并不是改善阅读及学习困难的有效方法。1984 年,美国儿科学会、美国小儿眼科和斜视联合会和美国眼科学会联合发表一项正式的声明指出:没有科学的证据支持通过视觉训练的治疗,包括眼肌的锻炼、眼部的捕捉或追踪练习或者眼镜(有或没有双光镜或棱镜)可以改善阅读困难或学习困难孩子的学习能力。

　　由于视觉训练不仅无效,而且可能耽误对目前存在的学习困难更有效的治疗,因此不被推荐。尽管视觉训练被广泛使用,但是目前还没有关于视觉训练治疗儿童 ADHD 的研究。

互动节拍器

　　听觉统合的困难在于听的同时,能够组织、关注和理解信息,这些也被认为是 ADHD 发病的原因之一。最近的一种方法是使用互动节拍器训练。互动节拍器是计算机化的节拍器,音乐家们可以使用它来帮助他们以一种持续的频率计时。它会产生一种有节律的拍子,使用者通过拍打他们的手或脚而同这种拍子节律匹配。这个训练方法能够对患儿的准确性给予反馈。其理论基础为,孩子可以学会运动计划及时间安排的技能。这些技能在很多 ADHD 患儿中并不理想。ADHD 患儿常常伴随不协调,因为 ADHD 的孩子经常行为鲁莽(他们容易冲动)。在服用中枢神经兴奋剂的同时,精细动作技巧有时候能得到巨大的改善。没有证据表明这种治疗能够有效提高或降低 ADHD 儿童或健康对照组儿童的街舞技能。

神经反馈、催眠治疗和引导想象

许多针对 ADHD 的治疗方法,包括催眠疗法、自我催眠、引导想象、神经反馈和放松训练,其目的是帮助患儿调节自己的行为和心理状态。事实上,这些技术在儿童其他方面的自我规范非常成功(头痛的自我管理,肠道控制等),由此增加了它们作为一种治疗方法的吸引力。

催眠疗法并没有显示出可以显著改善 ADHD 的核心症状,然而当作为一种整体治疗方法的一部分时,可能会改善伴随的问题,例如睡眠问题和抽动。使用催眠疗法治疗头痛和 ADHD 的一项不同之处在于,孩子在出现头痛早期信号时学会了自我催眠。在 ADHD 中没有类似的"触发点",另外患儿也不可能整天都做自我催眠。

神经反馈疗法包括在孩子的头上放置电极来监测大脑的活动。孩子们被要求,例如改变游戏图像的画面(如在大脑中做出太阳落山的画面),这种情况发生时,他们的脑电波会出现所期望的频率。理论上来说,学着去做这些,会增加他们的唤醒水平,从而改善注意力,导致多动冲动行为的减少。这是基于既往研究的结论,即许多 ADHD 患儿前额叶脑区处于低唤醒水平,伴随过多的 θ 波(白日梦)而缺少 β 波(表示意识高度专注),因此会减轻 ADHD 症状。到目前,那些关于神经反馈疗法使用的研究,因为缺少恰当的对照,或没有将儿童随机分配到治疗或安慰剂治疗组,而已经遭到了质疑。同样应该指出的是,神经反馈疗法治疗 ADHD 花费的费用较高。

顺势疗法

顺势疗法,作为一种治疗方法,从 19 世纪开始发展,在欧洲盛行,源于这样一种观念:疾病的产生是由于"生命能量"失调,如果患者想要康复,那么必须储存这些能量。生命能量可以通过使用稀释的动物、植物、矿物提取物进行储存,进而用来治疗特定的症状。由于个体案例的成功,使得顺势疗法治疗 ADHD 在美国越来越普遍。目前还不能将其推荐为一种有效的治疗方法。如果您对使用这种方法有兴趣,首先您必须跟孩子的医生讨论您的计划。某些提取物可能会与孩子所服用的药物产生不良的相互作用。

捏脊疗法

捏脊疗法(chiropractic)是一种有理论依据的治疗方法,该理论认为各种疾病及功能障碍是由于骨骼失调(尤其是脊柱)的错位引起的,这种错位会阻塞正常的神经功能,所以调理及脊柱推拿可以恢复健康。有些捏脊治疗师认为,如同各种频率的光和声音刺激的感觉刺激一样,脊柱的调理可以治疗 ADHD。其他治疗师认为,重新调整颅骨底部的蝶骨和头部两侧的颞骨可以改善 ADHD 症状及学习困难。该理论认为当这些骨骼错位时,大脑不同区域所产生的压力就会不均衡。这些治疗方法同目前关于 ADHD 及学习困难的病因是不相容的,也没有证据表明这些方法的有效性。

使用互联网

互联网上有极好的医学信息资源和有价值的建议,同时也有大量让人质疑的健康相关理论、"事实"及证据资源。在互联网上搜寻关于 ADHD 治疗方法的信息,或 ADHD 及其相关情况的任何其他信息,可以首先从可以信赖的一般网站开始,然后从这里开始扩展。

一种可以快速确定网络信息资源可信度的方法是看这个网站网址的后缀。政府信息网站的网址以".gov."结尾。这种网站包括诸如国家健康研究院、国立精神卫生研究所,这种网站为公众提供健康相关的指导材料。专业的、非营利性组织,例如美国儿科学会(www.aap.org),还有美国多动症儿童互助协会(www.chadd.org)等的网址以".org"结尾,在此提醒,不是所有组织发布的信息都像这两个组织那样值得信赖。学术网站在互联网上的网址以".edu"作为后缀,这其中很多网站都有针对家长的基于证据的教育材料。那些以".com"作为后缀的网站,通常是商业性质的网站,这些网站不一定隶属于一个教育机构,也不一定能够提供可信的信息。

可以花一些时间来浏览这些网站,在让孩子接受这些网站的建议之前确保要先考察这些网站。参考表10.1,关注您正在浏览的网站有没有根据研究结果给予推荐? 如果是研究,那么它们是随机对照试验吗? 样本量(研究中受试者或患者数量)是多少? 要记住,样本量较大的随机对照临床试验更值得信赖和关注。

另一方面,还要注意正在浏览的网站是否基于故事,也就是所谓的"轶事"? 这些通常被称为"感言""父母经历"或者另一种对患者故事的模糊描述。讲故事的人可能会毫无依据地相信自己的个人经历。但是正如一位儿科循证医学专家评论的那样,"轶事的总和不是数据!"他的意思是,即使是几个令人信服的故事也应该通过研究进行证实。还有值得注意的是,任何产品的推广可能也并不总是真实的。

ADHD 新疗法:您来判断

一种新的治疗方法的应用很难被抵制。因为有谁不乐于发现一种"奇迹"般的治疗方法，仅仅使用出现在我们日常饮食中健康、天然的物质，就可以完全消除 ADHD 症状。然而您渴望用一些词来描述战胜这种疾病的过程，例如新锐的、惊喜的、革命性的，也是在向您提供信号，是到了仔细查阅这些观点支持证据的时候了。这些治疗的发起者往往都拥有非常瞩目的头衔，许多是某些领域的"博士"或是"教授"。许多人真诚地告诉您他的观点，他们已经发现一种重大的治疗方法，甚至可以治愈这种复杂的、困难重重的疾病。无论多么诚恳，多么怀有感情的观点，也不足以证实该治疗方法的疗效。

回顾之前关于流行的 ADHD 相关理论和治疗的总结，您或许已经知道超越发起者的主张是多么的重要，无论他们可能看起来多么有说服力，多么直观的"正确"，要检验支持这些结论的科学研究。如果您获取到关于 ADHD 治疗的新方法的消息时，问您自己以下的由 CHADD 提供的问题（详情见 www.chadd.org）。

它会对我的孩子有效吗？

质疑一种尚未被验证的疗法，如果它

- 声称能对所有人的 ADHD 及其他健康问题有效。
- 仅仅用病史及感谢信当作证据。
- 仅引用一项研究作为证据。
- 引用没有对照组的研究。

它有多安全呢？

质疑一种尚未被验证的疗法，如果它

- 没有正确使用的指导。
- 没有列出成分。
- 没有关于不良反应的信息或警告。描述为没有伤害或是天然的。记住所有的药物都来自自然，但是"自然的"疗法仍然可能会无效或有伤害。例如砷（As），原子序数为 33，在高中化学课中砷是一种天然成分。

它怎样被推广的？

质疑一种尚未被验证的疗法，如果它

- 声称是绝密配方。
- 声称会对所有 ADHD 患者立即起效并且持久作用。
- 描述为"惊人的""奇迹的"或是"惊人的突破"。
- 可以治愈 ADHD。
- 只能通过一种途径得到。
- 通过非正式的或自己开发的书籍、邮件订购等方式推销。
- 声称这种治疗方法正在被医学会所排挤或是遭受不公平的攻击。

即使当一种替代治疗已经显示出对特殊症状及行为潜在的作用，反复考虑并同您孩子的儿科医生讨论也是很重要的，是否比已经得到验证的治疗更加有效，是否会出现任何不舒服的有危险的不良反应或危害健康，有多昂贵，在您的家庭中实施会有多困难。如果您孩子的儿科医生对于刚才所提问题不甚了解，您可以通过以前讨论的途径自己做大量的研究。

要记住为您的孩子选择最佳的治疗方法，首先要做的也是最重要的一步，是对他的 ADHD 及共患的问题及其他情况做出充分并且准确的诊断。标准的医学评估也是必要的，可以了解您的孩子是否可以通过特殊的治疗方法在营养、视力、听力和其他方面获益。标准的治疗方法，例如中枢神经兴奋剂治疗及行为治疗，仍然被认为是 ADHD 的一线治疗方法。如果您、孩子、孩子的治疗团队更喜欢替代治疗方法，那么需要仔细回顾、分析和讨论这种治疗的科学有效性和适用性。

儿科医生，就像孩子的父母一样，对 ADHD 治疗中替代治疗及补充治疗的角色有着许多不同的见解。内科医生扮演着重要的角色，通过回顾既定的目标或效果、证据支持或反对情况、已知的和潜在的不良反应，进而帮助家庭做出治疗选择。正如您在本章中所看到的材料，关于替代治疗及补充治疗有许多的分类，有的已经发现有效，有的显现出无效，有的还没有被证明有效，有的有严重的不良反应。从一般意义上来说，可以考虑已经被证明有效的治疗方法作为计划的基础，接着考虑那些未经验证的治疗方法，避免使用那些有危险的治疗。父母可能会发现自己一次次地选择那些无效的治疗方法，觉得可能会有作用，但是始终不确定。

如果您选择一些补充治疗的方法，系统地一次只使用一种治疗方法可能会非常有帮助。一条建议是在您决定使用一种治疗方法之前，先列一个您希望看到的改善的清单。并且确定您所列清单里面的条目是可以量化的（正如本书中其他部分所建议的一样），例如 James 忘记签到的比例从每周 40%（他现在的基线）降到每周25%。也要有您希望看到的这些变化的时间表。对于补充治疗和饮食控制您应该会在 1~2 个月看到变化。对于花费较高的治疗，您可能需要设定您愿意投入的资金数量，然后根据资金计算出时间表。超过设计规定的时间，是否这些目标达到了呢，如果忘记签到的比例又回到了基线的水平应该终止治疗。如果问题再次出现，那么重新开始治疗，看是否会再次有改善。确保在这种个人的试验中您自己的行为能够保持中立，您的期望不会左右结果。许多补充治疗和替代治疗虽然不可能完全治愈 ADHD，但是可以为家庭成员的生活增加凝聚力、承诺、希望。

（张安易　崔永华　译）

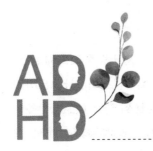

第 11 章

青春期注意缺陷多动障碍

对于每一个孩子,不管是不是患有注意缺陷多动障碍(ADHD),青春期都是发生深刻变化的时期,孩子在青春期,从完全依赖由家庭认证的身份,逐渐成长为一个独立的成人。既往认为,大多数儿童的 ADHD 经历了青春期后,很少持续到成年期。但近年来的研究发现,至少有65% 的儿童 ADHD,症状会持续到成年。作为一个十几岁的 ADHD 孩子的家长,您需要了解在这种正常发育过程中,ADHD 会怎样影响您孩子的学业(学校)和社会的表现以及他 / 她和您的关系,同时要了解 ADHD 是如何影响孩子的整体发展,并为此做好多方面的准备。即使这些青少年通常可以在继续治疗中获益(治疗计划将需要进行慎重的定期评估),但在某些情况下,ADHD 症状仍会在青少年时期变得更为复杂。

青春期会导致 ADHD 患儿和他们的同龄人之间存在很大差距。最近的一些研究表明,ADHD 患儿大脑的成熟度明显滞后,特别是前额叶皮质负责注意力的区域、与冲动控制相关的区域和暂时信息储存以及需要进行复杂信息处理（如学习、推理和理解等）相关的区域。在注意到这些的同时，您还需要注意尊重孩子逐步独立的需要。您可能需要重新考虑孩子的用药方案，比如：他的活动空间的扩大。他可能会因为"看起来和他的同伴不同"而产生抵制情绪，从而使服药的意愿发生动摇。初中和高中课业量和难度的不断增加，您可能需要更多地关注规划、组织或改变他的教育计划。原来有效的育儿技巧可能失去了原来的效果，您需要找到并使用新的有用的方法。同时，存在的 ADHD 可能导致孩子所必需的技能（以后独立生活的技能）发展延迟。

需要记住，您的孩子首先是一个十几岁的孩子，不要过度地想他的行为"哪一部分是青春期问题""哪一部分是 ADHD 问题"。许多家长担心过度，从而影响了他们和孩子的关系，导致孩子疏远他们。青少年期的 ADHD 患儿得到的信息可能大多数是"忧郁和厄运"。ADHD 青少年每天、每周、每月以微小且通常难以察觉的方式成长和发展。像其他的青少年家长一样，您要为孩子提供支持，帮助孩子处理生活中的困难，给予赞美和关爱，等待孩子逐渐成熟。另外，要让孩子知道，患有 ADHD 的孩子必须比没有 ADHD 的孩子更努力，成功的 ADHD 青少年正是理解了这一点从而获得成功。要让孩子把 ADHD 带来的挑战看成是需要克服的困难，而不是发生在自己身上却无力改变的事情，从而使他们能更好地应对未来的挑战。

青春期有时可能会给您的整个家庭带来挑战。然而，这也是一个充满希望的时刻，因为您的孩子开始探索自己的潜力。作为父母，在保护和让孩子变得独立之间寻找理想的平衡点，将是一个艰巨的任务。尽管辛苦，但是没有什么比看到您的孩子开始完全接受、管理和掌控自己的处境更让人兴奋的了。随着他进入成年早期，您之前所做出的努力将会得到回报。

本章将对以下问题进行概述：

● 帮助您的青春期孩子迎接学业上新的挑战。
● 帮助他管理社会和情感上新的压力。
● 帮助您做更有效率的父母。
● 随着孩子变得更独立的同时，学会照顾好您自己。

ADHD 和青少年的发展

青少年的主要发展任务是开始"个性化的过程"或意识到他作为"个体的身份"与家庭分离。一个孩子对自己独特性的感觉开始于生命的早期，但在 11 岁或 12 岁左右得到迅猛发展。这种个性化过程开始的第一步（在接下来的几年时间中将占用您孩子很多精力的一步）要建立尽可能清楚的方式。一旦他觉得这些差异或边界已牢固地定义，他可以在以后的青少年期了解"他是谁"。

建立一个独立的自我意识对于青春早期的孩子是不容易的。他可能不明白他为什么如此频繁地对您表现粗暴，他生气地"砰"地关上卧室门，或隐藏他的日记，他有时会被自己的行为整得心烦意乱或者非常难过。他如此脆弱，以至于即使是一个小小的威胁，如父母的批评或兄弟姐妹的取笑，就可能导致他极端的反抗行为。与此同时，对于"他是谁"的发展观可以让他易于受到同伴的压力和其他潜在的外部负面影响。即使是孩子 ADHD 的相关行为，也必须提醒他，他不是"坏"或者"愚蠢"，而是他需要某些领域的帮助，就像患有哮喘病或其他疾病的青少年需要采取措施进行治疗一样。

随着您的孩子逐渐成熟,进入典型的青少年发展进程:他需要和父母分离,定义他自己,适应他的同伴等。这些过程使他比童年期更容易出现学业上的失败,另外,吸烟、吸毒、喝酒、早期性行为以及其他行为(如让父母等到深夜)更容易出现。在青春期的几年里,大多数的青少年会发展自己的决策能力,父母的影响开始减弱。他们通过提高能力来做长期的生活规划,控制一时的冲动,规范自己的行为。然而青少年 ADHD 患儿,在经历这个像同龄人一样的需要独立的时期时,这些方面的能力往往滞后。同时,因为和同龄儿童相比,青少年 ADHD 患儿不同程度地缺乏洞悉自己的功能,不能够客观地评价自己的能力,使得他们的自我管理更加困难,并且,这些常常发生在他们需要更好地控制自己生活的时候,从而使得在其他孩子可以自行避免的一些挫败,在 ADHD 患儿生活和学习中经常发生,给 ADHD 患儿造成很大的困扰。

ADHD 患儿青春期的表现取决于疾病的严重程度、组合表现(多动 / 冲动为主,注意缺陷为主,或多动 / 冲动和注意缺陷混合存在)和孩子固有的处理问题的优点和弱点。他的 ADHD 相关行为也受他的发展阶段、冲动冒险行为和共患病(如抑郁或焦虑障碍、学习障碍)等的强烈影响。他在家里和学校的表现也会因为他当时功能状态的不同而出现巨大的差异。因此,青少年 ADHD 往往以非常不同的方式表现出来。共患破坏性品行障碍的多动 / 冲动为主型的 ADHD 青少年患儿会不断争吵,在学校每学期都会多次被老师要求暂时停课;而共患抑郁障碍的注意缺陷为主型的 ADHD 青少年患儿,可能在学校里表现学业下滑、失去自尊、经常逃课,甚至开始自我治疗式的吸食大麻或酒精。一个有良好的口头表达能力和语言技能的 ADHD 患儿,可能在小学和初中时成绩还可以,从而没有被诊断为 ADHD。但到了高中，因为高中课程有更高层次的要求，从而使其暴露出自己组织能力等方面的弱点而导致学业失败。如果对类似情况的 ADHD 患儿进行治疗，随着有效治疗的进行，当他成长到能够帮助自己管理好药物，能够更好地掌控自己的优点和弱点，那么，他在学校和与伙伴关系方面的表现，会出现明显的改善。

一些研究表明，青春期的男孩和女孩之间的表现具有差异性。与不患有 ADHD 的女孩相比，患有 ADHD 的女孩更容易出现抑郁、焦虑、忧伤、和老师关系差、压力增加、感到不能控制自己的命运以及学业方面等的困难。研究显示，与患有 ADHD 的男孩相比，患有 ADHD 的女孩更多地出现焦虑、忧伤和不能解决自己的问题等困难。

不同的 ADHD 症状表现在青春期可以出现不同的问题。通过教育认识到这些问题，并了解这些问题为什么在不同的青少年患儿表现不同，我们就可以在孩子经历这一新的心理发展阶段时，更好地支持和帮助他们。

自我控制能力差

大多数青少年会不时地出现冲动行为，他们更倾向于短期的愉悦而非长期获益。患有多动/冲动为主型或混合型 ADHD 的青少年，在冲动的调节方面比其他的青少年更困难，即使他们知道他们的行为是自我伤害，但是他们还是没有办法很好地控制自己的行为。他们在小时候可能已经是先行动后思考，到了青春期这种行为更加明显。这种冲动行为可能会导致物质滥用、攻击性行为、不安全的性行为、鲁莽驾驶或其他高风险的情况。对于健康的青春期孩子，人们期待青春期的孩子表现出更多的"成熟"行为。但是 ADHD 患儿因其自我控制能力差,出现打断别人谈话、坐立不安等,从而导致学业或社交方面的问题。

青春期问题还是 ADHD

　　一个有破坏性行为的 14 岁孩子,在 10 年级的时候成绩突然下降;或上高中的孩子经常忽略您的"宵禁",这时候很难区分这种行为是正常的青春期发育问题,还是 ADHD。部分病例的发病早期,ADHD 的相关行为和未患 ADHD 的青少年表现出的青春期问题类似。但 ADHD 患儿的表现更为极端,可能持续到数月或数年后,而未患 ADHD 的青少年的相关行为在数月或数年后会消失。

　　实际上,知道这些行为是 ADHD 相关行为还是青春期行为并不重要。因为不论何种情况,处理方式是一样的。所有不被接受的行为,都需要进行连续的限制并获得适当的改正。如果孩子在冲动控制、注意聚焦、活动组织和长期计划方面有困难,就需要家长持续性和建设性的帮助,这些帮助对于即使不是 ADHD 的孩子也是有益的。

　　对于您和您的孩子来说,冲动行为不是他道德上的失败,而是在这一时期需要特别注意的 ADHD 的一个方面。学习怎样来最小化这一行为的破坏性影响,对 ADHD 的孩子有益。在本章的后面,将会有很多的建议,可以帮助 ADHD 孩子管理他在个人、学业和社会生活方面的冲动行为。

集中注意力困难

注意缺陷为主型或混合型的 ADHD 青少年，通常不能像正常青少年一样集中注意力和保持注意力。他们发现自己没有办法集中注意力听课、记好笔记、完成家庭作业或其他任务。别人可能会把他们描述为"浮躁""懒惰"或"做白日梦"，但这些只是 ADHD 的行为，不是故意捣乱或者人格的问题。这些困难会影响 ADHD 孩子在学业上追求更大成功的意愿。他可能在开学之初就下定决心要取得优异的成绩，但他却不知道为什么自己的成绩比同龄人差这么多。注意力不集中也需要付出更多努力才能在社交或工作中取得成功。帮助孩子理解这一问题，并让他了解达到青春期更高要求需要额外的支持，这种临时的支持是他逐步走向独立和成功的一个必要步骤。

长期规划问题

走向独立的青少年伴随着成熟化的迅速发展，这种发展有助于青少年达到他们的最终目标。制订计划、明确目标、优化达到目标的步骤、非冲动性的系统行动，直到目标实现，这被称为执行功能。然而，ADHD 青少年在这些方面的成熟落后于正常同龄儿。因此，当 ADHD 孩子想和他的小伙伴一样"控制自己的命运"（得到一份工作或靠自己考上大学）时，他常常需要额外的支持来实现这些目标。提前和孩子讨论一下，在他走向成功的步骤里，您或者其他人，怎么来支持和帮助他，让他了解何时以及如何寻求帮助，是否需要与他的老师见面，是否需要寻求一个专业的指导，或者是否需要请一个辅导老师来帮助他组织和计划他的作业。

低自尊

ADHD 青少年会经历很多学业、社会和个人方面的困难。即使有了您的支持和同情,这样的经历仍然可以降低孩子的自信心和自尊心。低自尊会导致他拒绝服药,逃避特殊的教育活动,或其他任何可能让他看起来或感觉和伙伴不一样的事情。因为他们试图证明他们和其他人一样的"酷",所以低自尊可能导致 ADHD 青少年更倾向于物质滥用或者其他的危险行为。

低自尊也可能是抑郁的一种迹象。抑郁症影响着许多青少年,ADHD 患儿的风险更高。如果低自尊似乎与持续几天以上的悲伤或社交退缩有关,请联系您孩子的学校辅导员或儿科临床医生。"观望"对抑郁症来说是一种危险的处理方式。

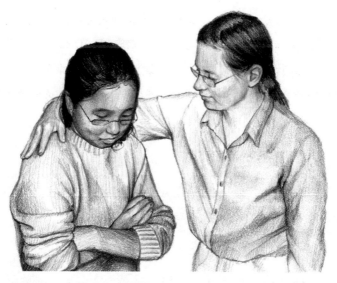

对孩子明确表示您在支持他,知道您永远站在他的立场上对孩子来说意义重大。

青春期是孩子们能够跟随自己的激情、识别能力的年龄。即使他们的行为（比如视频游戏）通过重复和努力习得的技术可以模式化，但是支持这些行为还是非常重要。家长的支持可以帮助青少年看到他们有能力，从而鼓励他们可以把同样的坚持用在学习、音乐或其他的事情上。

独立问题

青少年想要参加集体活动（比如派对）时，经常希望能够获得驾驶执照，而且随着时间的推移，他对隐私和独立的欲望要求会逐渐增加。然而，家长和ADHD孩子应该明白，患有ADHD可能使一些活动的风险增加，所以ADHD青少年比没有ADHD的青少年需要更密切的监护，例如：一个注意缺陷的ADHD青少年只有在药物治疗时才能同意其开车。如果孩子因为完成作业的问题而导致学习差或不及格，您需要每天晚上帮助他复习功课以达到需要。孩子可能会怨恨、抵制这些有用的帮助措施，但ADHD孩子需要依靠家长来制订和执行必要的限制。家长可以通过邀请孩子一起创建他所需要的规则和程序，使他更容易接受这种持续的问题解决方式。

青春期孩子的治疗计划

帮助孩子成功地处理青春期ADHD问题的最佳方式，是鼓励他积极地参与到他治疗计划的所有部分。

一位家长的故事

我的感受

"我们一直强调让 Seth 参与他在学校的行为管理的讨论和就医过程。小学时,他害怕拜访他的儿科医生来讨论他的治疗。他会告诉我们,'他总是问我关于学校和用药同样的问题,总是告诉我关于我的药物是怎样起作用的。'当他 11 岁时,医生开始把与他单独会谈作为我们就诊的一部分。他通常会列出一个包含有三件或四件他要努力做到的事情的清单。后来我们发现 Seth 对自己越来越负责任了。在他离开学校前,他会确保他的作业放在书包里;如果我们早晨忘了给他服药,他会提醒我们。当他读到 11 年级的时候,他可以非常好地负责自己的药物治疗,甚至他要求我们给他请一个辅导老师来帮助他整理出一个长期计划。我们觉得我们做了一件正确的事情,就是让他参与自己的治疗。"

Joyce, Chicago, IL

青春期治疗成功的预测

青春期治疗效果好的 ADHD 患儿有以下重要特征:

● 早期干预。

● 自己理解和接受问题。

● 家庭支持。

- 协调的学校支持系统(能理解和发展)。
- 一个适当的个性化教育计划。
- 愿意接受适当的辅导和监管以及适应环境和完成工作的"训练"。

影响 ADHD 青少年治疗效果的高危因素包括：

- 延迟干预和治疗。
- 反复治疗失败。
- 在学校存在严重的行为问题。
- 物质滥用。
- 拒绝药物治疗。
- 自尊心受损来自性格上的缺陷,而不是 ADHD 相关行为所造成。
- 放弃或缺乏"激励"。

调整治疗需求

建议家长持续管理 ADHD 孩子的功能问题,定期复查,并重新评估治疗需求。因为孩子进入青春期后,学业、社会和情感的压力增加,定期复诊变得尤其重要。作为一个青春期 ADHD 孩子的父母,除了要管理好孩子的学习问题,以保证孩子完成作业和升级外,定期和老师见面或电话了解孩子的进步也很重要。每周一次的家庭学校报告卡以及其他用于青少年的监测工具(见第7章),可以帮助家长发现 ADHD 青少年的学业或行为问题,从而优化治疗和教育方案。ADHD 青少年在目标的管理和执行方面不如正常同龄儿童,建议尽可能多地给 ADHD 孩子自我管理的机会,允许他们直接参与到治疗管理中。

除了学业需要的改变,您的孩子在初中和高中可能会遇到更大的社交上的冲突和情感上的压力。您可能会从学校老师那儿听到一些问题,比如破坏性行为问题。但是其他重要的问题,比如抑郁或焦虑问题、被伙伴孤立的问题、自尊受挫问题等,家长可能看不见。当您的孩子开始脱离家长并逐步进入青春期时,他可能不告诉您这些问题。所以,在复诊时,要允许孩子单独和医生进行会谈,以确保医生得到关于这些症状的详细信息,并给出合理的诊断、有效的治疗和帮助。

记住,孩子年龄越大,他越清楚他的注意力存在问题,对别人看他的眼光和他的能力越敏感。家长给孩子提供的自我控制和管理的技能(不是限制他个人的成长)越多,他对治疗的态度越积极主动。

药物管理

如果您的孩子过去进行的药物治疗是成功的,现在因为孩子进入青春期,您需要仔细审查您的药物治疗和管理计划。对于青少年不断变化的药物需求,没有硬性规定。过去曾经认为孩子在青春期可以"摆脱"ADHD,但现在发现,虽然多动的表现逐渐好转,但冲动行为和注意缺陷通常持续存在。研究发现,规范化的 ADHD 药物治疗对大多数的 ADHD 青少年有益。

即使 ADHD 患儿在青春期出现了身高的快速增长,但是用药的剂量并不需要做很大的调整。可以依据孩子在学业、行为和社会功能方面的情况,进行增加药物剂量或降低药物剂量的调整。因为作业量和学习复杂性的增加,有时药物剂量的需求会发生改变。如果您的孩子在早上 7 点半出发去上学,放学后有足球训练,直到晚上 8

点都没有开始写作业,那么,12 小时疗效的中枢神经兴奋剂在他写作业时就失去了作用。有些 ADHD 患儿为了解决这一问题,采取先用 8 小时疗效的药物来完成学校的学习,然后再用短效(4 小时)的药物来解决他们做家庭作业的问题。

ADHD 孩子到了青春期渴望独立,但 ADHD 的存在意味着他们需要家长额外的帮助和支持。有时,ADHD 患儿可能会抵制服用 ADHD 药物,他们可能会质疑家长和医生对药物管理的指导方法。这时要诚恳地告诉孩子您的担心,请他们一起来设计最能满足他们需求并能解决您所关心的问题的药物治疗方案。您可以同意孩子自己负责吃药,但每周忘记服药的次数不能超过 10%。如果发生冲突(超过了限制和个人自由之间的平衡),可以请儿科医生、心理医生或学校的辅导员来帮助调解或提供建议。有些 ADHD 青少年不喜欢吃药,自诉服药后他们觉得"不是自己了"。这种行为可以被考虑为不良反应,家长可以通过调整药物治疗的剂量来使这个不良反应最小化。如果他们拒绝服药,或者想试试不服药可不可以,可以被认为是积极的想法来认真对待。如果您的孩子认为他不服药也能成功,可以鼓励他看看能不能采取其他行之有效的计划来获得成功。尽管大多数孩子最后需要回到药物治疗,但是要记住,家长并不想让他们服用药物;不管他们服不服用药物,您都希望他们能够成功。

如果 ADHD 孩子继续质疑 ADHD 治疗药物的有效性,或者打算完全停止服药,可以请儿科医生帮助他在服药和不服药的情况下,建立一个严密监测的"方案",这个"监测方案"包括老师对其学业、行为或特定时期的社会问题进行认真的观察。老师在不知道什么时间开始服药和什么时间结束服药的情况下进行监测。鼓励孩子坚持仔细地记录他每天的观察结果。不论服药还是不服药,一旦出现作业完成和学业等方面的显著问题,监测方案都要进行重新评估,并做出是否把继续用药作为治疗计划的一部分的决定。进行这些监测要尊重孩子参与治疗决策的需要。这种监测活动对于那种先"看到"才"接受"的持怀疑态度的青少年特别有效。医疗专业人员也可以为 ADHD 孩子提供关于 ADHD 治疗的书籍和录像带,可以让他们接触 ADHD 支持团体,ADHD 支持团体可以帮助他们了解别人是如何管理自己的 ADHD 问题。药物对青少年来说,不是一个容易的选择。

 一个青少年的故事

药物治疗的感觉

一个高中学生最近写道,"我不想服药,我不喜欢它给我的感觉,他让我体重减轻,这对我踢足球不利。我的朋友和家人给了我他们的建议。我的好朋友 Dylan 说,我应该继续用药。他认为我吃药的时候,我表现得更轻松,对话题更专注。而我的另一个朋友 Jacob 则认为我应该停止服药。他认为我在用药的时候是一个孤独的人,我会躲避和其他人的交流。但妈妈认为药物对我非常重要。她觉得我服药时对学校布置的家庭作业组织性更好,写得更整洁。她还注意到,服药时我记东西更快,她也不需要再和我一起学数学。自从我开始服用药物,我已证明,任何人认为我愚蠢都是错误的。现在妈妈帮我挑选了一所大学就读。我确信如果我不服药,我会失去上大学的机会。"

改编自 Heimerl J. ADD drugs? Not easy to take. *Twin Cities Daily Planet*. https://www.tcdailyplanet.net/add-drugs-not-easy-take. Published December 1, 2009. Copyright © Three Sixty Journalism.

药物治疗的依从性

在 ADHD 药物治疗过程中,依从性好的青少年患者有以下特点:

- 积极的自我评价。
- 家庭的稳定性好。
- 相信他们解决问题的能力。
- 简化的药物治疗程序。
- 药物治疗没有不良反应。
- 和医生关系好。

中枢神经兴奋剂滥用

在治疗的计划中(包括服用药物)做得好的 ADHD 青少年,比那些没有治疗计划、没有服用药物的 ADHD 青少年出现物质滥用的可能性更小。那些没有治疗计划,或者没有使用药物治疗的人更有可能经历自卑、冲动和对冒险的判断不佳。

兴奋剂在美国被列为二线药物,这意味着它们受到严格监管,以防止转移到街头使用。服用中枢神经兴奋剂的青少年迟早会意识到它们的"街面价值"。ADHD 患儿可能会将自己的药物给予或出售给他人,或者自己服用超过规定剂量的药物。

实际上,很多青少年试验过某种形式的高危行为,比如单次的饮酒或药物滥用。家长(理想情况下,和您孩子的儿科医生)与 ADHD 患儿讨论药物滥用的危险性和监控其用药,非常重要。药物滥用的经历会使孩子感到低自尊、更冲动、更倾向于冒险行为。如果您的孩子共患其他行为障碍,或在过去滥用或出售过药物,要找到一种服用药物的方法,尽可能减少这些可能性,包括选择一种没有滥用潜力的非兴奋性药物作为替代。

面临新的学业挑战

我们很容易理解,任何青少年在初中和高中不断增长的学习需求中,很快就变得不堪重负。虽然一部分 ADHD 患儿,尤其那些症状轻、父母支持好、语言技能好的孩子,可能在小学不太复杂的学习中能做好短暂的管理,但是很多 ADHD 患儿在进入高年级后会在学业的数量(更长时间和更多的家庭作业)、质量(越来越抽象的语言和需要他们的头脑处理更复杂的问题)以及他们学习的独立性方面出现更多的困难。ADHD 的青少年经常拖延,希望他们能"今日事,今日毕,勿将今事待明日"。他们常常考试成绩差,做功课的时候很粗心,不能很好地按时完成和检查作业。他们在初中和高中有更多的老师,更需要他们有好的组织能力,而适当的药物治疗可以长时间支持孩子在学业上的努力,因此在家里和学校进行有针对性的学业支持的治疗计划是必不可少的。某些更高级的学业任务,特别是那些需要在同一时间做两件或更多事情的能力,在 ADHD 孩子身上发展更为迟缓。这并不是说 ADHD 孩子不能在学业上和他的伙伴做得一样好,只是他可能在结构化的个性化系统、策略和支持方面需要更加努力。因为在这些方面没有常规的万能公式,ADHD 孩子在管理路径方面仍需要依靠专业的建议和家长的支持、耐心和承诺。

一个学生的故事

不堪重负的感觉

"上周四我忘了服药。随着时间的推移,我越来越心烦意乱。在第 8 节课,我第一次听到在化学实验室里发电机的很低的嗡嗡声。我注意到一个水龙头的滴水声和一张卷曲的纸从角落里的海报板上剥离。我看到在黑板上白色方程式下面一直存在的微弱的绿色条纹。一个同学的呼吸轻轻地吹到了我的头发,我能感觉到这股小的动作。偶尔,我能辨别出从外面的大厅里传来的谈话片段。我的头脑在这个感觉过度的空气中似乎凝结,运行很慢。我觉得沉重,昏昏欲睡,模糊不清。当课程结束的时候,我意识到我没有写下任何关于第二天实验的操作说明。

我坐下来,抱着最好的想法开始做家庭作业。两小时后我出乎意料地发现,我花了全部时间阅读小说的"几个"章节或者盯着窗外发呆。我不明白为什么时间没有了!"

Sharon Topeka, KS

随着青少年的成熟,他们将能够进行更复杂的学习任务,这些任务对于 ADHD 孩子可能特别具有挑战性,包括:

● 在课堂上听课和做功课时保持一致和持续的注意力。
● 在阅读或课堂演讲中更高效的信息处理。
● 进行解释和推理时的成熟的视觉空间技能。

- 复杂的思维（可以更高级地解决问题和处理抽象概念的能力）。
- 抽象语言的重点提炼、流畅的书面书写以及在学校学习第二门语言所需要的较高的语言能力。
- 进行有效的笔记记录、关键词运用和快速书写所需要的精细运动技能。
- 完成每天的作业并把它按时上交所需的自我管理能力。
- 完善的计划能力：每天安排足够的时间做作业，计划长期任务的必需步骤，优化工作安排，保持与学校的要求一致。

对于任何学生，特别是那些患有 ADHD 及相关问题的学生，这些新需求都是一个沉重的问题。这些技能的发育延迟可以损伤学业功能。当 ADHD 孩子走向青春期，要特别注意对于这些类型的挑战他管理得怎样，家长需要在他继续发展的时候，给他提供系统支持。

重新审查 ADHD 青少年的教育计划

管理孩子的学业在一些方面较容易，在另一些方面又很困难。随着孩子的成熟，他能够和家长更好地交流学校的相关问题。然而，作为一个十几岁的青少年，他又可能不愿意这样做。他有很多课和很多不同的老师，这些有助于您把他的表现放在班级里比较，也有助于您更准确地发现他的问题和需求。但是，老师们只是在一日里的某个时间段可以观察到他的行为，因此不太可能很好地了解孩子的全部情况，并洞察他的情况。而且，尽管家长能够建立在一段时间里有效的结构性策略，但有些问题可能已经因早期的失败、低自尊、行为或情绪障碍、难以克服的学业或社会"名声"而恶化了。

最好的做法是，先专注于孩子的长处，然后再开始解决他的弱项。如果孩子有显著的学校问题，家长还没有依据《残疾人教育法》（Individuals With Disabilities Education Act，IDEA），或 504 节（参见第 7 章）和学校工作人员制订一个能满足他的需要或是能寻求额外帮助的教育计划（特别是您的孩子刚转入一所新学校），或者您以前没有与他主要的或特殊教育协调员建立联系，那么，您现在要去见他们，和他们谈一下孩子的情况，看看如果需要时，有没有可以让孩子待的教室。如果您觉得需要更多的支持，可以请孩子的儿科医生和学校直接接触（其他可选择的方法请参照第 7 章）。

要会见孩子的教育团队来帮助家长准备孩子即将到来的学年。在本次会谈中（如果没有会谈，在学年一开始的时候和尽量多的老师进行沟通），明确家长与老师会谈的时间安排；如果您和老师都认为有益，安排额外的定期会议或电话交谈；明确对可能出现的问题如何进行交流；讨论特殊的教育服务和住宿的实施；如果您决定使用每周报告卡，安排好怎样完成每周报告卡。了解每个老师关于 ADHD 的理解，纠正任何存在的误解。需要强调的是，自始至终，您都是支持老师，努力来帮助 ADHD 孩子，而不是来怀疑老师或者"告诉老师他们该做什么"。

几个月后，家长、孩子和孩子的老师会积累足够的关于他的学业情况的信息。这时，重新审查学业目标，如果有必要，修改他的教育计划。需要注意，孩子需要发展用来处理日益增加的工作量的特殊技能，包括：

● 完成作业并按时上交作业。
● 将长期的任务分解为多个小任务，优化日常工作。
● 理解和回忆他所读过的内容。

- 认真听课，做好笔记。
- 记清楚事实。
- 管理好自己的时间。
- 组织好他的学习区、背包和课堂文件。
- 清楚、快速地书写，在电脑键盘上有效率地打字。

这个时候课堂行为问题也需要解决，因为这些行为可以强烈地影响孩子的学习能力和整体的课堂环境。对于注意缺陷为主型的ADHD青少年来说，特别需要帮助他们参与课堂讨论或者在他们需要的时候，给予额外的帮助。多动／冲动为主型或有行为障碍的孩子更容易出现行为问题，如扰乱课堂、跟老师争论、和同学打架或逃课。一旦明确了孩子的主要问题，您要按着问题的重要程度排好顺序，找出改善治疗的问题，例如：他有没有因为在一个片段中记得过多，反而记不住重要的事实？他的破坏性行为是不是发生在课堂学习已经超出了他耐心所能维持的时长时？或者发生在学校的压力（如考试）使他焦虑？或者当时他忘了吃药？

把孩子的功能在两个课堂里做比较，可以明确地洞察他的问题所在。例如，如果他在数学课上得了A，在历史课上得了D，那是不是因为他的数学老师有办法让他集中注意力或限制其破坏性行为（如果是这样的话，也许数学老师愿意与其他老师分享自己的想法）？是不是因为特殊的管理，如在数学课上提供不计时的测试或较短的作业，而历史课上没有这样？可能他有未确诊的阅读相关的学习障碍，在历史课上影响其功能？或者他只是简单地对数学有热情，而对历史没有自信（如果是这样，应该鼓励他的热情，并解决他在其他课上的不安全感）？他的功课是不是在下午的晚些时候做不好？这是否与他的药效开始减弱有关？

记住，如果青少年有更强烈的需求，可以在 IDEA 支持下继续享受个性化教育计划，参见第 7 章的 504 节部分。

具体的学习策略

教孩子在学校取得成功的最好方法，是把复杂的过程分解为一系列的简单步骤。在许多情况下，患有 ADHD 的青少年未能在学校取得成功，是因为他们根本不知道如何为考试有效地学习，怎样组织在校笔记，或者规划更复杂的任务，这些技能不容易自然发展。

您可以分享您少年时的策略，但是记住，对您有效的策略对他不一定有效。您也可以请您孩子的老师或学校辅导员为您推荐一个能解决问题的老师，来与孩子找到对他最有效的记忆方法，更充分地理解他所读的材料，为考试进行学习，组织他的学习物品，管理好家庭作业，或实现其他您认为与学校相关的任务。老师或指导老师也可以提供宝贵的意见。一些 ADHD 青少年还觉得，如果在他们学校有可用的学习辅导计划和课程学习技巧，对他们相当有帮助。有关学习和时间管理技巧也可在大多数 ADHD 相关的网站如 www.chadd.org 获得。在大多数情况下，这些网站只需要简单的注册，家长就可以在家里与孩子使用这些资源。

学业成功的好习惯

帮助孩子发现工具和激发他努力向上的动机，可以使他在学业上获得巨大进步，进而增强他的自尊。本书里的一些建议,他可能会觉得有用。但要记住,学习习惯需要个性化,有些方法对一个人有效,对另一个人不一定有效。

● **保持简单有序。**用一个文件夹保存已经完成的工作,另一个文件夹保存还没有完成的工作,第三个文件夹保存来自老师及家长的提醒。孩子回家时,他可以把他所有需要完成的任务放在一个文件夹里。在结束的时候,所有的这些作业将被放置在"已完成工作"的文件夹里。在第二日放学的时候,因为所有的作业都已经上交,所以"已完成工作"的文件夹里必须是空的。文件夹设置不要过于复杂,比如像颜色一样复杂地编码每个文件夹对应每个主题,看起来像是一个好主意,但对很多ADHD孩子会是很大的困难。更复杂的组织系统可能会更好,但只是对已经有很好组织能力的学生才能发挥最好的效果。

● **用一个每日计划表或掌上电脑来记录学校的作业、预约医生、与人会面以及长期工作计划的安排。**保持程序安排简单,复杂系统可以更加详细,但使用起来容易使人沮丧。

● **使用一个背包放置所有作业与其他相关的物品。**笔记本放在包的主体部分,其他相关的物品可以放在侧面的口袋里,任务计划放在一个单独的外面的口袋里。要把所有的作业都放进背包。

● **列出相关的条目,包括需要完成的任务、写文章的想法、关于项目需要打的电话等。**在纸上写的短期信息越多,脑子里需要记住的越少,保持列表放在指定的位置(计算机,一个背包,或家里"备注栏"等)。如果把列表胡乱扔在房间里,想找到它比用脑子记住还难。

- **使用提纲或流程图做笔记。**提纲或流程图可以帮助了解所听到的相关信息的结构,把孩子从不得不把每个字都写下来中解救出来。

- **预习。**提前了解教科书中的内容,可以帮助孩子提前了解需要学习的主要内容。

- **把大的任务分成一系列的小任务。**为了准备考试,把学习任务分解在一段时间里,每天学一些,而不是在考试的前一日晚上填鸭式地学习。青少年好的学习习惯包括:检查要考试的主要内容;对所学知识提出问题,然后进行复习并回答这些问题;在头脑中弄清楚这些问题,或者和您、辅导老师或"学习伙伴"讨论这些问题;像考试一样练习写下问题的答案。孩子可以在某一天计划写作的安排,之后的第二天认真思考,第三天写出初步的提纲,第四天进行修改。

- **留出固定的时间和地点写作业。**一个常规的、不受打扰的环境有助于 ADHD 青少年来完成作业。除非是任务需要,环境中没有电视或互联网。

- **利用他自己的学习风格。**一个十几岁的青少年应该注意到了他怎样学习是最好的。用哪些方法对知识进行记忆对他来说更容易,比如,通过用缩写或首字母缩写(取每一个需要记忆的单词的首字母)更好?还是看列表或图表更好?还是与学习伙伴进行口头复习更好?还是自己在纸上反复测试更好?是短时间集中学习效果更好,还是长时间学习效果更好? 单独学习效果好,还是和伙伴一起学习效果更好? 在房间里学习效果更好,还是在餐桌上效果更好?

● **制订"搭桥"策略。**学习风格不稳定的青少年可以受益于"搭桥"策略。这一策略旨在帮助解决特定的问题。例如,如果一个学生因为严重的书写困难而在制订长期计划中受挫,"搭桥"策略可以允许这个孩子用计算机。如果一个学生有严重的"多任务处理"(边想边写)障碍,而且因为这个原因,不能跟踪他的想法。那么,可以先把他的想法输入计算机或用录音机录下来,然后再写下来,分解成每个都可行的两个任务,对他来说是有帮助的。

上面的建议不是对所有的孩子都适合。有些孩子可能会成功运用并取得效果,但对有些孩子不一定有用。有些方法可以很容易地被使用,有些方法则必须要适合孩子的学习方式才有帮助。

青春期社交和情感的挑战

大多数青少年都有是否能被同龄人接受的担忧。患有 ADHD 的青少年会因为他们很难控制自己的行为和理解他人的社交信号而受到排斥。童年期即有社交问题的孩子在青春期会因为被排斥强度增加或受欺负而变得更糟。被伙伴拒绝对 ADHD 青少年的学业表现和情绪健康都会产生负面影响。而且,这些问题比他学习成绩差更让孩子感到不安。和正常的同龄儿童相比,他会表现出情绪上的不成熟。与比他小的孩子一起玩,或与能接受他的不成熟的成年人在一起,会让他感到更舒服。

学习相关的社交技能可以帮助青少年改善社交困难。在第 5 章和第 6 章中推荐的一些方法可以帮助家长,教授孩子如何积极地与他人互动,包括角色模仿、角色扮演、交互分析和新技术的练习等。青春期的 ADHD 孩子,对社交问题的建议,会有一些新的想法。他会更经常地征求伙伴的意见,而不是父母的意见。

建立友谊

亲密友谊,对于 ADHD 青少年的幸福感和自尊心都非常重要。一个 ADHD 青少年,如果能有针对性地努力提高自己的社交能力、管理好自己和伙伴社交中的相互关系,会使他更容易获得友谊。孩子一旦发展了友谊,您可以通过允许他的朋友来您的家里玩或者提供对建立友谊有利的环境来支持他。如果您觉得他们的友谊是积极的、有建设性的,可以帮助观察这些朋友彼此之间的关系,并提供反馈。要让 ADHD 青少年逐渐意识到友谊也需要组织能力,比如按时回电话,按时到达见面地点,遵从计划等。

解决冲突

对孩子来说,学习如何以不打架的方式解决冲突,以及如何避免成为别人的攻击目标,非常重要。当他情绪低落时,他的冲动行为会使他心烦意乱,解决冲突将成为一个非常困难的任务。避免这个问题的一个重要步骤,是确定他自己愤怒的原因。提前和他讨论,如果将来出现这类冲突,可以采取哪些积极的解决方案。如果孩子找不到解决方案,可以通过与您和同伴的讨论、冲突分析、与辅导员及治疗师的谈话、社会技能的训练等方式,让孩子学会在发生冲突时,通过几种方式进行缓解。比如,自我对话让自己缓一缓(我要做三个深呼吸;在发生冲突前,我要想一想,这种情况下哪种选择更好);学习预防冲突发生的技术,如提供另一种选择(我们先去打保龄球,然后看电影好吗),增加附加条件(好,你可以开车,不过我可以决定待在餐厅),或者改变话题(我饿了。你想要一些比萨吗?)。一旦您的孩子学会了这些具体的技术,当再出现过去扰乱他生活的危机时,他会发现这些技术是多么有效地帮助他避免了危机的发生。如果您想在这方面寻求帮助,最有效的方法是认知行为疗法。这种治疗方法认为,行为问题是由观念、行为和情绪的相互作用引起来的。在认知行为疗法里,治疗师和青少年将识别问题行为,并直接改变有问题的行为。

关于社交技能

伴随其他的学习过程,孩子可以通过以下途径开发自己的社交技能和互动能力:

- 写出一个要改变的靶行为的列表。
- 制订和每个人谈话的具体计划。
- 家长、伙伴和老师给出一致性、委婉的反馈意见。
- 学习相关技术来明确引起他愤怒的原因,分析别人怎样进行相互交往,可以进行社会角色扮演等训练。
- 在适当的时候进行愤怒管理或社会技能训练,或进行个体或团体治疗。
- 对可能会影响孩子社会交往的共患病进行治疗(见第 9 章)。

● 对社会技能的提高进行积极反馈。

● 对参与社会活动进行奖励。

事实上，很多 ADHD 患者在整个青春期直至成年期持续存在某些方面的社交困难。不管您的孩子是不是存在社交困难，家长都要和孩子明确，无论什么情况，您都会支持他。克服社会排斥对孩子来说是非常困难的事。要让孩子知道家长永远支持他。如果做得好，即使在高中时有社交困难的青少年，到了大学或工作后也会得到有意义的友谊。

青少年的情绪发展

学业、社会和家庭中的一系列事件，导致了 ADHD 青少年沉重的心理负担。学业失败和社会排斥造成的自尊心低下可能会导致抑郁、过度防御、对未来的悲观失望、敌意和攻击性行为。和 ADHD 相关的冲动，可以导致孩子不安全的性行为、酗酒、吸烟或药物滥用等高危行为。

花一点时间来观察孩子的情绪状态，看看孩子是不是几乎所有的时间都独自待在自己的房间里？他是不是几乎所有的时间都看起来悲伤或烦躁不安？他的愤怒是不是开始失去控制？他今年是不是被学校不止一次地开除？家长是不是反复收到不当行为的报告？如果是这样的话，您要拿出时间和您的孩子慢慢讨论这些问题，并领孩子到门诊就诊。焦虑和抑郁障碍（见第 9 章）是 ADHD 青少年比较严重的共患病。如果一个 ADHD 青少年出现不能解释的社会、学业或行为功能的恶化，随时都要考虑共患焦虑和抑郁障碍的可能。抑郁和焦虑在青春期 ADHD 患儿中发病率明显增加。在

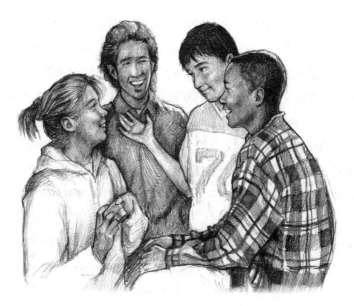

患有 ADHD 的青少年需要亲密友谊,这对他们的幸福感和自尊心都非常重要。

童年期,男孩和女孩共患抑郁的比例大约相等,而在青春期,女孩和男孩的患病率为 2:1。越早发现青少年的抑郁、焦虑、愤怒和物质滥用等问题,在病情进一步恶化前解决问题的可能性越大。

风险处理

在青春期,所有的青少年都倾向于试图冒险或进行冒险活动。患有 ADHD 且行事风格冲动的青少年,更容易采取冒险活动。调查表明,和同龄人相比,ADHD 青少年更倾向于过早地与多人进行性交、更倾向于不采取避孕措施、更多的感染性疾病的发生、更多的未婚先孕。在青春前期对这些问题进行教育,青春期继续进行指导,可以避免类似情况发生。

驾驶是需要特别关注的问题。研究表明,和正常儿童相比,患有
ADHD 的青少年失去他们的驾驶证的可能性是正常青少年的 8 倍,
发生碰撞事故的可能性为正常青少年的 4 倍,遭到严重损伤的可能
性为正常青少年的 3 倍,驾驶违规的可能性为正常青少年的 2~4 倍。
作为家长,需要慎重对待这个问题,确保您的孩子已经达到了适合
驾驶的成熟的水平才可以驾驶,或者在必要的时候对他们的驾驶设
置适当地限制。有可以严格限制每天可以驾驶的时间和制订负责
驾驶行为的驾驶条件。研究发现,ADHD 青少年驾驶事故的发生随
车内乘坐人数的增加而增加。当您的孩子驾驶时,特别是在他刚学
会驾驶的前 1~2 年,限制乘车人数。在家里和孩子认真讨论安全驾
驶的问题。如果服用 ADHD 药物对减少冲动有帮助,那么,把驾驶
时间的安排放在整体的药物治疗计划里。另外,即使父母从不允许
喝酒和药物滥用,也要让您的孩子明白,即使他们少量饮酒或者发
生轻微的药物滥用,打电话给家长,请家长帮忙开车,是安全的。

ADHD 青少年有效的家庭管理

在第 5 章和第 6 章,介绍了一些旨在帮助您积极地与孩子沟通
的育儿技术。这些行为管理技术可以为建立健康的家庭关系提供
依据。随着青春期孩子越来越独立,家长需要新的方法来处理更复
杂的家庭问题。这一章节中将讨论家长可以用来管理青春期孩子
的一些有效的技术。

帮助您的孩子变得更独立

获得独立是每一个青少年的主要发展目标。ADHD 孩子会经
历和正常同龄儿一样强烈的冲击。但他的冲动、注意缺陷和成熟延

迟等方方面面,则意味着他可能需要更慢地走向全面的自我监督。家长可能需要:

- 因为您的孩子显示出他能够承担责任,所以您要尽可能快地解除权力限制。让孩子长期失去权力会让孩子产生怨恨,没有教育价值。
- 教授孩子努力建立自觉负责的行为。
- 把任务和责任分解成小的步骤,在孩子系统地完成后给予奖励。
- 当孩子独立工作时,制订一个计划把责任转交给孩子。

总之,当孩子以他的方式走向成熟的自我管理和自主性时,设置有意义的监测和限制至关重要。

如果朋友们被允许可以待到午夜,那么任何青少年都会讨厌晚上 10:00 的宵禁。如果您担心他在外面待得太晚,和他直接说出您的担心及担心的原因,比如您可能担心聚会在晚上 10 点以后,孩子会变得疯狂,因为孩子的冲动行为在这个时间段会增加;或者您担心晚上太晚开车危险性会增加,因为这个时间药效已经消失。如果孩子认为他已经准备好承担晚些回家的责任,而您也相信他能做到,为确保成功做出适当的调整(在这种情况下,调整他服药的剂量来提高驾驶时的注意力),可以延长 1 小时的宵禁。如果孩子按时回到了家,并且没有出现高危险的行为,那么,称赞他,奖励他以后晚上可以 11 点宵禁。通过这些小步骤,可以让您继续系统地建立成功的管理,同时给孩子逐渐独立的机会。这种相互信任和尊重,对青少年的自尊和积极态度的建立是至关重要的。

提供结构性支持

孩子小的时候,您可以积极地在课堂上或家里监管他的行为,提供频繁的奖励,必要的时候给予处罚。到了青春期,孩子越来越独立,您可能会觉得是时候停止这种类型的监控了。然而,和没有ADHD 的青少年相比,患有 ADHD 的青少年仍然需要更多的父母监管。例如,15 岁孩子的父母在孩子放学回来后,让孩子自己管理自己的家庭作业,父母看着他完成他的家庭作业并按时上交。孩子长大一些后,正常青少年的父母要了解孩子在做什么事情会变得更轻松,而 ADHD 青少年的父母,需要继续监管您的孩子在哪儿,和谁在一起,在做什么,什么时间回家,尤其是当您觉得他可能处在他很难处理的高风险的情况下,更要去监管。这些是父母必须要做的,但是,需要以尊重您的青春期孩子和他发展的需要的方式进行。

建立和执行规则

患有 ADHD 的青少年可能会喜好争辩,可能会抵触您的持续监管,可能会出现和家长进行反复的谈判,并有可能出现彻底的反抗。如果理由正当,考虑到对于家庭是基本的要求,您可以明确指出 4~5条不可违背的规则。这例如,您可以规定,在家里不允许使用任何一种包括大麻、酒精和香烟等物品,只能在药物仍然发挥作用的时间里驾驶等。这些严格的、不可违背的规则,应该作为保障安全或家庭功能的关键,予以保留。

当您确定了 4 个或 5 个基本规则后,把它们写下来,与您的孩子进行讨论。和孩子解释,家长和孩子可以通过遵守这些规则而建立信任,从而可以建立通过公开谈判的方式,给孩子渴望的自由。孩子努力尊重这些规则,将有助于改善您和他之间的交流,为走向更大的信任做好准备。最后(这部分可协商),和他讨论遵守规则的奖励(给他其他方面的权限)和打破规则的惩罚(增加限制),然后持续执行。

和青春期孩子谈判

一旦孩子同意遵守这些基本规则,您可能会感觉到和孩子就其他的问题进行谈判变得更轻松。作为一个 ADHD 青少年的家长,您需要熟练使用谈判,来塑造孩子的行为和解决冲突,并尊重他独立的需求。随着青少年的成熟,他将在创建他生活的规则中发挥更积极的作用。您的目标是逐渐引导孩子在管理他的行为方面建立缜密思考的独立性。需要注意,作为家长,您要承担选择关键问题的规则和后果的最终责任。

建立谈判规则或解决家庭矛盾,可以使用问题解决训练的技术。该技术包括以下步骤:

1. 明确问题和它的影响。
2. 找出各种可能的解决方案。
3. 选择最佳的解决方案。
4. 计划如何实施方案。
5. 如有必要,就一种新的解决方案重新谈判。

例如,您的孩子可能会反对不允许他在上学的晚上看电视。要解决这个冲突,您可以举行一个家庭会议来讨论这个问题。首先,您可以明确问题,让他解释为什么这会使他不安("Steven,你想与你的朋友一样,在周末的晚上看三到四小时的电视,"然后您补充说,"但是我发现,如果你这样做,你通常只能完成你一半的作业。"Steven 回答，"每个人都在谈论他们前一日晚上所看的节目，我没有什么可以谈论，这些让我觉得我像个失败者一样被抛弃了。"）

接下来，父母和孩子一起提供解决这个问题的建议。通常，6~8种建议就足够了。任何人都不能对建议判断对错，或对某种建议以任何方式进行正面或负面回应。每个家庭成员都应该提出能想到的所有方法，即使这个方法看起来不正常或不切实际。如果有必要，轮流来讲，让每个人都进行分享。您的孩子或您都写下每一个潜在的解决方案，直到所有的建议都记录在案。

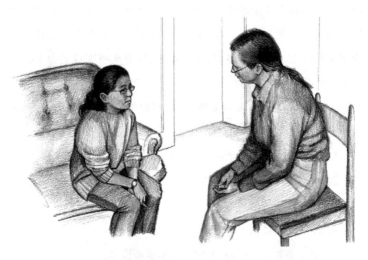

ADHD 青少年的父母，需要熟练使用谈判技术，来塑造孩子的行为和解决所发生的冲突。

然后，每个家庭成员都轮流评价每个解决方案。进行评价的家庭成员应该考虑该解决方案是否对孩子有用，是否对家庭中的其他成员有用，然后给它标上加号或减号。用这种方式为每个解决方案列一个清单,这样,每个解决方案将积累一系列加号或减号的评级,以用于选择最好的解决方案。

选择一个解决方案。您和您的家人可以选择所有的评级都是"加号"的解决方案,讨论其优点和缺点。如果有一个以上的解决方案都收到了全部是"加号"的评价,您可以挑一个对孩子最合理的解决方案。如果没有一个解决方案得到一致认可,选择看起来最好的一个,然后讨论怎样让它得到认可,或重新思考,找到一个大家都能接受的解决方案(一个解决方案能起效,必须建立一个"双赢"的局面)。这样,即使并不是每个解决方案都完美无瑕,但最终可以得到一个大家都认可的解决方案。

一旦选择了最佳的解决方案,家长和孩子需要协商怎么来执行。比如,谁将负责遵守规则?谁来在必要的时候提醒孩子遵守规则?违反规则的惩罚和遵守规则的奖励是什么?例如,如果您同意 Steven 只要完成了他的家庭作业,就可以在每个上学的晚上看 1 小时电视,您必须同时明确,晚上他可以在几点钟以前看电视;谁负责提醒他必须首先完成家庭作业;谁来确保规则的完成;如果他打破这些规则,将失去什么特权;如果他遵循了规则,他可以享受什么奖励等。这个协议制订得越严谨,您将来为规则争吵花费的时间和精力越少。协议应该写下来,如果可以,由在场的每个人都签字。

第一次试图用这种方式解决问题的时候,最好是先用重要的但不会引起孩子或家长情绪紧张的问题。您练习用这些新技术解决了一个或多个更轻松的问题后,可以试着用它解决更难处理的冲突。最终,您能用这种理性的方法熟练地解决问题,从而达到在大多数情况下,您和您的孩子都能正式地运用这种技术当场解决争论。

提供适当的惩罚

本书建议,尽可能地积极强化孩子好的行为,忽视没有危险或破坏性的消极行为,惩罚只用于少数家长和孩子都关注的不能容忍的行为。这种做法应在整个青春期中继续坚持。需要提醒的是,您给孩子的正反馈越多,在这困难的几年里,孩子越能感到可以胜任。

在必要的时候,家长才可以应用惩罚或给予其他负面的反馈。如果因为家长不断地对孩子进行批评或处罚,将弱化孩子对家长的反应,导致当您真的生气或在意时,他可能会没有反应。

家长在执行已经协商好的规则和程序时,需要坚守自己的原则。在问题行为发生时,尽可能快地提供前后一致的奖励和惩罚。有些措施,如暂停惩罚,对青少年已经不适合。更适合青少年的惩罚,应该包括预先约定将要损失的特权,例如,如果回家晚了,暂时失去拥有车钥匙的权利。尽量让这些协商好的惩罚代替争论、指责、大喊大叫或挑剔。仅简单地提供适当的反应,保持远离冲突和情绪,是一种让家庭生活比较愉快和乐观的解决问题的方式。

培养积极的态度,给对方休息的机会

家长的支持和有意义的管理,会使遭受排斥、挫折甚至学业失败的孩子变得完全不同。研究表明,ADHD 孩子的生活中,是否有一个完全支持他的成人存在,是决定其未来成功的关键。一定要投入时间给 ADHD 青少年,使您和孩子都享受快乐和奖励。当事情在家里变得很艰难时,相互之间休息一下是一个好主意。花掉一个周

末的时间休息,可以让您意识到,家里的问题是可以解决的,而且也给了您保持健康关系的空间。

共同努力获得成功

青春期是一个激动人心的时期。这是一个探索和建立独立性的时期,是从童年过渡到成年的时期。是一个非常有益的、奇妙的旅程。每个青少年都在探索新的可接受的选择,他/她不可避免地会做出一些好的和坏的决定。这是成长为一个负责任的成年人要经历的正常而重要的一部分。当和家人谈论孩子的这一发展阶段时,请记住,这个孩子首先是一个十几岁的青少年,然后是一个患有ADHD 的在某些方面低于那条线的青少年。家长记住这点,是帮助孩子将来成为一个能干的、负责任的成年人的关键。

常见问题

问:当我们的儿子在 9 岁被确诊患有 ADHD 的时候,我和我的丈夫努力用奖励和惩罚一致性的管理系统来帮助他管理他的行为。他现在 13 岁了,但是,他学会了利用得到父母一方的同意和让步,来很好地规避另一方的规则,有时甚至忽略我们设置的限制。这是今年第一次他因为行为问题被学校停课,我们担心事情可能会变得更糟。我们是不是做错了?

答:首先要记住,几乎所有的青少年都会对行为限制进行挑战和试验如何规避父母的规则,尤其是在这几年,家长仍然需要在讨论、设置和强制执行"行为底线"时,尽可能地保持一致。认真地和孩子谈一下他为什么需要遵循一定的规则。在这个年龄段,重要的一点是确保他同意对他实施的奖励和惩罚。但是要在事先没有发生激烈争吵时谈论这些事。确保您和您的伴侣在他面前态度一致。让他选择你们其中的一个来对付另一个是父母容易陷入的最简单的陷阱之一。如果您觉得他认为你们对他的行为可能不会惩罚，考虑制订一个书面合同，你们所有人都签名，在合同上规定好他应该遵守的规则和相关的奖励及惩罚。请记住，ADHD 青少年会有冲动行为。他们很难把行为保持在可容忍的限度内。在小学的冲动行为包括不遵守纪律、在老师未问完问题之前脱口而出的抢答，而青少年的冲动行为则包括高危行为导致药物滥用、早孕、严重的品行障碍和辍学。找到一种使孩子学会做决定、保持良好的自尊、适当的时候设置有意义而公平的强制限制的教养方式，非常重要。

问：我 14 岁的女儿，患有注意缺陷为主型 ADHD，在过去的 6 个月里发生了翻天覆地的变化。她的学习成绩曾经都是 B 和 C，但在过去的这个学期几乎都是 D 和 F。几乎所有的空余时间她都把自己锁在房间里。我们和她的老师针对她的学习成绩进行了谈话，她承诺她会努力来提高学习成绩，但是我们一直没有看到她有多少改变。这是一个青少年正常的部分，还是我们应该注意这些行为了？

答：行为的一个突然变化、成绩下降，这两个问题的警告，提示这个患有 ADHD 的青少年需要帮助。您描述的行为可能是因为社会问题或其他问题造成的抑郁、焦虑、物质滥用或自尊心严重下降的早期表现。任何导致功能下滑的、突然的、明显变化的行为都应被视为危险信号并进行评价。因为青少年对独立性非常关注，您的女儿可能不会直接向您求助，但她真的希望您能注意她，例如：将自己锁在房间里，作为一个求救方式。远离负面的评价，努力关心这些问题，并从她的儿科临床医生、学校社工、指导老师或者心理治疗师（如果她有）那里寻求帮助，建立评价体系，向孩子输送支持她的有力信息。

（赵文颖　韩颖　译）

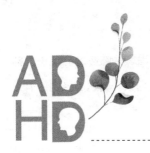

第 12 章

孩子的未来

我们发现大多数患有注意缺陷多动障碍（ADHD）的儿童或青少年在小学或者高中时期都会有这样或者那样的学习困难。而到了青春期末期，面对更加独立的生活将出现新的挑战。对患有 ADHD 的孩子们，无论是从高中毕业直接工作还是考上大学，都需要继续留意一些持续性的跟多动相关的功能性问题，以便有效地满足他们的需求，并指导他们按照最能促使他们走向成功的方式去生活。我们为什么需要这样做呢？因为我们发现有 1/2~2/3 的 ADHD 患儿在他们成年后仍然有明显的 ADHD 症状。为了帮助处于青春期的孩子更好地向更独立的生活过渡，家长们需要承担新的角色，并在他们获得一系列技能过程中起到帮助的作用，以便他们获得成功。随着医学的发展，您孩子将会得到比现在更好的治疗，因此他们也将会获得比现有的研究结果更好的预后。在这一章，您将会看到以下对您有用的信息：

● 如何帮助您的孩子进入他感兴趣的且符合他需要的高等学校去学习。

● 如何在大学期间或者在工作中以最好的方式过渡到一个成人的生活。

● 对于患有 ADHD 的成人尤其重要的健康和安全问题。

● 您的孩子在成长过程中需要学会如何处理人际关系以及应担负的家庭责任。

● 当前和将来的研究将会帮助您患有 ADHD 的孩子在未来的生活道路上更加成功。

高中毕业之后：上大学或工作

您的孩子可以按照他期望的成年后的生活方式，在走向独立生活的巨大转折期之前做最好的准备。无论毕业后他选择继续读大学还是直接工作，他都需要不断培养管理人生的技能（执行能力），这些能力包括：组织能力、计划能力、就重避轻的能力，学会克制冲动的行为和坚持履行计划的能力，他们同样也需要学会在适当的时候改变自己。对于 ADHD 患者学习这些技能通常是困难的，但这些技能又是独立生活十分需要的。青少年在高中时代已经学会的资金管理、时间管理、计划制订、日常生活规划的技能，在进入大学或者参加工作后仍需要继续培养。

您的孩子是否早已厌倦高中时期的任务与要求，迫切渴望自己能够安排自己的生活并当自己生命的主人公？而他是否有占据他大部分精力和注意力的特殊的热情或天赋？高等教育和职业前景对他们来说是否很重要？实习期、学徒期以及做入门级工作的时期

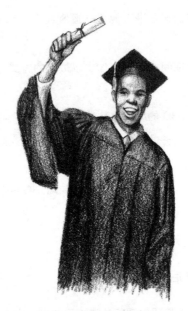

经常与您孩子交流讨论他的特殊的热情、天赋和兴趣所在。这样做可以帮助他清楚认识到在他成人后到底想以什么方式生活。

也许正是能更加深入地发掘孩子们兴趣的时期。如果他考虑上大学，可以参加学校提供的帮助 ADHD 孩子的课程。

当然，没有一个高中学生可以立刻就这些问题给出一个明确的答案，但是在他们参加工作或接受高等教育之前开始为他们考虑这些问题是很重要的。频繁的工作和职业生涯变动是患有 ADHD 的孩子在事业成功道路上落后于同龄人的一个原因。长远看来，认真仔细思考事情，控制先行而后思考的冲动行为，可以节省更多时间和精力。

高中阶段也是学习有助于在大学或者生活中获得成功的一系列技能的时期，您的孩子是否可以照顾好自己的日常生活需求：

- 早晨按时起床
- 晚上按时睡觉
- 洗衣服以及安排好其他个人需求
- 负责药物和治疗计划
  - 预约医生
  - 拿药
  - 规律服药
- 组织和时间管理能力
  - 合理安排任务
  - 计划课余活动
  - 注意控制花在游戏、社交或其他媒体上时间的能力

借此机会审视您在孩子的成长过程中发挥的作用。这个时候是您退后一步，让您的孩子在家里尝试自我管理的绝佳时机，通过制订计划，让您的孩子成长并承担更多的责任。

一旦您的孩子开始学习各种技能，下一步就该考虑到高中后他是想继续上大学还是另有适合他的选择。高中的辅导员会是这个过程中有价值的资源。一个好的辅导员可以为他客观地呈现他所在学校的情况以及所要学习内容的框架，并会与您孩子讨论如何将自己的兴趣与继续深造或不同的工作和职业做很好的契合。如果您孩子已经有了一项正在进行的个性化教育方案（Individualized Education Program，IEP），辅导员同样可以通过《残疾人教育法》（*Individuals With Disabilities Education Act*，IDEA）（见"过渡计划：为将来做准备"）看哪种高等教育类型对他最为适用有效。您的孩子应该跟儿科医生、心理学家、精神病学家或其他医学顾问一起讨

论他将来的计划,尤其是 ADHD 症状可能如何影响他在各种工作或者职业的经历,他如何能够有效地监控他的这些症状,如何做到很好的自我控制,通过与这些专业人士的讨论,有助于他对未来职业目标的选择。

关于上大学

选择一个合适的大学对于大多数将要进入大学的学生都是件困难的事情,而这个问题对于患有 ADHD 的孩子将会更加复杂,更加严峻。他们不仅需要找到符合其学术兴趣、社会环境和地理位置偏好的大学,而且同样需要确保这个机构的教育模式和提供的其他特殊服务能够满足他的需求。像他的同龄人一样,您的孩子也许也会问这样一个问题:这个学校是否真正适合我?

青少年通常没有注意到大学在学术上以及其他方面与高中有着怎样的不同。在大学没人会监视他到底有没有去上课,是否按时完成他的任务或者有没有享受到某些服务。此外,很多学生在高中时期习惯接受的服务在大学也能够得到,但是需要他们主动去寻找这些服务。大学里的自我认知和良好的过渡计划在成功的道路上是很重要的。

过渡计划:为将来做准备

IDEA 规定:从大约 14 岁开始,当一个患有 ADHD 的青少年进入高中时,他的 IEP 团队就应该开始探讨并考虑他毕业后的成人生活目标。等到 16 岁时甚至更早一点,如果可以的话,IEP 必须包括您孩子需要的关于人生过渡期的详细描述,这些服务应该能够在他的职业生涯、学术上以及其他理想上起到一定的帮助作用。这些服务可能包括为本科入学考试或者进入大学的其他必要考试的一些准备工作,包括维护自身权利和自我独立等技能的训练指导。

当您孩子在高中低年级和高年级期间,由 ADHD 所引起的一些特定的功能性问题应该被评估,譬如学习困难以及其他一些共存的问题,这些问题的评估对于继续上大学或进入工作都至关重要。他需要向大学提供这些具体问题的详细文件证明,以便能够获得参加不限时的入学考试和入学考试时特殊住宿的资格,以及享受大学所提供的一些特殊服务资格,仅仅靠他的一张 IEP 或者 ADHD 的一般诊断证明是不能获得这些服务的。

一旦您的孩子从高中毕业,他将不会再享受到学校系统提供的这些服务。然而,如果他正在享受这些服务,如咨询和职业评价与评估,作为他的过渡计划部分,他可以继续获得这些服务。将会有一份书面的个人康复计划(individual written rehabilitation plan,IWRP)以便他能够很好地享受这些服务。

并不是每个患有 ADHD 的孩子都需要一个正式过渡计划,IEP 或者 IWRP。当然,一个围绕相同的主题,经过深思熟虑的计划仍然是重要的。了解更多以及为毕业后生活做准备的相关信息,咨询您孩子所在学校的辅导员或专业的儿科医生。

在高等教育里我们能够得到什么

位置、规模、学术是所有学生从呈现在他们面前的众多大学中做选择时所考虑的最重要的三个因素,同样这些对您孩子也是比较重要的方面。他需要考虑是选择一个离家近的大学去利用周围熟悉的环境,还是选择一个远点的大学,开始自己独立的生活? 什么样的支持有助于他成功进入大学? 在他的新学校里,他还需要联系一些医疗和其他支持性的服务。他必须考虑到哪个对他更好一些,一个小点的大学,可能更容易获得个人的关注,一个大点的大学可能有更好的资金支持,因而一些服务的选择性会增加。他必须考虑哪个机构的学术需求和其他服务与他自己的学习方式和需求相匹配。

对于一个患有 ADHD 的孩子来说,自己离家独立生活将是个很大的挑战,因此您孩子为自己独立生活做充分的准备是很重要。他需要向别人解释他的各种优势与劣势以及他乐意去接受那些服务。由于一个大学所提供的 ADHD 服务支持系统以及其有效性是需要首要考虑的,因此您的孩子必须足够成熟去了解他所需要参加的项目。有一些大学是专门教育那些有学习障碍的学生的,另一些大学会提供一些全面的服务系统,如受过专业训练且有经验的职员、提供很多针对 ADHD 学生的专业服务。而大多数学校只能为 ADHD 学生提供有限的专业服务和住宿,甚至还有一些学校仅仅提供一个单一的学习中心,供所有患学习障碍的学生和那些需要临时老师指导的学生在一起学习。一个专业大学或者综合性大学所提供的支持服务的质量可能是我们选择大学时优先考虑的因素。譬如家庭集体讨论后,如果一个离家较远的大学所提供的服务比离家近的大学更好,他们会把提供服务好的大学作为第一选择。

大学提供的服务与住宿

在选择一个合适的大学之前，您的孩子需要考虑到他作为一名大学生，在新生活里，他到底需要哪种服务和住宿环境，当然最好能够在您、他的辅导员、老师们、儿科医生和／或心理医生共同参与下做出决定。ADHD 孩子在学校享受的服务和住宿应该包括以下内容：

- 专业的介绍程序以便让他们了解到学校的学术框架及一些可享用的服务。

- 专业的咨询者和辅导员帮助他们了解课程、教授、课业任务、最符合他们兴趣和需要的专业。

- 优先选课系统以便他们能够在一天中最合适的时间学习最合适他们的课程。

- 减少课业负担使患有 ADHD 的孩子们不至于压力过大，减少课业负担意味着他们必须通过暑期班或者增加第五年的学习来补够学分。

- 一个私人宿舍以保证不至于被室友分散注意力或者打扰。

- 提供数学实验室、写作间、计算机实验室和阅读课程，以便补充和改善学生的基本技能和学术能力。

- 针对 ADHD 孩子的专业辅导，强调组织规划能力和有效的学习方法，同时为他们提供具体课程和考试准备。

- 一个私人老师可以每天来检查他的学习情况，白天功课的复习情况以及预计完成工作的情况。

- 课堂的教学技术，如笔记本电脑及其他一些记录设备，帮助学生记忆和复习课堂上的内容。

- 学术上的帮助,包括课堂上记笔记和课后作业辅导人员。
- 专门的考试安排,例如不限时的考试或在一个独立的、安静的教室进行考试。
- 在合适的时候让教授们了解孩子的诊断证明以及这类孩子的需要,帮助他们获得需要的服务。
- 与其他可以提供友谊、情感支持和信息的 ADHD 学生接触交流。
- 为患有 ADHD 的孩子提供职业向导和监督。

一旦您的孩子认识到这些服务非常适合他,他便希望大学能够提供这些服务。这些支持服务并不总是会在大学的目录或者资料手册中出现,因此您或您的孩子可能需要做些额外的工作去发现这些学校提供的可供使用的服务。首先您或您的孩子需要做的就是去打电话或自己拜访每个他感兴趣的机构的特殊服务办公室,以便知道大学提供的服务哪个对您孩子是有效的。当然孩子可能更希望您能和他一起进行这项活动。服务办公室根据不同的机构有着不同的命名,通常有以下类型:残障学生服务、学习支持服务或者其他类似的办公室。提前联系和熟悉学生支持服务办公室是重要的,因为这个办公室常常负责让教授们了解班级学生的情况。一旦被大学录取后,这类学生必须来学生服务办公室登记注册,并且提供他们残障的相关文件以便可以获得相应的特殊服务。

然而,有些学生选择隐瞒他们 ADHD 的诊断,或者他们决定向特殊服务办公室隐瞒他的实际情况,直到他们了解自己能够像预先描述的那样,享受到各种服务时才会公开自己的情况。选择是否公开或者何时公开他们的信息是高度遵循个人想法的,但是在您孩子进入大学之前还是应该对他进行指导,并进行一定的讨论。当然方法没有绝对的对或错,但是明显需要持续支持的学生在他们考虑读大学时,可能更加想了解这些支持服务的情况。

　　下面列出了您孩子可能希望向大学特殊服务办公室的代表呈现的一些问题,当然有些问题也需要根据孩子的特殊期望需求而量身定制。通过列出他最希望获得的具有代表性的住宿条件和服务要求,并提供他的 ADHD 诊断证明及他需要的特殊帮助,他可以获得更多有用的信息。

- 大学常规给 ADHD 孩子提供什么样的服务和住宿条件呢?例如,专业的学术建议、优先登记、私人宿舍、不计时的考试,或者其他任何事先列出的服务会不会提供呢?这些服务有没有额外的费用呢?如果大学没有提供,这些便利条件在校外是否可以很方便地获得?

- 服务办公室成立多久了?有多少经过专门培训的为 ADHD 服务的员工?

- 办公室为多少 ADHD 的孩子提供服务?

- 大学是否为所有学生提供那些对 ADHD 学生特别有用的其他服务——如提供可以查阅课堂笔记或视频的网络服务系统,回顾课堂内容的小型课后研讨会,尝试更新的教学方法和技术的意愿?

- 学校的辅导员和心理老师是否会持续帮助 ADHD 学生适应大学生活,并在出现任何新问题时帮助他们?

● 考虑到 ADHD 孩子的需要,辅导员是否能够帮助学生联系学校知识渊博的教员帮助他们? 有没有针对 ADHD 受过专门培训的教员?

● 学校是否存在针对 ADHD 的服务团体? 办公室是否会向您孩子提供他希望接触的其他 ADHD 孩子的名字?

另一个需要考虑的问题是患有 ADHD 的青少年成熟都比较晚,因此可以先让孩子在当地上可以住在家里的专科学校,这样可以更好地为以后适应大学生活提供帮助,更好地适应就读远离家乡的大学所带来的挑战和一切帮助他成功的支持措施。一些刚进入大学的学生可能会发现自己特别需要回到家里,让父母知道他们培养独立生活所需要的管理技能是很困难的,尤其是在自由的大学或者独自生活的环境下。这样可能会给他们提供进一步培养这些技能和建立自尊的机会,使他们以更好的姿态重新融入大学或社会生活中并表现得更加出色。

如何申请

一旦您的孩子列出最符合他兴趣和需要的大学名单后,就需要开始他的申请过程。大部分大学的录取都需要参加学术水平测验(scholastic aptitude test,SAT)和美国大学入学考试(American college testing,ACT)。ADHD 孩子可以申请在不限时的条件下参加这类考试,并且可以申请特殊的住宿条件。为了得到这些特殊的待遇,他必须递交书面的诊断证明,并且诊断证明需要合格的专业人员签字(日期为 3 年内有效),还需要提供 ADHD 带来的早期损伤、现今损伤以及一些特殊问题的证明。此外,他还需要递交他之前在学校的 IEP 复印件和曾接受的类似的考试特殊住宿证明。因为可能还需要进一步递交档案资料并参加心理学家的测试,在特定的日期参加特殊考试,您的孩子应该在注册参加任何考试之前访问大学理事会(The College Board)和 SAT 考试管理组织的网站。

您的孩子无需担心透露他的 ADHD 诊断会影响他被录取的机会,《美国残疾人法案》(Americans With Disabilities Act,ADA)规定禁止大学在招生过程中歧视拒绝残障学生,大学招生委员会不能歧视 ADHD 学生。当然 ADHD 的诊断证明远远不如展示学生可以应对学校作业,并能完全达到所在学校学术标准的证明重要。如果您孩子在高中的成绩没有充分发挥他的潜力,大学的招生人员可以通过个人面试分析他过去出现困难的原因,并为他制订在未来解决这些问题的计划。与此同时,在外界帮助下他需要对他自身的学术优势和劣势保持一个开放的态度,这样会帮助他以一个健康的生活态度开始新的生活,并有机会去获得更大的成功。

大学生活在学生从青春期过渡到独立的成人生活的过程中具有里程碑意义。为了使这个过程更加顺利,一些大学在大学第一年入学前提供暑期课程。这些课程对 ADHD 的孩子会有一定的帮助。为了他第一年的大学生活,您孩子可以做以下准备,通过网站了解即将就读大学的图书馆设施、社会机会、学术支持服务以及其他一切服务;联系他日后的室友;与了解更多学校情况的学长们交流;和您或年长的哥哥姐姐或其他家庭成员讨论他可能在下一年学校生活中遇到的挑战与快乐。

大学生们的权利

ADHD 的学生,当生活中的主要活动受限时(例如学习上),依照 1973 年《康复法案》中 504 节和 ADA 法律规定可以被归类为残疾人士。504 节适用于所有享受联邦资金的大学,无论是公立或者私立学校,禁止歧视这类残障学生,并且要求学校提供学校宿舍和必要的服务,以使这些学生可以正常上课、参加考试和其他一切活动。

ADA 规定普遍适用于公立和私立大学,无论他们是否享受联邦资金资助。ADA 规定禁止歧视被正式录取的患有 ADHD 的学生,尽管他们的某些问题可能会在很大程度上限制其学习,而且这些学生应该被提供合理的住宿条件。

ADHD 学生在申请大学时可能会选择公开或者隐瞒他的诊断。如果他不想在 SAT 考试、ACT 考试、其他一些测验或申请过程中的任何环节中享受特殊的住宿条件的话,他可以选择隐瞒他的诊断直到被录取。在被录取后公开他的诊断,并到大学的特殊服务办公室登记,同样可以享有满足 ADHD 孩子所需的服务和住宿。

适应大学生活

社会生活

从搬进大学宿舍那天起,ADHD 学生跟其他新生一样会面对一切具有挑战性的选择。一个最直接的问题可能就是需要找到一个地方拓展自己的社交网络。有时候,努力融入社会生活和结交新朋友的过程中可能会有导致酒精和药物滥用的风险。这是每个学生都可能面临的危险,对于 ADHD 的孩子可能更加容易去用大麻（marijuana）、酒精或者其他替代品去缓解他们的社交不适,或者是麻痹自己 ADHD 的相关症状。对于有注意力问题的人需要特别关注的是大麻可能与短期的记忆丧失相关。特别值得注意的是按处方使用中枢神经兴奋剂可能不会增加药物和酒精滥用的风险,反而有助消除风险,因为该类药物有助于减少冲动行为。

在离家上大学之前,与他诚恳地讨论一下大学里接触酒精和药品滥用的危险和后果对他是有帮助的。我们必须承认尽管在大多数时候尝试去模仿他人做的就已经很好了,但是成长道路上还是会有其他不断的尝试。同时,睡眠不足、不良的饮食习惯、社交媒体的过度使用及游戏和大量的聚会都会让任何一个学生失去原有的平衡。好的 ADHD 护理需要休息、定期锻炼和合理饮食,以及参加讲座。糟糕的自我护理可能加重焦虑和 ADHD 的冲动行为,因此他很可能用酒精或者药物自我麻痹。当然,每个人都会在由青少年向成人过渡时犯错误。对于学生重要的是意识到如何能在各个方面做好,并且在自己遇到麻烦时候尽快寻求帮助。这个时期不是对他们遇到的麻烦采取观望态度的时候,也不是让他们完全靠自己解决问题的时候。

如果一个学生需要药物治疗或者需要咨询服务,最好在开课之前找一个合适的内科医生或者心理医生（在学生健康服务中心或者中心之外寻找均可）,在适当的时候,留下他们的名字、电话和邮箱。如果可以的话尽量使用电子邮箱以增加保密性。

如果正因为 ADHD 和其他一些精神健康状况服药的话,您孩子需要将医生给他的诊断和治疗处方带来。他应该将补充药物的任务交给一个在学校或者学校附近的人,以便能够及时补充药物。一旦他突然需要治疗,越快能够向他的心理医生、辅导员、宿舍管理员或者在大学一直支持他的熟悉的人寻求帮助,他就能越快掌控他的生活,在学术上、社会生活上以及情感上经历更少的挫折。

药物转移

讨论防止滥用处方药的策略。一些大学要求学生签署不会滥用药物及分享给同学药物的知情同意书。严格受控的药物需要一个安全的方式去储存它们,例如带锁的小药箱,防止它们被人偷走。一些学生会适当地选择对他们的 ADHD 药物使用保密,以避免同学乞讨、主动购买或偷窃中枢神经兴奋剂。提前想想您的孩子能采取什么方式保管药物。如果您的孩子不在家所在的州,那他需要一个服用中枢神经兴奋剂的处方以购药。尝试从中枢神经兴奋剂转向非兴奋性药物是值得的。非兴奋性药物属于非管控药物,因此限制较少。

情绪变化

一些患有 ADHD 的孩子十分期待大学生活,把没人知道他任何特殊情况的大学认为是重新开始的机会。然而,如果他们忘记了自己曾经的学习习惯,不去认真计划他们的学习时间,不按时服药,或者拒绝参加一些咨询会,会使在中学时期就克服的一系列问题可能又重新出现或者增加。这样的经历可能会使刚刚开始独立生活的年轻人泄气。对于那些能在活动、学习习惯、睡眠习惯和社交生活之间做好平衡,做到限制自己去接触酒精和非法药物的孩子最有可能避免这些退步发生。为了在这些方面得到帮助,例如可以加入支持 ADHD 患者的大学生组织,可能会帮助他们形成良好的自我控制能力,并鼓励他们靠自己的努力将 ADHD 的干预措施融入他们的成人生活中。然而,对于很多 ADHD 的学生来说,实际情况并不像理论上那么理想,这些方法并不足以确保他们获得成功,他们可能会去寻找一些外界帮助来取得成功。

学术问题

当一个大学一年级新生入学时,社会和情感问题可能成为他的中心问题,随之而来的学术上的问题可能更加严峻。理想状态下,一个准备好的学生在上大学时对自己的学术强项和弱项有很好的了解,并且有一定的经验来对应对这些问题。如果他已经向大学特殊服务办公室递交了相关材料,他就有机会了解到学校提供的服务和住宿情况,并可以会见服务工作人员。通过提前注册登记,网上研究了解,与教授们会面,与年长的学生交谈,ADHD 孩子可以了解到在他可选择的范围内哪个教授和课程可能最适合他。一些 ADHD 的大学生不能够很好地表达自己的需求,例如提出要求提前登记注册、要求教授允许他们不限时考试或者能够在一个独立的教室里面考试等既往表明对他们是有帮助的需求,或允许用辅助技术或他人去帮助他们获得服务或他们需要的住宿条件。特殊服务办公室的辅导员通常可以帮助这些学生享受到这些特殊服务和住宿条件。早提出这些特殊需求是很重要的,而不是等到考试或者讲座那天再要求教授安排这些。

ADHD 的大学生发现安排一个每天监督他的私人老师(见第 7 章)对他很有帮助。私人老师可以每天简短地检查一下他的情况,问问他今天最重要的任务是什么,他打算怎么计划去完成这些任务,并为他提供有用的反馈,帮助他向目标努力。这些私人老师可以帮助这些年轻的 ADHD 孩子养成良好的自我意识和自我监控的习惯，尤其在帮助大学生们缩小父母监控和完全独立之间的差距上很有效果。一些大学里的特殊办公室已经开始向 ADHD 学生提供这样的私人老师或者提供一些在校外机构找私人老师的参考意见。这样的服务通常是需要额外收费的。然而，对于一个在适应大学生活中艰难努力使自己进入正轨的学生，一个私人老师会给他带来关键的改变。

再次强调，应该鼓励并提醒您孩子在完成学校作业、考试或者其他学术问题上遇到困难的时候尽早寻求帮助（见第 11 章）。此外，学校里提供的学术和特殊服务很可能包括新生方向定位、新生体验课程、住宿顾问、新生顾问、网络辅导、写作中心、计算机实验室、咨询中心、职业顾问、健康中心和健身中心。所有这些服务都包含在学费内，所以他们都能够很及时得到这些服务，能够越早越频繁地充分利用这些服务，大学生活就越有可能步上正轨。

职业与工作场所

ADHD 患者可能会有更加成功和丰富的工作经历，尤其是那些已经成功地掌握了如何调整工作以外的不同注意力的人。进入工作场所的生活对于成年的 ADHD 患者是十分重大的调整。他发现压力远远比他预期的大，他需要按时到岗，管理文件或者处理其他需要注重细节的工作，频繁地参加会议，不断遇到截止期限，除此之外，还需要适应一个嘈杂的、紧张的，有时候还会限制自由活动的环境。大学生活对于任何一个青少年可能都是个挑战，工作场所的生活对于 ADHD 患者可能将会更加艰难。不仅仅因为他将和大学校园的同伴一样需要经历社会和情感的压力，而且他必须在几乎没有或者完全没有支持服务的环境下完成工作，同时可能没人知道他的

ADHD 背景。与他们的同事相比较而言,ADHD 患者可能更经常换工作并且收入可能更少。

ADHD 年轻人如果能够在高中时期花时间考虑哪种工作最合适,他的优势与劣势,并且能够努力培养自己的时间管理能力和自我照顾的能力,他将更有可能走向正确的道路。高中的指导办公室会给学生们提供职业咨询服务,而且可能是 IDEA 授权的。只要 ADHD 员工能够知道怎么改变环境,以便更好地满足自己的需要,并且能够有效地表达出自己对合适的住宿要求的想法,任何一种工作都会"友好"对待 ADHD 求职者。

应对工作

一个患有 ADHD 的青少年或者年轻的成年人参加工作后发现这项工作太难了,他应该找出跟这个工作相关的挑战到底在哪里。他是被文书的工作弄得不知所措? 是因为迟到多次陷入麻烦了? 是因为拖延工作没有按时完成? 忘了他老板的指示? 无法在嘈杂的环境下集中精神? 对他来说与同事和老板相处太难了?

一旦他认识到自己的问题所在,他可以自己动脑筋或者与他同事、工作上的教练、辅导员、心理医生、家庭成员或者治疗组成员商量解决这些问题的方法。他可能会决定用日计划或者电脑上的软件来帮助他管理日常的工作和重要约会。一个带闹钟的表或者计时器可以帮助他记录任务的开始和结束时间,并且大量的软件可以用来记录已经完成的任务,与同事一起搭车可能有助于按时上班。可以有规律地进行一些简单的运动清除多余的能量和提高注意力。记住,没有一个放之四海而皆准的方法能处理所有这些问题。对一个 ADHD 患者有效的措施不一定会对另外一个人有效,毕竟每个大脑都是独一无二的。

向雇主寻求帮助

如果这些自助的技术还不够，如果一个年轻人感觉公开他有 ADHD 相关的功能性问题让他比较舒服，他就应该向雇主提出满足需求的一些设施，以便帮助他能够在最好的水平下工作。要做到这点，他必须感到舒适和安全，以揭露与 ADHD 相关的功能问题。大多数情况下雇主愿意提供机会帮助雇员在工作场所更高效地工作。良好的商业惯例支持员工把工作做到最好。这些方便可能包括相对不受打扰的办公室和工作间，每天早晨进行工作的回顾，允许将复杂的工作分成很多小的部分去完成或者完成时间弹性化，甚至可以从一项高度注重细节，有时间压力的工作上，转向他擅长的其他工作。可能最初他没有勇气去要求这些特殊待遇，但很可能雇主会做出真正的努力来提供帮助。如果上司事先不了解员工的情况，他在工作中出现的问题可能会让上司感到困惑和不快，上司很可能会欣赏和尊重员工为提高绩效所做的努力。与生活的各个方面一样，如果能够将精力集中在擅长的而不是不擅长的工作上，他们很可能获得更大的成功。

在社会中那些最有创造力、充满想象力和活力的人群里面不乏 ADHD 患者。在现在或未来工作中的有权利、自尊和有效的自我维护能力均来自对 ADHD 如何影响工作的理解。他与雇主沟通得越好，让雇主越多了解他的天赋、强项和需求，雇主就越能够努力地去帮助他。需要谨记的是 ADHD 的一系列症状是导致他工作中出现困难的原因而不是借口。

前面已经提到，按照 IDEA 规定的个人康复计划，青少年在工作后需要继续进行咨询服务并做评估。如果没有这样做,就要特别警惕 ADHD 相关问题会开始变得无法控制,因为一般雇主很少提供这些例行的方便条件。确保您的孩子有医生、工作顾问、治疗师和其他社区里可以帮助他处理潜在问题者的姓名和电话。最有帮助的角色就是父母,如果他为这些问题向您寻求方法时,您会提供毫无偏见的帮助,并且帮助他很实际地反思和检查自己的问题。父母需要记住自己充当给予子女力量的角色,而不是帮成年子女找借口。

如果雇主为他提供一份健康保险,他应该提前了解这份健康保险以及其他一些和工作相关的福利,看看他可以获得哪些咨询和支持服务。他可能会认为在由青少年向成人过渡时有私人老师的帮助指点会有帮助。此外,全面了解 ADHD 相关的优势和劣势,下决心管理好自己的相关症状,这些是让您正在成长的孩子加入那些享受刺激的、充实的、成功的职业生涯的 ADHD 年轻人行列的好方法。

健康与安全

越来越多的研究表明,ADHD 成人比那些没有 ADHD 的同伴在健康和安全问题上有更高的风险。他们高风险的行为和不稳定的驾驶行为(不能遵守驾驶准则,开车技术不稳定)会增加受伤的机会。在青春期和成年早期,与那些不是 ADHD 的同伴们相比他们有更多的性伴侣,有更多的无保护性行为的情况,因此有更高的风险感染性传播疾病。

尽早在青春期前和青春期早期告诉您孩子这些风险增加的领域是重要的。对待 ADHD 孩子健康而积极的立场应该包括密切监视他的危险行为。越充分地理解他需要为自己的健康和安全负责,并且知道监管自己的危险行为将一直是他生命中重要的部分,他就越能为这些挑战做好准备。当开车时尤其在晚上开车时切换到长效中枢神经兴奋剂或者事先有确保症状能在控制之下的措施,这样有助于避免关键决策和处理问题能力受到没有控制好的 ADHD 症状干扰。

关于 ADHD 成人的简要展望

虽然成年对我们所有人来说都有挑战,但对患有 ADHD 的人来说尤其具有挑战性。ADHD 相关的症状,如冲动、注意力不集中、缺乏组织能力,这些都能够干扰到家庭功能。ADHD 成人会在长期的人际关系和父母教育上出现问题。然而许多成人 ADHD 已经有能力去克服这些挑战,部分是源自他们父母在他们成长过程中所付出的努力和给予的帮助。

每个家庭和医疗保健人员的共同目标都是让 ADHD 患者从儿童进入到成年后,在家庭生活和养育方面获得越来越多的成功。在学术生活和工作方面,直接干预常常是减少 ADHD 症状对其人际关系影响的最好方法。如果了解到问题都是 ADHD 背景导致的,ADHD 的伴侣就更有可能接受并努力解决他们对自己的感受和想法缺乏关注的问题。

一些家庭其他成员抱怨的,如 ADHD 患者自私、情感淡漠、无组织性、健忘、做很多危险的事情,都是 ADHD 的症状表现,而不是人格缺陷或者表明他们不爱自己的家人。努力将这些问题与您的朋友或者孩子充分沟通(如果有必要的话最好在专业辅导员和家庭治疗师的帮助下进行),对使他的家庭走向正轨大有帮助。一旦家庭全体成员都理解了 ADHD 是会影响到一个人的行为和交流时,便开始注意日常生活和经历中出现的问题,并且用最好的方式去引导他们。

有爱心的家庭成员开始明白，父母或配偶的注意力不集中或冲动不是他的"错"，他们常常可以帮助他。增进关系的主要方法如下：

- **生活中框架的重要性。**因为 ADHD 成人往往内在生活中缺乏整体框架，如果他们想做好，可能需要更多的外在框架约束。ADHD 成人的配偶发现如果家庭成员能够列出需要完成的任务清单，在家庭日历上排出每天的负责人，说明哪个家庭成员负责哪项任务，并且提醒患 ADHD 的家庭成员，如果必要的话，最好有时间的限制，在这样的帮助下，生活就进行得更加顺利。

- **将任务分解成多个步骤完成。**如果双方都同意一步一步来，就有可能一起完成抵押贷款申请或者设计一场女儿完美的婚礼。

- **充分发挥彼此的优势。**如果其中一个人擅长管理账单，另一个人适合接孩子放学后去参加其他活动，就没有理由不将这些家庭任务以最可接受且最有效的方式分开去做。承担太多的日常家务是 ADHD 成人在家里抱怨的最主要原因，因此即使患有 ADHD 的成人不适合去完成一些有时间限制的任务，但他可以去完成自己擅长的伴侣认为有同样价值的其他任务来弥补这一缺陷。

- **学习如何有效沟通。**尽管 ADHD 成人尽了最大的努力，ADHD 的相关症状仍然会导致他向家里人发怒。不要不经过大脑考虑就向家人发火生气，不要与您注意力无法集中的伴侣理论一件事情，以免加重彼此之间的怨恨，我们不妨先同意对方的观点，然后再去用更有效的方式去沟通，通过电话、邮件，使用计时器让彼此都能够有时间、有机会去表达自己。在发生重大冲突的时候，同意暂停一下可以让双方冷静下来是非常有效的。

或者在冲突最严重的时候,请求家庭或者夫妻治疗师帮助。

● **抱有现实的愿望。**正如所有成年人都有优势和劣势,一些 ADHD 成人可能永远不能向他的伴侣一样去管理家庭财务状况。如果他的伴侣同样也不想或者不能够去负起这个责任,可能雇佣外人来帮助他们比去责备他的伴侣不足要更好。

● **了解关系是双向的。**一对夫妻或者一个家庭需要注意,解决 ADHD 相关问题的负担不应该全部放在 ADHD 患者一个人身上。ADHD 成年人要组织管理好自己的问题,努力控制自己的冲动,同样,他们的伴侣应该努力去支持他们。互相尊重可以促进家庭成员之间都做到最好。

● **为在一起的乐趣庆祝。**ADHD 成人通常会给婚姻和家庭生活带来巨大的活力、率性、灵感和兴奋。夫妻应该记得在解决问题时适当休息,想想他们最初为什么走到一起,感激他们在一起完成的一切,享受他们共同的改变。

解决出现的问题的具体方法可以从 ADHD 成人的早期教育和治疗经验中进行调整,或者双方可以共同创造新的技术。

成功过渡到成年早期

如果在儿童和青少年时期得到帮助,学会自己监测和管理症状,患有 ADHD 的成年人更有可能享受成功和满意的生活。纵观全书,您了解到作为父母,给孩子的最好的礼物应该是自强。让他了解自己的症状,所有跟他的评估和治疗相关的决定;讨论 ADHD 正在以什么样的方式影响着他,以及以后可能对他日常生活带来的影响;如何为将来作为学生、家庭成员、成人世界中富有成效的一员做最好的打算;所有上面的过程他都要参与其中。通过培养孩子的长处,不断巩固他的知识基础,注意为他的努力鼓掌,以及注意在童年和青少年时期培养他的自尊心,您教他学会如何看待自己,不要让他认为自己是一个 ADHD 成年患者,而要认为自己是一个成年人只不过有点 ADHD 的相关症状而已。

当您的孩子步入成年,拥有知识、经验和实际能力去控制好 ADHD 相关症状时,他将比您更有能力,开始他的独立生活。当然,每个 ADHD 成人各不相同,没有谁的未来可以被预知。综合本书提供的指导,鼓励他在儿童期、青春期、成年期都参照这些方法去做,您将完全能够帮助他在开始成人生活时利用自己的独特优势并弥补自己的不足。

（王慧婷　杨健　译）

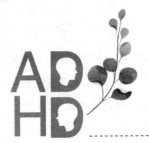

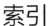